儿科危重病救治与疾病处置

董 静　主编

中国纺织出版社有限公司

图书在版编目（CIP）数据

儿科危重病救治与疾病处置 / 董静主编. -- 北京：
中国纺织出版社有限公司, 2022.12
ISBN 978-7-5229-0129-9

Ⅰ.①儿…　Ⅱ.①董…　Ⅲ.①小儿疾病-险症-急救
Ⅳ.①R720.597

中国版本图书馆CIP数据核字（2022）第228009号

责任编辑：傅保娣　　责任校对：高　涵　　责任印制：王艳丽

中国纺织出版社有限公司出版发行
地址：北京市朝阳区百子湾东里A407号楼　邮政编码：100124
销售电话：010—67004422　传真：010—87155801
http://www.c-textilep.com
中国纺织出版社天猫旗舰店
官方微博 http://weibo.com/2119887771
三河市宏盛印务有限公司印刷　各地新华书店经销
2022年12月第1版第1次印刷
开本：787×1092　1/16　印张：14.75
字数：355千字　定价：88.00元

编　委　会

前　言

　　儿科学是研究小儿时期身心发育、保健以及疾病防治的综合医学学科，凡涉及儿童和青少年时期的健康与卫生问题都属于儿科范围。当前医学发展迅速，新理论、新技术不断涌现，极大地提高了儿科学的诊疗水平，而儿科医师担负着从受孕到儿童发育成熟全过程中的体格、精神、心理发育及疾病防治的重任，因此，需要不断学习新知识，掌握新技术，才能更好地为患者服务。

　　《儿科危重病救治与疾病处置》首先介绍了儿科问诊和体格检查，然后介绍了儿科常用救治技术、新生儿机械通气技术、儿科液体疗法及喂养，最后重点介绍了儿科临床常见危重病与常见病的诊断和救治方法。全书立足临床实践，内容精练，重点突出，选材新颖，实用性强，适合于各基层医院儿科的住院医师、主治医师及医学院校本科生、研究生参考使用。

　　儿科学内容广泛，涉及相关学科多，新技术、新理论层出不穷，书中不足之处，敬请同行和广大读者提出宝贵意见，以便再版时完善。

编　者
2022 年 10 月

目 录

第一章　儿科问诊和体格检查 ·· 1

　　第一节　儿科问诊 ·· 1

　　第二节　儿科体格检查 ·· 3

第二章　儿科常用救治技术 ·· 11

　　第一节　动脉与静脉穿刺置管术 ·· 11

　　第二节　气管插管术 ·· 14

　　第三节　气管切开术 ·· 16

　　第四节　支气管镜诊疗技术 ·· 20

　　第五节　洗胃和胃肠减压术 ·· 29

　　第六节　胸腔穿刺术及胸腔闭式引流术 ·································· 30

　　第七节　心包穿刺术 ·· 33

　　第八节　心内注射术 ·· 35

　　第九节　硬脑膜下与侧脑室穿刺术 ······································ 36

第三章　新生儿机械通气技术 ·· 38

　　第一节　新生儿机械通气适应证与禁忌证 ································ 38

　　第二节　新生儿机械通气常用模式及选择 ································ 39

　　第三节　呼吸机参数的调节 ·· 45

　　第四节　机械通气并发症 ·· 47

　　第五节　呼吸机的撤离及撤离后的处理 ·································· 51

第四章　儿科液体疗法及喂养 ·· 52

　　第一节　液体疗法的原则 ·· 52

　　第二节　常见疾病的液体疗法 ·· 57

　　第三节　新生儿液体疗法 ·· 63

　　第四节　婴儿喂养 ·· 69

第五章　早产儿的救治 ·· 76

　　第一节　早产儿的定义及分类 ·· 76

　　第二节　新生儿及早产儿的药代动力学特点 ······························ 78

　　第三节　药物选择及给药途径 ·· 82

　　第四节　新生儿及早产儿的用药监护 ···································· 85

第五节 早产儿的营养需求与营养治疗 ……………………………………… 88

第六节 早产儿出院后的营养支持 …………………………………………… 106

第六章 新生儿黄疸的救治 …………………………………………………… 111

第一节 新生儿胆红素代谢及特点 …………………………………………… 111

第二节 新生儿黄疸的诊断和鉴别诊断 ……………………………………… 116

第三节 新生儿黄疸的治疗 …………………………………………………… 119

第四节 新生儿胆红素脑病 …………………………………………………… 124

第七章 新生儿颅内出血的处置 ……………………………………………… 130

第一节 硬膜下出血 …………………………………………………………… 130

第二节 脑室内出血 …………………………………………………………… 133

第三节 小脑出血 ……………………………………………………………… 141

第四节 其他新生儿颅内出血 ………………………………………………… 143

第八章 新生儿脑梗死的处置 ………………………………………………… 146

第九章 其他儿科常见病与危重病的救治 …………………………………… 153

第一节 烧伤 …………………………………………………………………… 153

第二节 急性中毒 ……………………………………………………………… 170

第三节 意外伤害 ……………………………………………………………… 178

第四节 重症肺炎 ……………………………………………………………… 181

第五节 急性呼吸窘迫综合征 ………………………………………………… 192

第六节 急性坏死性肠炎 ……………………………………………………… 198

第七节 肠套叠 ………………………………………………………………… 200

第八节 急性肝衰竭 …………………………………………………………… 202

第九节 溶血尿毒症综合征 …………………………………………………… 208

第十节 小儿癫痫 ……………………………………………………………… 213

第十一节 化脓性脑膜炎 ……………………………………………………… 224

参考文献 ………………………………………………………………………… 228

第一章

儿科问诊和体格检查

第一节　儿科问诊

一、问诊特点及注意事项

问诊是临床诊治的第一步，病史资料收集的完整性和准确性对疾病的诊断和处理有很大影响。问诊过程的两个基本要素是问诊内容和问诊技巧。问诊内容是指询问者从与家长、陪伴者及患儿交谈中获取的有关疾病的全部资料，而问诊技巧是指询问者获取病史资料所采用的方式和方法。问诊技巧的恰当与不恰当直接影响问诊内容的准确性和完整性。儿科问诊基本形式与成人相似，但由于年龄特点，在问诊的具体内容及方法上都与成人有所不同，作为临床医师，在儿科问诊过程中必须注意以下几点。

（1）问诊前先做自我介绍，并进行简短的交谈，消除家属及患儿的不安情绪。问诊过程中态度和蔼、亲切，以获得家长和患儿的信任，和谐的医患关系是问诊顺利进行的保证。

（2）儿科问诊的项目及内容较成人略多，因为儿童期涉及不同年龄、分娩、出生体重、喂养、生长发育及预防接种，甚至母亲妊娠期情况等诸多因素，它们与疾病的诊治有直接关联。新生儿期疾病更与母亲健康状况和产科因素密切相关。因此，问诊时应全面细致，避免遗漏。

（3）儿科病史大多由家长、抚养者或陪伴者代述，其可靠程度差异很大，对重要症状应注意引证核实。

（4）根据问诊项目逐项有序进行，一个项目问完以后再开始下一项目问诊，尽量避免反复在不同项目之间任意穿插。对危重抢救患者可不必拘泥于顺序，应首先问诊重要内容，以便及时进行抢救，待病情稳定后再补充其他项目。

（5）注意提问方式，要用一般性问题开始提问，如"您的孩子有什么不好？"让供史者详细叙述疾病的发展经过，然后针对某个症状展开，进行深入、特殊的提问，如"您的孩子咳嗽时有没有痰？"这样可避免遗漏重要的信息。问诊中应避免使用医学专业术语，以免误解意思；同时还应避免诱导性、暗示性、诘难性提问，或一连串问题同时提问。

（6）婴幼儿疾病常可影响到多个系统，问诊时应做到突出重点、兼顾其他。

（7）问诊过程中应认真做好记录，问诊结束时可复述所采集的资料，以核对是否准确无误。对家长提出的问题应耐心给予解答。

二、问诊内容

儿科问诊内容包括一般资料、主诉、现病史、个人史、过去史、家族史和社会史共7个方面。

1. 一般资料

姓名、性别、年龄（新生儿应精确到天，甚至小时）、民族、出生地（省、市或县）、家长姓名、家庭详细地址（包括邮政编码和电话号码）、病史申述者和患者的关系、病史可靠程度。

2. 主诉

概括患者前来就诊的主要症状或体征及其发生的时间。问诊时先用通俗易懂的一般性问题提问，如"您的孩子哪里不舒服？"

3. 现病史

详细记录患者目前的主要问题。

（1）起病情况和患病时间。

（2）主要症状的特点，包括出现的部位、性质、发作的频率、持续时间、程度、缓解或加剧的因素。

（3）可能的病因和诱因。

（4）病情的发展、演变（按时间顺序记录，包括主要症状的发生、发展和出现的其他症状）。

（5）伴随症状。

（6）有临床意义的阴性症状。

（7）治疗经过（药物名称、剂量和疗效）。

（8）病后一般情况（精神、食欲、体重、睡眠和大小便等）。

4. 个人史

（1）胎儿期母亲的孕次、产次、流产史（包括自然流产和人工流产）：对新生儿患者应详细询问母亲妊娠期情况，包括疾病、饮食、医疗保健情况、用药史、意外事故、X线照射、出血、羊水过多、高血压、蛋白尿、血尿、糖尿、血型等。

（2）出生史和新生儿期情况：出生史应包括胎龄、产程、分娩方式、接生地点（指出生场所：家庭、医院或转运途中等）；分娩前后母亲用药情况（如镇静剂、麻醉剂）；新生儿出生情况（如阿普加评分、哭声、窒息和复苏情况）。新生儿期情况包括出生体重、身长、头围、产伤、畸形、呼吸困难、青紫、皮疹、黄疸、惊厥、出血、吸吮和喂养问题、第一次胎便和小便时间、住院时间、体重增减等。

（3）喂养和营养询问：是母乳喂养还是人工喂养或混合喂养，添加维生素和辅食的种类和时间，平时食欲以及偏食情况，有无长期呕吐和腹泻等。

（4）生长发育：①运动发育，何时会抬头、独坐、站立、行走；②语言发育，何时会叫"爸爸""妈妈"和说简单句子；③对人与社会环境的反应力，何时会笑，何时会控制大小便；④体重、身长的增长情况，乳牙萌出时间；⑤学龄儿童应询问其学习成绩，女性年长儿还应询问月经初潮年龄。

（5）习惯和行为：进食、睡眠、体格锻炼、牙齿的清洁护理等习惯，注意询问有无不良习惯或行为障碍。

5. 过去史

（1）既往疾病：指感染性及非感染性疾病、传染病和其他与现病史有关的疾病。

（2）预防接种：包括接种项目、接种年龄和反应。

（3）意外事故、外伤和手术情况。

（4）过敏史：如湿疹、荨麻疹、哮喘等，与药物、食物及环境等因素的关系。

6. 家族史

（1）询问父母、兄弟姐妹和祖父母的年龄及健康情况。如有遗传性疾病家族史，应画出完整的家族遗传谱系图。

（2）家族中是否有下列疾病发生：结核病、病毒性肝炎、先天畸形、精神神经疾病、风湿热、过敏性疾病、出血性疾病、免疫缺陷病、肿瘤、癫痫、糖尿病等。

（3）家族中已死亡的小儿，要询问死亡的年龄和原因，包括死胎。

7. 社会史

（1）父母婚姻状况、文化程度、职业和经济收入。

（2）环境卫生情况，患儿有无传染病的接触史（如保姆、邻居或亲戚）。

（3）当地流行病或地方病。

（4）健康保险或医疗费用来源。

（董　静）

第二节　儿科体格检查

儿科体格检查是儿科医师的基本功之一。学龄儿童及年长儿的体格检查与成人基本相似，但婴幼儿和新生儿的生理和解剖特点与成人差别较大，又不易取得合作，故不论在检查内容、顺序及方法上都与成人体格检查有所不同，在临床工作中应予以重视。学龄前期小儿体格检查时若合作，可按成人方法进行；若不合作，则按婴幼儿方法进行。

一、注意事项

（1）检查前准备好器械，听诊器等物品应适用于受检对象，严格洗手。检查新生儿时应戴口罩，检查场地应光线明亮，温度适宜。检查者要态度和蔼，可准备一些小玩具，在检查开始前与患儿逗玩，以融洽医患关系，取得患儿的配合。

（2）检查时的体位根据年龄和病情而定。未成熟儿及新生儿可躺在暖箱内或红外线辐射保温床上，婴幼儿可由父母抱着或坐在父母膝盖上，年长儿可让其坐着或躺在诊察台上，而危重患者可直接在病床上进行检查。

（3）检查顺序可灵活掌握，不必完全按记录顺序进行。原则是尽量减少患儿的体位变换，可先从望诊开始，观察患儿的一般情况，然后选择易受哭闹影响的项目先检查，如心、肺听诊等。有刺激性的或易引起不适的项目，如眼、耳、鼻和口腔，特别是咽部应放在最后检查。而淋巴结、骨、关节等检查不受哭闹影响，随时均能检查。

（4）检查过程中应注意保暖。听诊器和手要预先温热，避免引起患儿的不适感，尽量不要隔衣裤进行检查，以免影响结果。但脱衣暴露身体时间不要太长，以免受凉。对年长儿还应注意到他们的害羞心理，不要在人群前随意暴露他们身体。

（5）要有爱伤意识，检查手法尽量轻柔、迅速，对重危患儿要避免反复检查，以免加重病情。检查完毕，应将检查器械随身带走并拉好床栏，防止患儿受伤。

二、婴幼儿体格检查项目及方法

（一）一般情况

当小儿在随意情况下，即应观察其体位、站立姿势或步态、面部表情、眼神、对外界的反应、活动情况以及声音大小等，观察外貌并评估精神、意识、发育、营养情况。

（二）一般测量

1. 体温

将温度计从消毒液中取出擦干，温度计内的水银柱应在 35 ℃ 标示下，测腋下温度时应擦干腋下皮肤，水银端置于腋窝，上臂夹紧，测量时间不应少于 5 min。也可测直肠温度，将直肠温度计轻柔、缓慢地插入肛门中，深度为直肠温度计长度的 1/2，测量时间为 3 min。正常小儿腋下温度为 36~37 ℃，直肠温度为 36.5~37.5 ℃。

2. 脉搏

触诊应在小儿安静、合作时进行，检查者将示指、中指和环指的指腹放在腕关节拇指侧的桡动脉上，压力大小以摸到搏动为宜，计数至少 60 s。除计数脉搏频率外，还应注意节律，如节律不规则，计数应延长至 2 min。婴儿也可触诊颞动脉。

3. 呼吸频率

在安静情况下，计数 30 s 内胸壁或腹壁起伏的次数。

4. 血压

测量血压时，无论取坐位还是卧位，右上臂与心脏均应在同一水平，手臂要放松。血压计袖带宽度应为上臂长的 2/3，将袖带内空气排空，测压计显示为 "0" 后，将袖带缚于上臂，松紧度适宜，袖带下缘距肘窝 2 cm，听诊器胸件应放在肱动脉上。检查者向袖带充气，待肱动脉搏动消失，再将水银柱升高约 2 kPa（15 mmHg），然后放出袖带中空气，使血压计水银柱以每秒 0.4 kPa（约 3 mmHg）的速度缓慢下降。出现第一个动脉音时的读数为收缩压，继续放气，动脉音渐强，然后突然减弱，最后消失，此时的读数即为舒张压。如动脉音减弱和消失之间的读数差值≥2.6 kPa（20 mmHg），应同时记录 2 个读数。婴儿血压可用简易的潮红法测量：患儿取仰卧位，将血压计袖带缚于前臂腕部，紧握袖带远端的手，使之发白，然后迅速充气到 10 kPa 以上，移去局部握压，缓慢放气，当受压处皮肤由白转红时，血压计上读数为收缩压近似值。也可用监听式超声多普勒诊断仪测量。血压不正常时，应测量双上臂血压，双上臂血压不相同或疑为心血管疾病时应测量双下肢血压。测量下肢血压时，受检者取俯卧位，袖带缚于腘窝上 3 cm 处。

5. 体重

测量前排空大小便，脱去鞋帽和外衣，婴儿卧于磅秤秤盘中测量，小儿可用台秤。使用前均应校对体重计。如室温较低可穿衣服称，再称衣服，总重量减去衣服重量即为小儿体重。

6. 身长（高）

3 岁以下的小儿用量床测量身长，受检者取卧位，头顶接触头板，检查者拉直小儿双膝部，两下肢伸直紧贴底板，移动脚板使之紧贴脚底，记录其量板数字。3 岁以上的小儿应测身高，受检者赤脚，取直立位，使两足后跟、臀部及两肩胛角间均接触身长计立柱，足跟靠拢，足尖分开，两眼平视前方，测量者将滑板下移使之与颅顶点恰相接触，读取立柱上的标示数。

7. 上、下部量

受检小儿取卧位或立位，用软尺测量耻骨联合上缘至足底的垂直距离，为下部量；身长（高）减去下部量即为上部量。

8. 头围

用左手拇指将软尺零点固定于头部右侧齐眉弓上缘，软尺从头部右侧经枕骨粗隆最高处，紧贴皮肤，左右对称而回至零点进行读数。若为长发者，应在软尺经过处，将头发向上、下分开。

9. 胸围

3 岁以下取卧位或立位，3 岁以上取立位。检查者用左手拇指将软尺零点固定于右乳头下缘，右手拉软尺使其绕经后背（以两肩胛下角下缘为准）、经左侧回至零点进行测量，取平静呼、吸气时的中间数。

10. 腹围

取卧位，测量婴儿时将软尺零点固定在剑突与脐连线中点，经同水平位绕背一周回至零点；儿童可平脐经水平位绕背一周进行读数。

11. 腹部皮下脂肪

用左手拇指和示指在腹部脐旁锁骨中线处捏起皮肤和皮下脂肪（捏前两指距 3 cm），用卡尺进行测量。小儿正常皮下脂肪厚度应在 0.8 cm 以上。

12. 上臂围

取左上臂中点（即肩峰与尺骨鹰嘴连线中点），用软尺与肱骨垂直测量上臂周径，注意软尺只需紧贴皮肤，勿压迫皮下组织。

（三）皮肤和皮下组织

在明亮的自然采光条件下，观察皮肤色泽，注意有无苍白、潮红、黄疸、发绀、皮疹、瘀斑、脱屑、色素沉着、毛发异常等。触摸皮肤弹性、湿润度、皮下脂肪充实度及末梢毛细血管充盈情况。为减少患者的体位变动，皮肤和皮下组织的检查应在检查头、颈、胸、腹和四肢时分别进行，记录时可集中在本项目下。

（四）淋巴结

触摸全身浅表淋巴结，包括枕后、耳前、耳后、颈部（颌下、颏下、颈前、颈后）和锁骨上淋巴结，腋窝、腹股沟淋巴结。应注意大小、数目、硬度及活动度，有无压痛、红肿、瘘管、瘢痕，淋巴结之间及与皮肤之间有无粘连等。淋巴结的触诊也可在检查头、颈、胸、腹和四肢时分别进行，集中记录。

（五）头部

1. 头颅

观察有无畸形，注意头发的密度、色泽和分布（如枕秃）。正确测量前囟的大小（应测量额骨、顶骨形成的菱形对边中点连线），触诊颅缝，检查有无颅骨软化和颅骨缺损。出生时颅缝可稍分开或重叠，3~4个月时闭合。检查颅骨软化时，用手指加压于颞顶部或顶枕部的耳后上部，有乒乓球感时即为颅骨软化。出生时前囟为1.5~2 cm，1~1.5岁时闭合。正常前囟表面平坦，如膨隆或凹陷均为异常。出生时后囟已经闭合或很小，最迟在出生后6~8周闭合。

2. 眼

观察有无眼距增宽、眼睑红肿、眼睑外翻、眼球突出、斜视、结膜充血、异常渗出、毕脱斑、巩膜黄染、角膜浑浊、溃疡和鼻泪管堵塞现象。观察婴幼儿眼球是否有震颤，能随光或玩具转动，或以手指突然接近眼部观察是否有瞬目反射来粗测其视力。观察瞳孔大小、形状、是否对称，并检查直接及间接对光反射。

3. 耳

观察和触摸双侧耳郭、耳前后区，注意皮肤损伤、结节和先天畸形（如耳前瘘管、小耳、低耳位）。轻压耳后乳突区，观察有无压痛。当向上牵拉耳郭或向内压耳屏时，婴幼儿出现痛苦表情，此时应考虑有中耳炎的可能。观察双侧外耳道，注意皮肤有无异常和溢液。若怀疑为中耳炎者，应做耳镜检查。病情需要时，应做听力检查。

4. 鼻

观察鼻的外形，注意有无畸形、鼻翼扇动，有渗出物者应注意其性质。

5. 口腔

观察唇、颊黏膜、牙、牙龈和舌，正常小儿口唇红润而有光泽，注意有无苍白、发绀、口角糜烂、皲裂和唇裂；正常黏膜表面光滑，呈粉红色，注意有无充血、糜烂、溃疡、出血、麻疹黏膜斑和鹅口疮；注意腮腺导管口有无红肿。乳牙是否萌出、牙齿数目、牙列是否整齐、有无牙缺损或龋齿，以及修补情况；检查牙龈时，注意有无肿胀、出血和色素沉着。检查舌时，注意舌面、形态、运动对称性和溃疡等。检查口底和舌底部，用压舌板轻挑舌尖，观察有无异常舌系带或舌下囊肿。检查咽部时应有良好的光照条件，检查者一手固定头颅，另一手用拇指、示指和中指拿压舌板，小指尺侧固定于患儿一侧面颊，将压舌板伸入口内轻压舌根部，动作要准确迅速，利用吞咽反射暴露咽部的短暂时间，迅速观察软腭、悬雍垂、舌腭弓和咽后壁，注意有无充血、疱疹、滤泡、假膜、溃疡，扁桃体有无肿大及渗出，渗出物的性质，软腭是否对称。

（六）颈部

观察颈部外形、皮肤及活动度，注意是否对称，有无肿块、畸形（如先天性斜颈、短颈和颈蹼等），观察有无皮损和颈活动受限。观察颈静脉是否充盈或怒张。婴儿由于颈部较短，脂肪丰富，颈静脉不易看到。如果明显可见即提示静脉压增高。检查颈肌张力，注意有无颈强直、角弓反张或肌无力。触摸甲状腺有无肿大、气管位置是否居中。

（七）胸部

1. 胸廓

观察胸部外形和对称性，正常情况下，婴儿胸部略呈桶状，前后径等于横径；随着年龄增长，横径渐增超过前后径。注意儿童期可能发生的畸形，如鸡胸、漏斗胸和肋膈沟（赫氏沟）等。触诊胸壁有无包块和压痛等。检查乳房和腋窝，注意有无乳晕增大和色素沉着以及乳房隆起和渗出物，腋毛的出现是性征发育的征象之一。

2. 心脏

（1）望诊：观察心前区有无隆起以及心尖搏动的部位、强度和是否弥散（搏动范围一般不超过 3 cm），较胖的婴儿不易观察到心尖搏动。

（2）触诊：触摸心尖搏动位置，大多数婴儿的心尖搏动在左侧第 4 肋间隙乳线内；分别触诊胸骨左缘第 2、3、4 肋间隙以及各瓣膜区。如在胸骨左缘第 2 肋间隙触到收缩期震颤，提示肺动脉狭窄或动脉导管未闭；在胸骨左缘第 3、4、5 肋间隙触到收缩期震颤，提示室间隔缺损；二尖瓣区触到收缩期震颤提示二尖瓣关闭不全，触到舒张期震颤提示二尖瓣狭窄；三尖瓣区触到较强的搏动提示右心室肥厚。

（3）叩诊：叩诊相对浊音界，婴儿常采用直接叩诊法。左界：2 岁时叩诊从第 4 肋间心尖搏动外 2 cm 开始，由外向内叩诊；3 岁以上叩诊从第 5 肋间心尖搏动外 2 cm 开始，由外向内叩诊。右界：从肝浊音界上一肋间开始，由外向内叩诊，动作应较成人叩诊轻，否则心脏叩诊相对浊音界会较实际小。测量左界时以左乳线为标志，量出心左界距该线的内或外距离，测量右界时以右胸骨旁线为标志，量出右界距该线的距离。

（4）听诊：由于小儿心率较快，听诊者应仔细区分第一、第二心音。小婴儿心尖区第一、第二心音响度几乎相等，肺动脉瓣区第二心音比主动脉瓣区第二心音为响（$P_2 > A_2$）。除了注意心音强弱外，还应注意节律，是否有期前收缩，其频度如何。由于婴儿以先天性心脏病为多见，故听诊重点位置应在胸骨左缘；先用膜型胸件紧贴胸壁分别沿胸骨左缘听诊第 2、3、4 肋间隙，以及主动脉瓣区、二尖瓣区、三尖瓣区。如闻及杂音，应注意杂音的性质、响度、与心动周期的关系、是否广泛传导等。然后用钟形胸件按同样顺序进行听诊。

3. 肺

（1）望诊：观察胸廓活动度和对称性，注意呼吸频率、节律和呼吸方式。小儿以腹式呼吸占优势。

（2）触诊：将双手分别对称地放在胸壁两侧，当小儿啼哭或发音时，判断两侧语颤强度是否相等。

（3）叩诊：用直接叩诊法（即用 1~2 个手指直接叩击胸壁），从上到下、从外向里、双侧对称地叩诊双肺野。正常叩诊为清音，婴儿胸壁较薄，叩诊音相对较成人更明显，不要误认为是过清音。如出现浊音、实音和过清音为异常叩诊音。肩胛骨上叩诊无意义；左侧第 3、4 肋间处靠近心脏，叩诊音较右侧对称部位稍浊；右侧腋下部因受肝脏的影响，叩诊音稍浊；左腋前线下方有胃泡，叩诊时产生过清音，检查时应予注意。

（4）听诊：从上到下、从外向里，分别听诊前肺野和后肺野，注意双侧对比。由于婴儿胸壁薄，呼吸音较成人稍粗，几乎均为支气管肺泡呼吸音，甚至有时出现支气管呼吸音，不应视为异常。小儿哭闹时影响听诊，可在啼哭时深吸气末进行听诊。听诊应特别注意双侧肺底、腋下和肩胛间区，这些部位较容易听到湿啰音，有助于肺炎的早期诊断。

（八）腹部

1. 望诊

观察腹部皮肤，注意腹部外形。正常婴儿卧位时，腹部较胸部高。注意有无胃肠蠕动波、脐部分泌物、腹壁静脉扩张。

2. 触诊

触诊腹部时，从左下腹开始，按逆时针方向，先浅后深地触诊全腹部。注意肝、脾的大小及质地，有无包块；通过观察小儿面部表情判断有无压痛，注意检查麦氏点有无压痛和反跳痛。正常婴儿肝脏肋下可触及 1～2 cm，脾脏肋下偶可触及，质地柔软、表面光滑、边缘锐利。最后触诊双侧肾脏。婴儿哭闹时影响腹部触诊，故可哺以母乳或吸吮奶头使其保持安静。

3. 叩诊

从左下腹开始按逆时针方向叩诊全腹部，正常为鼓音。然后在右锁骨中线上叩诊肝脏上、下界，左剑突下叩诊肝脏浊音界。最后检查肝脏是否有叩击痛。如疑有腹水，应检查移动性浊音。

4. 听诊

用膜式听诊器听诊肠鸣音至少 1 min，如未闻及肠鸣音，应听诊 5 min。注意频率（正常每分钟 3～5 次）、强度、音调。婴儿因肠壁较薄，有时可闻及活跃的肠鸣音。如疑有血管疾病，应用钟式听诊器听血管杂音，听诊主动脉杂音的位置在剑突下与脐连线的中点。

（九）脊柱和四肢

1. 脊柱

望诊：观察脊柱的形态，注意有无畸形，如脊柱前、后、侧凸和脑脊膜膨出。触诊：从上到下触诊棘突有无压痛。

2. 四肢

望诊：分别观察上肢和下肢的对称性，注意畸形，如手镯、多指（趾）、手（足）蹼和小指弯曲、杵状指（趾）、O 形腿、X 形腿、踝内翻、踝外翻、肌肉外形（萎缩或假性肥大）、关节肿胀、皮疹、水肿等，指压胫前和脚背检查凹陷性水肿。触诊：分别触诊肩、肘、腕、掌、髋、膝、踝、指（趾）关节有无压痛。同时被动检查上述各关节运动。检查四肢肌力及肌张力。如疑有血管疾病，应触诊股动脉、腘动脉和足背动脉。

（十）外生殖器

充分暴露检查部位，观察外生殖器的发育，注意有无畸形、水肿、溃疡、损伤和感染的征象。观察阴毛是否出现，此为性征发育的证据之一。

（十一）肛门、直肠

望诊肛门会阴区，注意有无出血、分泌物、红肿及直肠脱垂或外痔等。用左手拇指和示指轻轻分开臀沟，暴露整个肛门，观察有无瘘管和肛裂。必要时做直肠指诊，具体方法：检查者戴好手套，在小指上涂以少量液体石蜡，将小指轻轻加压于肛门括约肌数秒钟，让其松弛后，轻轻地插入肛门，再以旋转动作渐向直肠深入，注意直肠有无结节、息肉，有无触痛，再以旋转方式退出肛门，观察指套上有无血液、脓液，有大便则送常规检查。

（十二）神经系统

1. 浅反射

腹壁反射和提睾反射（4个月以下婴儿可为阴性）。

2. 深反射

肱二头肌反射和膝腱反射。

3. 病理反射巴氏征

2岁以下小儿，该反射可为阳性，但如单侧阳性则有一定临床意义。另外，需检查脑膜刺激征：颈强直、布鲁津斯基征、克尼格征等，方法同成人体检。

由于小儿难于合作，神经系统检查一般仅做以上检查。如疑有神经系统疾病，应做全面、详细的神经系统专科检查。

三、新生儿产房内体格检查内容和方法

新生儿生后在产房内初次体格检查的重点是：①阿普加评分；②是否存在先天畸形；③妊娠期或分娩时因临床需要用的一些药物对新生儿的影响程度；④是否存在感染或代谢性疾病的征象。具体内容如下。

（一）阿普加评分

应在出生后1 min进行阿普加（Apgar）评分，可判断新生儿有无窒息，以及时进行复苏处理，通常由产科医师或助产士进行评估（表1-1）。8~10分为正常，4~7分为轻度窒息，0~3分为重度窒息。1 min评分异常者，经复苏处理后，应在5 min再评。

表1-1　新生儿阿普加评分项目及标准

体征	0分	1分	2分
皮肤颜色	青紫或苍白	躯干红，四肢青紫	全身红润
心率（次/分钟）	无	<100	>100
插鼻管反应	无反应	有些动作如皱眉	啼哭或打喷嚏
肌张力	松弛	四肢略屈曲	四肢自主活动
呼吸	无	慢、不规则	正常、哭声响亮

（二）一般情况

首先观察呼吸（正常、浅表或不规则），有否缺氧情况。皮肤是否有瘀点、皮疹、产伤、黄疸。

（三）体重

正常出生新生儿体重为2 500~4 000 g。<2 500 g为低出生体重儿；<1 500 g为极低体重儿；>4 000 g为巨大儿。

（四）头颅及五官

注意产瘤（头皮隆起、肿胀、柔软提示产瘤，见于头吸助产者），头颅血肿（肿胀不超过颅缝，通常在生后第2天出现）；双眼位置是否正常、鼻孔有无堵塞、是否有唇裂或腭裂。

（五）胸部

外形是否正常，有无吸气性凹陷。听诊呼吸音是否对称、气道是否通畅。

（六）心血管系统

注意心率、心音是否规则，有无杂音，心尖搏动位置是否正常，股动脉搏动是否易触及。

（七）腹部

观察腹部外形是否正常，有无腹胀或舟状腹，触诊肝脾大小以及腹部肿块。

（八）泌尿生殖系统

男性：检查两侧睾丸是否下降，有无尿道下裂，触摸腹股沟有无肿块。女性：有无处女膜鼓出（常提示闭锁）。

（九）背部

注意脊柱有无畸形或缺损，肛门开口是否存在。

（十）神经系统

注意是否处于觉醒状态、哭声是否响亮而婉转、四肢肌张力如何、四肢运动是否对称。检查重要的生理反射，如拥抱反射、握持反射、觅食反射、吸吮反射等，检查双侧巴宾斯基征。

（董　静）

第二章

儿科常用救治技术

第一节　动脉与静脉穿刺置管术

一、动脉穿刺置管术

（一）适应证

（1）重度休克须经动脉注射高渗葡萄糖液及输血等，以提高冠状动脉灌注量及增加有效血容量。

（2）施行某些特殊检查，如选择性动脉造影有左心室造影等；危重及大手术后患者有创血压监测。

（3）施行某些治疗，如经动脉注射抗癌药物行区域性化疗，需动脉采血检验，如血气分析。

（二）禁忌证

禁忌证包括出血倾向、局部感染、侧支循环差（艾伦试验阳性）。

（三）器械准备

普通注射盘，无菌注射器及针头，肝素注射液，动脉穿刺插管包：弯盘1个、洞巾1块、纱布4块、2 mL注射器1支、动脉穿刺套针1根，另加无菌三通开关及相关导管、无菌手套、1%普鲁卡因溶液、动脉压监测仪。

（四）操作方法

1. 动脉穿刺部位

选择腹股沟处股动脉、肘部肱动脉、腕部桡动脉等，以左手桡动脉为首选。

2. 操作步骤

（1）充分暴露穿刺部位，局部皮肤常规消毒。

（2）术者戴无菌手套，铺消毒巾。如仅穿刺，可不必戴手套而用碘酒、乙醇消毒术者左手示指、中指指端即可。

（3）扪及动脉搏动处，将动脉固定于两手指之间，两指间相隔0.5～1 cm供进针。

（4）右手持针（事先用肝素冲注）。凡用插管套针者，应先用1%普鲁卡因溶液1～2 mL于进针处皮肤做局部麻醉。将穿刺针与皮肤呈15°～30°角朝近心方向斜刺，将针稳稳

— 11 —

地刺向动脉搏动点，如针尖部传来搏动感，则表示已触及动脉，再快速推入少许，即可刺入动脉，若为动脉穿刺采血，此时可见鲜红动脉血回流，待注射器内动脉血回流至所需量即可拔针；若行动脉插管，则应取出针芯，如见动脉血喷出，应立即将外套管继续推进少许，使之深入动脉腔内以免脱出，而后根据需要，接上动脉压监测仪或动脉加压输血装置等。若拔出针芯后无回血，可将外套管缓慢后退，直至有动脉血喷出，若无，则将套管退至皮下插入针芯，重新穿刺。

（5）操作完毕，迅速拔针，用无菌纱布压迫针眼至少 5 min，以防出血。

（五）注意事项

（1）局部应严格消毒，操作须保持无菌，防止感染。

（2）动脉穿刺及注射术一般仅于必要时使用（如采血送细菌培养及动脉冲击性注射疗法等）。

（3）穿刺点应选择动脉搏动最明显处。若行注射，则头面部疾病注入颈总动脉，上肢疾病注入锁骨下动脉或肱动脉，下肢疾病注入股动脉。

（4）置管时间原则上不超过 4 d，以预防导管源性感染。

（5）留置的导管用肝素液持续冲洗，肝素浓度 2 U/mL，滴速 3 mL/h，保证管道通畅，避免局部血栓形成和远端栓塞。

二、静脉穿刺置管术

（一）适应证

（1）外周静脉穿刺困难，尤其长期静脉输液致外周静脉塌陷、硬化、纤维脆弱不易穿刺，全胃肠外营养，需建立静脉通路者。

（2）严重创伤、休克、循环衰竭急救时需快速静脉输液、输血、注药和测定中心静脉压。

（3）穿刺法行心导管检查术。

（4）需长期静脉输注抗生素、化疗药物等刺激性药物者。

（二）禁忌证

凝血功能障碍、中心静脉穿刺局部有感染、穿刺部位解剖异常以及躁动不安的患者。

（三）器械准备

清洁盘，深静脉穿刺包，中心静脉导管，穿刺套管针，扩张管，生理盐水，5 mL 注射器及针头，1% 普鲁卡因溶液。

（四）操作方法

1. 股静脉穿刺置管术

（1）患儿取仰卧位，下肢外展与身体长轴成 45°角，其下垫一小枕，小腿弯曲与大腿成 90°角，并由助手固定。常规消毒穿刺部位，冲洗及检查中心静脉导管及套管针是否完好。

（2）术者站于穿刺侧，戴无菌手套，以左手示指与中指在腹股沟韧带中点下方扪清动脉搏动最明显部位。

（3）右手持针，在腹股沟韧带下 2～3 cm，股动脉内侧，针头与皮肤成 30°～45°角穿刺，回抽活塞，可缓慢边抽边退，抽得静脉回血后，用左手固定穿刺针，右手插入导引钢丝，退出穿刺针，用尖刀切一小口，必要时用扩张管扩张，在导引钢丝引导下插入中心静脉导管，取出导引钢丝，缝合固定。

2. 锁骨下静脉穿刺置管术

（1）患者仰卧，将床尾抬高约 30 cm，以增加锁骨下静脉压力，便于穿刺，避免空气进入静脉发生气栓。两肩下垫一小枕，使锁骨突出。穿刺侧肩部略上提、外展，使上肩三角肌膨出部变平，以利穿刺。

（2）两侧锁骨下静脉均可采用，一般多选用右侧，因为左侧有胸导管经过，胸膜顶位置较高，易误伤；且右侧锁骨下静脉较直，易于插入导管，故多采用右侧。局部严格消毒，戴无菌手套，铺孔巾，取锁骨下缘中点、内中 1/3 交界点或外中 1/3 交界点。

（3）选定穿刺点后，如为插导管，可先用小针头局部麻醉，并用局部麻醉针做试探穿刺，以便掌握方向与深度（但勿将局部麻醉药注入）。

（4）将 5 mL 注射器吸生理盐水 5 mL，与穿刺针头连接，排净空气，连接处必须紧密，不得漏气。如插导管可用 8 号粗针头（或 BD 14-17 号针头，其外径为 2.5 mm，可通过外径 1.8 mm 导管），在穿刺点进针，针头方向指向头部，与胸骨纵轴约成 45°角，并与胸壁平面成 15°角，以恰能穿过锁骨与第 1 肋骨的间隙为准。

（5）要紧贴锁骨背面刺入，进针 3～5 cm 有"穿透"感后，抽动活塞，如有静脉血流入注射器则证明已刺入锁骨下静脉。

（6）取锁骨下内中 1/3 交界处为穿刺点时，穿刺针斜向同侧胸锁关节上缘；取锁骨下缘中点为穿刺点时，穿刺针应斜向胸锁关节与甲状软骨下中点；取锁骨下外中 1/3 为穿刺点时，则穿刺针应斜向甲状软骨下缘。

（7）穿刺成功后，如单纯做静脉注射即可注药，完毕后迅速退出注射针，并用无菌棉球压迫片刻。如输液输血，可在患者呼气时取下注射器，由助手协助迅速换接输液器的玻璃接头，并在针座或接头下方垫无菌纱布，再用胶布固定针头，调整滴速。如插导管，则在取下注射器后迅速用左手拇指垫无菌纱布堵住针尾，助手将已盛满生理盐水的导管递给术者，放开左手拇指，迅速由针尾插入，一般深度为 10 cm 左右，再接输液或测压装置，局部盖以无菌纱布并用胶布固定。

3. 颈内静脉穿刺置管术

（1）取仰卧位，头低 20°～30°角或肩下垫一小枕以暴露胸锁乳突肌。头转向穿刺对侧（一般多取右侧穿刺）。

（2）穿刺点多选用胸锁乳突肌的锁骨头、胸骨头和锁骨三者所形成的三角区的顶端。

（3）穿刺方向与矢状面平行，与冠状面呈 30°角，向下向后及稍向外进针，指向胸锁关节的下后方，边进针边抽吸，见有明显的静脉回血，表明进入颈内静脉。

（4）静脉抽出回血后，操作同上。

（五）注意事项

（1）局部应严格消毒，勿选择有感染的部位做穿刺；避免反复多次穿刺，以免形成血肿。

（2）如抽出鲜红血液，即示穿入动脉，应拔出，紧压穿刺处数分钟至无出血为止；防止血液在导管内凝聚，经常用稀释的肝素液冲管；疑有导管源性感染，须做导管头培养。

（3）若进行颈内静脉或锁骨下静脉穿刺置管，还应注意以下 3 点。

1）若技术操作不当，可发生气胸、血肿、血胸、气栓、感染等并发症，故不应视作普通静脉穿刺，须从严掌握适应证。

2）躁动不安而无法约束者，不能取肩高头低位的呼吸急促患者，胸膜顶上升的肺气肿患者，均不宜施行此术。

3）由于置管入上腔静脉，故常为负压，输液时注意输液瓶绝对不应输空，更换接头时应先弯折或夹住导管，以防空气进入，发生气栓。

（孙　璇）

第二节　气管插管术

一、适应证

（1）任何原因引起呼吸衰竭需要进行人工通气治疗者，包括呼吸系统疾病及中枢神经系统疾病。

（2）各种先天及后天性上呼吸道梗阻，需立即建立可控制的人工呼吸道者。

（3）各种原因引起的呼吸道分泌物潴留，不能自行咳出，需抽吸引流者。

（4）怀疑有呕吐物误吸入肺，可行气管插管给氧及做气管、支气管冲洗。

（5）各种原因引起的新生儿呼吸困难，如新生儿肺透明膜病（呼吸窘迫综合征）、胎粪吸入综合征、新生儿肺炎、颅内出血等。

二、禁忌证

（1）喉头水肿、气道急性炎症、喉头黏膜下血肿、插管创伤引起的严重出血者；除非急救，禁忌气管内插管。

（2）咽喉部烧伤、肿瘤或异物存留者。

（3）主动脉瘤压迫气管者，插管易造成动脉瘤损伤出血为相对禁忌证。

（4）下呼吸道分泌物潴留难以从插管内清除者，应行气管切开置管术。

（5）有出血性血液病（如血友病、血小板减少性紫癜等）者，插管损伤易诱发喉头声门或气管黏膜下出血或血肿，继发呼吸道急性梗阻，为相对禁忌证。

（6）其他：如颈椎骨折、脱位者。

三、器械与术前准备

1. 器械

（1）小儿喉镜 1 套，有直型及弯型镜片各 1 个。

（2）不同口径的气管导管 2~3 根，以及连接导管的接卸管及呼吸囊。

（3）插管内用金属导芯铜丝。

（4）阻咬牙垫。

（5）气管内吸痰管及电动吸引器。

（6）固定导管的蝶形胶布。

（7）各种应急抢救药品。

2. 气管内导管的选择

常用的有列表查询（表 2-1），采用年龄推算和目测估计等方法来判断所用型号。一般以内径（ID）来表示。

表 2-1 小儿气管导管内径及表度

年龄（岁）	导管内经（mm）	经口插管长度（cm）	经鼻插管长度（cm）
早产儿	2.5~3.0	11	13.5
新生儿	3.0~3.5	12	14
~1	4.0	13	15
~2	4.5	14	16
~4	5.0	15	17
~6	5.5	17	19
~8	6.0	19	21
~10	6.5	20	22
~12	7.0	21	22

3. 公式计算（适用于 2 岁以上儿童）

$$导管内径（mm） = （年龄 \div 4） + 4$$

4. 目测估计

患儿气管直径约与其小指中节直径相同，可与气管导管外径相比较。

通常准备 3 根相邻号数的导管以备更换。注意经鼻插管的导管较经口插管导管内径小一号。

四、操作方法

气管插管分为经口气管插管及经鼻气管插管两类。经口气管插管操作迅速、简便，较经鼻气管插管损伤小，紧急情况下应首先采用。经鼻气管插管易损伤鼻腔黏膜而致出血，且插入的导管也较细，但清醒患儿较易耐受鼻腔插管，且不妨碍患儿进食，对长期人工呼吸患儿较为合适。

1. 经口气管插管法

（1）患儿头呈轻微伸展位，略向后仰，操作者左手持喉镜，将镜片通过舌与硬腭间沿中线向前插入会厌软骨谷内，左手小指固定在患儿颊下。

（2）喉镜向前推进暴露会厌。

（3）暴露声门是关键。持喉镜的左手用腕力向后下轻挑即能挑起位于会厌软骨谷内的镜片顶端，会厌就被举起向前贴于镜片下面，声门即暴露。如暴露不完全可将固定在颊下的左小指在环状软骨处轻压，使气管向下，声带气管开口可得到最佳暴露。

（4）操作者右手持装有管芯的导管，弯曲部向上插入声门下合适的位置，拔去管芯，放好牙垫，蝶形胶布固定。

（5）接上呼吸囊，加压呼吸，以听诊器倾听肺部两侧呼吸音，观察呼吸运动，确定导管位置是否正确。

2. 经鼻腔气管插管法

（1）观察鼻腔有无阻塞，插管前先用 1% 麻黄碱溶液滴鼻，使鼻腔黏膜收缩，增大鼻腔。

（2）操作者将涂有润滑剂的气管导管经一侧鼻孔向后下通过鼻道进入咽喉部。

（3）在喉镜窥视下暴露声门。

（4）操作者右手持插管钳从口腔右侧进入咽喉部夹住导管端，将其插入气管内。

3. 导管位置的监测

导管插入后位置是否正确，监测方法如下。

（1）首先进行胸部检查：插管后接呼吸囊，加压呼吸，或接人工呼吸器，进行机械通气，此时观察吸气时胸廓有无对称的活动及是否听到对称的呼吸音。如两肺无呼吸音，胸廓不抬高而上腹胃部隆起，并闻及气过水音，则说明导管不在气管内而误入食管，必须重新再插。如胸廓活动不对称，活动幅度一侧比另一侧强或两侧呼吸音不一致，则导管可能插入过深，进入一侧支气管，此时应慢慢将导管后退，直到胸廓活动及呼吸音对称。

（2）胸部 X 线检查：是测定导管位置的好方法，导管插入后应立即拍 X 线胸片观察导管位置，正确的位置应在第 2 胸椎水平，如位置不当，应进行调整。

五、并发症

（1）插管时间过长或导管远端位置不当，可引起低氧血症。

（2）插管操作技术不规范，可致牙齿损伤或脱落，口腔、咽喉部和鼻腔的黏膜损伤引起出血。用力不当或过猛，还可引起下颌关节脱位。

（3）喉镜的镜片、气管导管或吸管刺激咽后壁的迷走神经喉返支，以及低氧血症可导致心率过缓和呼吸暂停。

（4）导管远端进入一侧支气管，导致充气过度引起气胸。

（5）金属管芯超过气管导管的远端出口，导致气管或食管穿孔。

（6）操作者的两手或器械消毒不严格，导致感染。

（孙　璇）

第三节　气管切开术

气管切开术是切开颈段气管，放入金属气管套管，气管切开术是解除喉源性呼吸困难、呼吸功能失常或下呼吸道分泌物潴留所致呼吸困难的一种常见手术。目前，气管切开术有 4 种方法：常规气管切开术、经皮气管切开术、环甲膜切开术、微创气管切开术。

一、适应证

（1）喉阻塞：由喉部炎症、肿瘤、外伤、异物等引起的严重喉阻塞。呼吸困难较明显，而病因又不能很快解除时，应及时行气管切开术。喉邻近组织的病变，使咽腔、喉腔变狭窄发生呼吸困难者，根据具体情况也可考虑气管切开术。

（2）下呼吸道分泌物潴留。

（3）预防性气管切开。

（4）取气管异物：气管异物经内镜下钳取未成功，估计再取有窒息危险，或无施行气管镜检查设备和技术者，可经气管切开途径取出异物。

（5）颈部外伤者：颈部外伤伴有咽喉或气管、颈段食管损伤者，对于损伤后立即出现呼吸困难者，应及时施行气管切开；无明显呼吸困难者，应严密观察，仔细检查，做好气管切开手术的一切准备。一旦需要即行气管切开。

二、禁忌证

（1）Ⅰ度和Ⅱ度呼吸困难，癔症性假性呼吸困难。

（2）呼吸道暂时性阻塞，可暂缓气管切开。

（3）有明显出血倾向时要慎重。

三、操作方法

1. 常规气管切开术

（1）对于小儿，特别是婴幼儿，术前先行插管或置入气管镜，待呼吸困难缓解后，再做气管切开，更为安全。

（2）体位：一般取仰卧位，肩下垫一小枕，头后仰，使气管接近皮肤，暴露明显，以利于手术，助手坐于头侧，以固定头部，保持正中位。常规消毒，铺无菌巾。

（3）麻醉：采用局部麻醉。沿颈前正中上自甲状软骨下缘下至胸骨上窝，以1%普鲁卡因溶液浸润麻醉。对于昏迷、危重或窒息患者，若患者已无知觉也可不予麻醉。

（4）切口：多采用直切口，自甲状软骨下缘至接近胸骨上窝处，沿颈前正中线切开皮肤和皮下组织。

（5）分离气管前组织：用血管钳沿中线分离胸骨舌骨肌及胸骨甲状肌，暴露甲状腺峡部，若峡部过宽，可在其下缘稍加分离，用小钩将峡部向上牵引，必要时也可将峡部夹持切断缝扎，以便暴露气管。分离过程中，两个拉钩用力应均匀，使手术野始终保持在中线，并经常以手指探查环状软骨及气管，是否保持在正中位置。

（6）切开气管：确定气管后，一般于第2~4气管环处，用尖刀片自下向上挑开2个气管环（切开4~5环者为低位气管切开术），刀尖勿插入过深，以免刺伤气管后壁和食管前壁，引起气管食管瘘。可在气管前壁上切除部分软骨环，以防切口过小，放管时将气管壁压进气管内，造成气管狭窄。

（7）插入气管套管：以弯钳或气管切口扩张器，撑开气管切口，插入大小适合，带有管芯的气管套管，插入外管后，立即取出管芯，放入内管，吸净分泌物，并检查有无出血。

（8）创口处理：气管套管上的带子系于颈部，打成死结以牢固固定。切口一般不予缝合，以免引起皮下气肿。最后用一块开口纱布垫于伤口与套管之间。

2. 环甲膜切开术

对于病情危急，需立即抢救者，可先行环甲膜切开手术，待呼吸困难缓解后，再做常规气管切开术。

（1）于甲状软骨和环状软骨间做一长2~4 cm的横行皮肤切口，于接近环状软骨处切开环甲膜，以弯血管钳扩大切口，插入气管套管或橡胶管或塑料管，并妥善固定。

（2）手术时应避免损伤环状软骨，以免术后引起喉狭窄。

（3）环甲膜切开术后的插管时间，一般不应超过 24 h。

（4）对情况十分紧急者，也可用粗针头经环甲膜直接刺入声门下区，暂时减轻喉阻塞症状。穿刺深度要掌握恰当，防止刺入气管后壁。

3. 经皮气管切开术

患者体位、皮肤消毒及铺单与传统的气管切开相同。提供的经皮导入器械包括成套的气管穿刺针和把穿刺孔扩大到合适直径的扩张器，事先应准备好气管切开托盘和插管设备。安全的手术需要 3 人：手术者、助手及麻醉师。常规将一根较长的喷射通气导管（置于气管插管内的通气导管）插到气管插管内作为导引，一旦需要即可迅速再次插入气管插管。

（1）一般需要镇静剂或少量麻醉药，第 2、3 气管环处的皮肤注射含 1 ∶ 100 000 肾上腺素的利多卡因浸润麻醉。从环状软骨下缘起垂直向下做 1 cm 长的皮肤切口。

（2）将气管插管撤至顶端位于声带下。

（3）将气管穿刺针以 45°角斜向尾端刺入气管前壁，直到可抽出大量气体。

（4）把尖端呈"J"形的导丝及导管插入气管，以之引导，用直径逐步增大（12～36F）的扩张器扩张气管开口，直到达到合适大小。

（5）将气管插管通过扩张器及导丝和导管插入气管。撤出扩张器、导丝及导管，把插管缝于皮肤上。

4. 微创气管切开术

环甲膜前方皮肤注射含 1 ∶ 100 000 肾上腺素的局部麻醉药。在环甲膜上刺出 1 cm 长的开口（曾称为弹性圆锥切开术），然后将一根内径 4 mm 的套管插入气管。套管有侧翼，通过它可用系带绕过颈部固定。这种方法可以有效地处理术后痰潴留和肺不张。

四、注意事项

（1）室内保持一定温度及湿度，管口应覆盖一层湿的无菌等渗盐水纱布。

（2）术后观察创口有无渗血，有明显出血局部填塞无效时，应及时替换麻醉插管，以便止血术野清楚。

（3）根据气管内分泌物的多少，定时吸痰，呼吸衰竭患者应行双肺定向抽吸，吸痰前可滴入痰液稀释药物及抗生素液等。

（4）内套管应定时清洗，煮沸消毒，应根据情况定期更换外套管。

（5）呼吸道梗阻消除，肺部已康复时，一般在术后 1 周即可拔管。拔管前应做堵管试验，小儿堵管可分两次，第一次堵 1/3，24 h 后再全堵。

（6）拔管后伤口不需缝合，用凡士林纱布填塞，伤口以蝶形胶布拉拢即可。

五、并发症

1. 皮下气肿

皮下气肿是术后最常见的并发症，与气管前软组织分离过多，气管切口外短内长或皮肤切口缝合过紧有关。自气管套管周围逸出的气体可沿切口进入皮下组织间隙，沿皮下组织蔓延，气肿可达头面、胸腹，但一般多限于颈部。大多数于数天后可自行吸收，无须做特殊处理。

2. 心搏呼吸停止

心搏呼吸停止是致命性并发症，原因可能是迷走神经反射，也可因不能迅速建立起通畅的气道、张力性气胸、阻塞性（负压）肺水肿、给慢性二氧化碳潴留的患者吸氧或气管插管被插到软组织或主支气管内引起。对有明确慢性二氧化碳潴留病史的患者，要严密监测各项指标，术后应立即给予机械通气。

3. 气胸和纵隔气肿

可由于胸膜的直接损伤，空气经过软组织界面进入胸腔或纵隔，或肺大疱破裂造成。儿童更常见，因为儿童胸膜顶常高于锁骨。应尽可能减少气管周围的解剖，气管插管应在直视下看清楚插入气管，术后应常规拍 X 线胸片检查。

4. 出血

术中伤口少量出血，可经压迫止血或填入吸收性明胶海绵压迫止血，若出血较多，可能有血管损伤，应检查伤口，结扎出血点。

5. 拔管困难

手术时，若切开部位过高，损伤环状软骨，术后可引起声门下狭窄。气管切口太小，置入气管套管时将管壁压入气管；术后感染，肉芽组织增生均可造成气管狭窄，造成拔管困难。此外，插入的气管套管型号偏大，导致不能顺利拔管。有个别带管时间较长的患者，害怕拔管后出现呼吸困难，当堵管时可能自觉呼吸不畅，应逐步更换小号套管，最后堵管无呼吸困难时再行拔管。对拔管困难者，应认真分析原因，行 X 线摄片或 CT 检查、直达喉镜、气管镜或纤维气管镜检查，根据不同原因，酌情处理。

6. 气管食管瘘

少见。在喉源性呼吸困难时，由于气管内呈负压状态，气管后壁及食管前壁向气管腔内突出，切开气管前壁时可损伤到后壁。较小的、时间不长的瘘孔，有时可自行愈合，瘘口较大或时间较长、上皮已长入瘘口者，只能手术修补。

7. 伤口感染

气管切开是一个相对污染的清洁切口。很快院内菌株就会在伤口生长，通常为假单胞菌和大肠埃希菌。因为伤口是开放性的，有利于引流，所以一般不需要预防性使用抗生素。真正发生感染极少见，而且只需局部治疗。只有当伤口周围出现蜂窝织炎时才需要抗生素治疗。

8. 气管插管移位

早期插管移位或过早更换插管有引起通气障碍的危险。多层浅筋膜、肌内束以及气管前筋膜彼此重叠，很容易使新形成的通道消失。如果不能立即重新找到插管的通道，应马上经口气管插管。将气管插管两侧的胸骨板缝于皮肤上可防止插管移位。气管切开处两端气管软骨环上留置的缝线在术后早期可以保留，一旦发生插管移位，可帮助迅速找回插管通道。术后 5~7 d，各层筋膜可以愈合在一起，此时更换气管插管是安全的。

9. 吞咽障碍

与气管切开有关的主要吞咽问题是误吸。机械因素和神经生理学因素都可以造成不正常吞咽。机械因素包括：喉提升能力减弱；气管插管套囊压迫并阻塞食管，使食管的内容物溢入气道。神经生理学因素包括：喉的敏感性下降导致保护性反射消失；慢性上呼吸道气体分流引起喉关闭失调。减少误吸最主要的是加强术后护理。

（何文涛）

第四节　支气管镜诊疗技术

目前，在很多医院，对支气管镜术在诊断中的需求甚至和 CT 一样普及。支气管镜术在儿科主要应用于难治性持续喘息、咯血的病因诊断。该技术也可对先天呼吸系统发育不良、畸形、气管支气管软化与狭窄等疾病进行诊断。通过气管镜下表现及支气管肺泡灌洗检查，明确引起肺部感染的病原学。通过支气管镜进行支气管肺泡灌洗治疗类脂性肺炎、严重的肺部感染、难治性肺炎、肺不张等疗效确切。儿科重症监护室（PICU）的危重症患儿，如果出现气管插管困难、经呼吸机治疗后不能脱机或拔管失败，被怀疑存在气道畸形或阻塞者，可以通过支气管镜检查明确诊断，并予以氩气刀、激光、冷冻和气管支架等介入治疗。

在我国儿科已安全地开展了大量支气管镜手术。支气管镜术安全可靠地承担起儿科呼吸疾病，特别是危重症和疑难症的诊断与治疗工作。优良的设备和高超的技术的引入大大提高了儿科疾病的诊治水平。随着儿科支气管镜术的进步，其适应证在不断地扩大。支气管镜的作用已为儿科医师、耳鼻喉科医师及外科医师认识。支气管镜术是一种安全、有效的疾病诊疗手段。

一、小儿气道的特点

（一）鼻咽部

小儿鼻咽部的特点是淋巴组织（又称腺样体）丰富，在儿童期增生明显。易患反复上呼吸道感染的患儿可明显增加，腺样体过度肿大，可引起阻塞性呼吸困难、睡眠障碍等。儿童在经鼻插管或用支气管镜时易碰到该腺体引起出血或阻塞。腺样体一般在青春期以后即可萎缩变小。

（二）喉腔

喉口的下方称为喉腔。喉腔是呼吸道最狭窄的部位，在小儿尤为明显。喉腔借前庭裂和声门裂分为上部的喉前庭、下部的喉下腔及中间部的喉中间腔。喉中间腔向两侧突出的间隙称为喉室。喉室内有声带，是发音器官。声带之间的裂隙称为声门，声门裂发育过程中，声带部和软骨间部二者的发育是不平衡的。出生时声门裂长约 6.5 mm，其膜间部和软骨间部分别为 3.0 mm 和 3.5 mm；当 1 岁时，声带发育至 8 mm，膜间部仍为 3 mm。以后膜间部增长较快而声带发育相对慢。声门裂在 3 岁时长约 10 mm，成人达 24 mm 左右。

喉腔声门入口处形似三角。小儿的喉腔呈漏斗形，幼儿声门高度约为底部横径的 2 倍。声门以下至环状软骨以上是小儿呼吸道最狭窄处。喉腔的位置随年龄的增长而下移：新生儿喉口的位置较高，声门相当于颈椎 3 ~ 4 水平。婴儿喉的位置相当于第 1、2 胸椎交界处至第 4 颈椎下缘平面之间。6 岁时，声门降至第 5 颈椎水平，仍较成人为高。喉腔的最狭窄部位在咽与食管相移行部的咽腔，咽腔约位于颈前正中，会厌软骨至环状软骨下缘之间。

（三）气管及支气管

小儿气管、支气管的特点是管腔窄，气管软骨柔弱，气管黏膜血管多，管腔弹性组织发育差和纤毛功能相对弱。因此，小儿容易发生呼吸道感染是由解剖和生理特点决定的。小儿气管的直径年龄不同则相差很大。新生儿总气管直径仅 5 ~ 6 mm，而成人则为 20 ~ 25 mm。

气管横径在 2 岁以前为 0.5 ~ 0.9 cm, 2 ~ 10 岁为 0.7 ~ 1.5 cm。从新生儿到成人，气管的长度增加 3 倍，直径增加 4 倍。

二、支气管镜的种类与选择

（一）支气管镜分类

儿科支气管镜术应用的支气管镜主要是软式支气管镜。主要有 3 种类型。

1. 纤维支气管镜（纤支镜）

20 世纪 60 年代问世。主要工作原理为光源通过光导纤维传导到气管内，照亮观察物体。物镜通过光导纤维将气管内影像传导到目镜。目前根据镜身插入部分的直径可有 5.0 mm、4.0 mm、3.6 mm、2.8 mm 和 2.2 mm 等几种。5.0 mm 和 4.0 mm 的有 2.0 mm 活检孔道，3.6 mm 和 2.8 mm 的有 1.2 mm 活检孔道，2.2 mm 的没有活检孔道。

2. 电子支气管镜

20 世纪 80 年代问世。主要工作原理为光源通过光导纤维传导到气管内，照亮观察物体同上。但镜前端的数码摄像头（CCD）可对观察物摄像后，通过电线将信号传入计算机图像处理系统，通过监视器成像。其图像清晰度大大优于纤维支气管镜。由于 CCD 尺寸的限制，镜身插入部分的直径为 5.3 mm，有 2.0 mm 活检孔道。目前和镜身插入部分的直径最细的为 3.8 mm，有 1.2 mm 活检孔道。后者可以用于儿科。

3. 结合型支气管镜

2004 年问世。主要工作原理为光源通过光导纤维传导到气管内，照亮观察物体。物镜通过光导纤维将气管内影像传导到镜手柄中的 CCD，对观察物摄像后通过电线将信号传入计算机图像处理系统，通过监视器成像。包含上述两种，其图像清晰度介于纤维支气管镜和电子支气管镜之间。由于支气管镜插入部分不再受 CCD 尺寸的限制，其插入部分可制作的更细。目前有 4.0 mm 和 2.8 mm 两种，分别有 2.0 mm 活检孔道和 1.2 mm 活检孔道，适合儿科应用。

（二）选择合适尺寸规格的支气管镜

儿童气管、支气管内径随年龄增长不断增大，因此根据不同年龄选用合适尺寸的支气管镜是成功、安全地进行检查的前提。一般情况下，直径 5.0 mm 和 4.0 mm 的支气管镜多用于 1 岁以上儿童。其活检孔道较粗（2 mm），可进行吸引、灌洗，支气管黏膜和肺活检及介入治疗。直径 2.8 mm 和 3.6 mm 的支气管镜可用于从新生儿到青少年各年龄组。其有一个 1.2 mm 活检孔道，也可进行吸引、给氧、灌洗、活检和刷检。

三、适应证

1. 气道病变

先天性气管、支气管疾病，先天性心血管和食管发育不良和畸形所致的气管、支气管软化症，气管环状软骨，气道狭窄，气管食管瘘等诊断；气道支撑与重建治疗；以及瘘管封堵治疗。

2. 肺不张

X 线发现肺叶或段持续不张及肺炎，应行支气管镜检查和治疗，甚至需多次灌洗治疗。

3. 咯血或痰中带血

咯血原因很多,如肺结核、支气管结核、肺部炎性病变(支气管炎、支气管扩张症、肺脓肿及肉芽肿等)以及肿瘤。可通过支气管镜做病原学及病理学检查。

4. 慢性咳嗽及反复呼吸道感染

可由哮喘、异物、胃食管反流和气管发育异常等多种因素引起,需鉴别诊断。

5. 局限性喘鸣

此症提示大气管局部狭窄,可能是支气管内的炎症、结核、肿瘤、异物,也可能是支气管旁肿大淋巴结、胸骨后甲状腺肿大、纵隔肿物压迫气管造成,需予以鉴别。

6. 肺部团块状病变

包括肿物、脓肿、结核和寄生虫等,需定位、活检、鉴别诊断。

7. 肺部弥漫性疾病

包括间质性肺疾患、特发性肺纤维化等,结节病、嗜酸细胞性肺炎、肺泡蛋白沉着症等慢性肺疾病,需鉴别诊断。

8. 肺部感染性疾病

通过支气管镜做病原学检查,并可进行灌洗治疗。

9. 支气管肺结核

通过支气管镜直接从病灶处取材查找结核杆菌或做病理学检查和治疗。

10. 取出气道异物

支气管镜取较大的异物不如硬支气管镜方便。对深部支气管异物的取出效果确切。

11. 气管支气管裂伤或断裂

胸部外伤、怀疑有气管支气管裂伤或断裂,支气管镜检查常可明确诊断。

12. 气管插管

对于有颈部疾患后仰困难,不能应用直接喉镜插管的患儿,可应用支气管镜引导行气管插管。

13. 外科手术应用

胸部外科手术前、手术中和手术后的诊断及辅助诊断。

14. 在儿科重症监护室(PICU)的应用

入住 PICU 的危重症患儿,如果出现气管插管困难、经呼吸机治疗后不能脱机或拔管失败,怀疑存在气道畸形或阻塞者,可以通过支气管镜检查明确诊断。严重的肺部感染可以经支气管镜获得标本进行病原学检测,并进行冲洗治疗。

15. 在新生儿的应用

直径 2.8 mm 的支气管镜可以应用于新生儿,甚至早产儿检查,适应证同上述。

16. 其他

近年来,支气管镜的治疗作用发展很快。随着很多在成人科应用的先进技术,如氩等离子体凝固术(氩气刀),超声支气管镜,掺钕钇铝石榴石激光器,冷冻治疗,球囊扩张气管成形术,气管、支气管支架置入术,以及防污染采样毛刷等在儿科的探索和应用,支气管镜的适应证会更加扩大。

四、禁忌证

儿科支气管镜术，除一些急症外，多为条件性手术。其适应证和禁忌证范围的选择，在很大程度上取决于检查者的技术水平和必要的设备。支气管镜术的禁忌证如下。

（1）肺功能严重减退者或呼吸衰竭者。

（2）心脏功能严重减退，有心力衰竭者严重心律失常有心房、心室颤动及扑动，三度及以上房室传导阻滞者。

（3）高热患者：持续高热而又需要行支气管镜术者，可用退热药物控制体温在 38.5 ℃以下再行手术，以防高热惊厥。

（4）活动性大咯血者：严重的出血性疾病，如凝血功能严重障碍；严重的肺动脉高压，活检时可能发生严重的出血。

（5）严重营养不良，一般情况太衰弱。

五、术前准备

1. 支气管镜术前检查常规

除必需的检查如血常规、凝血功能、肝功能、胸部 X 线摄片或胸部 CT、血气分析、心电图、肺功能检查之外，为避免操作中的交叉感染，还需进行乙型肝炎和丙型肝炎血清学指标、HIV、梅毒等特殊病原的检测。全身麻醉的患儿还应接受肝肾功能检查，以评估患儿对麻醉药物的耐受情况。

2. 签署支气管镜术知情同意书

无论采取局部麻醉还是全身麻醉，医生对所有接受检查的儿童，均应以医师法和医学伦理学为指导原则，向家长或其监护人说明支气管镜术的目的、操作检查中及麻醉的可能并发症，并签署检查知情同意书。全身麻醉的患儿还应由麻醉医师与监护人另签署麻醉同意书。询问有无对麻醉药物过敏病史。对小儿，特别是 4 岁以上的儿童，应配合进行心理护理，尽量消除其紧张和焦虑，取得患儿的配合。

3. 支气管镜术前评估

镇静和麻醉药物如咪唑安定和丙泊酚等，在不同程度上对呼吸和心血管系统的抑制作用，以及患儿本身呼吸系统疾病的原因，均可能造成患儿在检查操作过程中出现呼吸抑制和低氧血症，喉、气管、支气管痉挛，血压下降及心律失常等。因此，术前应做好对患儿麻醉方法的选择以及对于麻醉及手术耐受程度的评估。对在新生儿及有严重呼吸困难患儿更需做好评估，并做好应急预案。

4. 支气管镜术前急救准备

术前常规准备急救药品如肾上腺素、支气管舒张剂、止血药物、地塞米松等；急救及监护设备如氧气、吸引器、复苏气囊、气管插管、脉搏血氧监护仪等。

5. 支气管镜术前准备

患儿术前 6 h 禁食固体食物和奶液，术前 3 h 禁水。

六、麻醉方法

目前支气管镜术中主要有两种麻醉方法。

1. 利多卡因气管内局部黏膜表面麻醉

具体方法：术前 30 min 肌内注射阿托品 0.01 ~ 0.02 mg/kg，以尽可能减少检查时由于对迷走神经刺激引起的心率减慢和气道分泌物增多。术前用 1% ~ 2% 利多卡因喷鼻咽部。静脉注射咪唑安定（0.1 ~ 0.3 mg/kg）。对婴幼儿用被单加以约束，对学龄儿说明术程以减轻其恐惧心理，鼓励其勇敢，取得其配合。经鼻或口（固定口器）插入支气管镜到声门前，将 1% ~ 2% 利多卡因 1 ~ 2 mL 经活检孔道喷洒到喉及周围。稍后，通过声门下行到总气管。观察气管位置、形态，黏膜色泽，软骨环的清晰度，隆突的位置等。按检查方向在左或右侧气管开口处，通过活检孔道再次给 1% ~ 2% 利多卡因 1 mL，稍后继续进入。根据需要，先向要检查部位喷洒利多卡因，再推进气管镜到此部位检查治疗，即"边麻边进"。患儿出现局部刺激症状可重复给利多卡因，用药总量应控制在 5 ~ 7 mg/kg。6 个月以下小儿用浓度 1% 的利多卡因。以患儿不咳嗽、可耐受、不挣扎、无呼吸困难为麻醉成功。

2. 静脉复合全身麻醉

应用静脉复合麻醉的药物组合，因麻醉师的经验不同而多种多样。目前，多以静脉应用丙泊酚为主，复合芬太尼、瑞芬太尼、舒芬太尼中的一种，也有复合氯胺酮的。除静脉途径用药外，还有吸入氧化亚氮和七氟烷诱导及维持麻醉的报道。但因麻醉深度易变，吸入麻醉剂操作人员及对周围环境存在影响，国内应用不普遍。为了维持患儿术中的通气与氧合功能，也可在麻醉时应用气管插管或喉罩等，以确保气道通畅，便于实施辅助或控制呼吸。静脉复合麻醉随着科学的发展，近年来应用日渐增多。它的应用使儿科支气管镜操作更容易，提高了手术的安全性及舒适性，特别适合于四级介入手术治疗，是儿科支气管镜术很好的麻醉方法。对患儿极度不合作，以及有智力、语言障碍、鼻咽部畸形等的患儿，应在全身麻醉下行支气管镜检术。

采用芬太尼和异丙酚等进行静脉麻醉的具体方法如下。

（1）诱导：咪唑安定 0.05 ~ 0.075 mg/kg，芬太尼 1 ~ 2 μg/kg，丙泊酚 1 ~ 1.5 mg/kg，入睡后常规利多卡因鼻腔、咽喉表面麻醉。

（2）维持：持续泵注异丙酚 6 ~ 8 mg/（kg·h），麻醉较浅时静脉注射 10 ~ 20 mg；气管内利多卡因表面麻醉不可省略。也可以不用持续输液泵维持，在麻醉浅时静脉加注 10 ~ 20 mg（1 ~ 1.5 mg/kg）。一般在支气管镜术后 5 ~ 10 min 患儿即可恢复清醒。但此方法有抑制呼吸且不能很好地抑制咳嗽反射的缺点，治疗费用也明显增高。

术中、术后的全面监测及呼吸管理特别重要。开展此项工作应强调医疗安全，包括设施与仪器的配备、人员的准入、各项规章制度的制定及严格执行。

七、支气管镜操作和术中监护

儿科支气管镜术时，患儿多采取仰卧位，肩部略垫高，头部摆正。将支气管镜经鼻孔轻柔送入，注意观察鼻腔、咽部有无异常；见及会厌及声门后，观察会厌有无塌陷、声带运动是否良好及对称；进入气管后，观察气管位置、形态，黏膜色泽，软骨环的清晰度，隆突的位置等。然后观察两侧主支气管和自上而下依次检查各叶、段支气管。一般先检查健侧再查患侧，发现病变可留取分泌物、细胞涂片或活检。病灶不明确时先查右侧后查左侧。检查过程中注意观察各叶、段支气管黏膜外观，有无充血、水肿、坏死及溃疡，有无出血及分泌物，管腔及开口是否通畅、有无变形，是否有狭窄及异物、新生物。检查时尽量保持视野位于支气管腔中央，避免碰撞管壁，刺激管壁引起咳嗽、支气管痉挛及损伤黏膜。操作技术应熟练、准确、快捷，尽量缩短时间。

在支气管镜术中必须全程对患儿进行生命体征监护，一般监测血氧饱和度、呼吸、心电图及无创血压。

儿童，特别是婴幼儿气道狭小，气管内黏膜十分娇嫩，支气管镜的置入不仅加重气道狭窄，反复多次操作极易引起黏膜水肿；加之镇静或麻醉药物对呼吸的抑制作用，极容易出现缺氧和呼吸困难。因此，在儿童支气管镜操作时，应通过鼻导管或面罩（流量 1~20 L/min）给氧，以保障患儿对氧的需求。全身麻醉患儿也可在麻醉时应用气管插管或喉罩，以确保气道通畅和供氧。检查过程中理想的血氧饱和度应达 95% 以上，如低于 88%，应暂停操作。

八、术后监护

支气管镜操作完成后，应继续监测血氧饱和度及心电图，并观察有无呼吸困难、咯血、发热等。对局部麻醉患儿可在支气管镜室或病房监测 0.5 h，对全身麻醉患儿则要待患儿清醒，不吸氧时血氧饱和度维持在 95% 以上时，方可返回病房继续监测及观察。由于局部麻醉药物的持续作用，可以引起患儿误吸，因此术毕 2 h 后方可进食、进水。术后监护期间根据患儿情况可以继续吸氧、吸痰，保持呼吸道通畅。密切监测发热、咯血和气胸等并发症的征象。

九、支气管镜的诊断应用

（一）形态学诊断

支气管镜柔软、可弯曲，在气管中可以随意调整它的前进方向。能进入硬支气管镜不能到达的左、右上叶。外径超细支气管镜的问世，可以通过普通支气管镜的活检孔道插入到更深，到段、亚段支气管以下的小支气管，直接检查小气道区域的情况，取得了对慢性炎症、哮喘、粉尘肺小气道病变，以及气管软化等疾病的宝贵资料。影像也更加清晰，形态学中主要检查喉、气管、支气管黏膜是否正常，管腔是否变形、狭窄，管壁的运动状态，有无畸形、囊肿、血管瘤、赘生物、肿瘤、异物、出血点、窦道以及分泌物的情况等。通过摄影和录像可将观察到的情况记录和展示，供临床医生会诊、教学和科研应用。

支气管镜下形态学可按如下步骤检查。

1. 气管、支气管壁的异常

如支气管黏膜是否充血、肿胀，有无血管扩张、迂曲或血管瘤，表面有无粗糙不平，气管、支气管软骨环是否清晰可见，黏膜部位有无溃疡，结节或肿物生长，肿物形态与周围组织关系，有否瘘管、憩室、黏液腺扩大以及其他色素沉着等。

2. 气管、支气管管腔异常

包括气管、支气管有否阻塞、狭窄、扩张、移位或异常分支，以及这些管腔异常的形态、程度。

3. 气管、支气管管腔异常物质

注意观察和采集分泌物，了解其性质，有无血块、钙化物质、异物、肉芽组织、干酪样物质等。

4. 动力学改变

观察喉、声带活动状况，隆突波动，检查中是否有支气管痉挛、软化，其与呼吸和咳嗽的关系。常见的支气管软化指气管或支气管在呼气相时管壁向管腔内塌陷，直径缩短，类似管腔狭窄；吸气相可恢复原位，实际管腔无缩窄。管腔直径塌陷 1/2 为轻度狭窄，塌陷 1/2 ~ 3/4 为中度狭窄，塌陷 3/4 以上管腔几近闭合为重度狭窄。婴幼儿气管，支气管软化最多见于 1 岁以内，与遗传和生长发育有关，大部分随着生长 1 岁后软化逐渐恢复。另可见于原发性支气管软骨发育不良等。呼吸机气压损伤及血管、心脏、肿物等对气道长时间压迫，都会造成继发性气管支气管肺发育不良发生气管支气管软化。局部可见膜部/软骨的比例大于 1：3，管腔塌陷在 1/2 以上。

（二）病原学检测

应用支气管镜直接插到肺段、亚肺段，经活检孔道或插入吸引管吸取分泌物进行培养。当分泌物较少时可进行肺段的支气管肺灌洗，吸取灌洗液进行细菌学检查。这种方法尽管能够取到下呼吸道的标本，但由于支气管镜是经鼻、咽、喉而后进入下呼吸道的，可污染支气管镜插入部分，如在咽、喉部通过活检孔道做清理分泌物的操作则污染更严重。在操作过程中，应避免在取标本前通过活检孔道吸引上呼吸道的分泌物。其病原学结果可供临床参考。近年来多用防污染毛刷和顶端带气囊的灌洗导管进行病原学检测研究，有效降低了灌洗液的污染。由于此类毛刷和导管价格昂贵而且只适用于有 2.0 mm 以上活检孔的气管镜，对婴儿的肺部病原学临床应用研究受到限制。

（三）活检

1. 组织活检

支气管镜取病理标本有几种方式：毛刷活检、活检钳活检和针吸活检。其中毛刷活检和针吸活检多用于细胞学检查，活检钳活检用于组织学检查。目前儿科临床应用活检钳进行组织学活检较多。在病变或黏膜表面钳取标本时，应注意先将张开的牙片在其表面加压后再钳取，否则很容易滑脱。若病变位于肺周缘，可行经支气管肺活检术（TBLB），在诊断不明原因肺部疾病、恶性疾病、机会感染等方面发挥着重要的作用。因在支气管镜直视下进行活检难度大，可在 X 线透视或电视下将活检钳插入相应部位钳取。取出组织学标本应立即放入组织固定液中，备送病理检查。儿科应用 TBLB 的适应证主要有肺间质性疾病、卡氏肺囊虫肺炎、结节病、肺蛋白沉着症等。肺活检对肿瘤诊断阳性率达 80%，对弥漫性肺疾病诊断阳性率可达 79%。

2. 支气管肺泡灌洗液检查

1974 年 Reynolds 等创立了支气管肺泡灌洗术（BAL），为研究肺部疾病提供了一种新的研究手段和检查方法。目前已用于多种疾病的临床诊断、预后评估和临床治疗，如肺部感染、成人呼吸窘迫综合征、过敏性肺炎、哮喘、肺癌、肺气肿、肺泡蛋白沉着症、尘肺、特发性肺纤维化、结节病、肺含铁血黄素沉着症、淋巴细胞浸润性疾病、组织细胞增多症 X、免疫受损者的机会性感染等，有"液体肺活检"之称。

BAL 的操作方法：在 BAL 的操作方法及灌洗液（BALF）的处理方法上尚存在着很大的差别。目前较多采用的方法如下。将支气管镜的前端插入一个叶的某一段，嵌顿在段气管的口上。因右中叶和左舌叶易于插入成功，所以在弥漫性病变等均多选用此部位。局灶性病变，在病变处留取灌洗液。所用液体应为 37 ℃生理盐水，此温度很少引起咳嗽、支气管痉挛和肺功能下降，且液体回收理想，BALF 所获的细胞多。根据小儿年龄每次将 5 ~ 20 mL 生理盐水每次 1 mL/kg 注入此肺段，并用吸引器以 100 mmHg 的负压立即将液体回抽。为防止细胞丢失、肺泡巨噬细胞（Am）黏附于容器壁上，应将液体回抽到塑料或硅化的回收容器中。如此，共灌洗 3 ~ 4 次。回收液应于冷藏存放。

BALF 的细胞成分：BALF 的正常值为淋巴细胞 <15%，中性粒细胞 <3%，嗜酸性粒细胞 <0.5%，Am 为 80% ~ 95%。在嗜酸粒细胞性肺炎、哮喘、过敏性支气管炎等时肺泡嗜酸性粒细胞明显增多，可达 20% ~ 95%。这些结果对 X 线表现不典型，又缺乏外周血嗜酸性粒细胞增多的患儿极为有益，可避免肺活检而做出诊断。在特发性肺纤维化和结缔组织病，中性粒细胞增多而 Am 减少。在弥漫性肺出血和含铁血黄素沉着症，Am 增多，同时可有游离红细胞，Am 中充满含铁血黄素或吞有红细胞。在肺泡蛋白沉着症，Am 增多，形态胀大呈泡沫状。

十、支气管镜的治疗应用

近年来，在儿科医生的不懈努力下，氩等离子体凝固术（氩气刀），激光器，高频电切割及电凝（高频电刀），微波热凝，冷冻治疗，球囊扩张气道成形术，气管、支气管支架置入术等技术在儿科实现了全面的突破。以气管、支气管支架置入为例，自 2011 年开展以来，已成功地救治了多例濒临死亡的患儿。热消融、冷冻治疗和球囊扩张气道成形术等联合应用，治疗气道狭窄肺不张等患儿取得非常好的效果。这些成果正在儿科很好地应用和推广。在科学技术高速发展的今天。儿科支气管镜和相关仪器的进展以及操作技术不断完善，为儿科支气管镜介入肺脏病学的开展带来无限契机。

（一）取出气管异物

软式支气管镜可以检查到硬式支气管镜不能达到的上叶或深部支气管（3 ~ 5 级）中的异物。对于治疗深部植物性残渣，可通过冲洗、清除肉芽、取异物等介入治疗手段取得良好效果。小儿气管、支气管异物常易被忽视造成漏诊或误诊。因此，临床医师应高度警惕，早期发现并应用支气管镜诊断治疗，可大大减少小儿致残和死亡。

（二）支气管肺局部治疗术

在儿科支气管镜术患儿中，支气管肺慢性炎症及化脓性感染占 50% 以上。通过支气管镜对局部进行治疗可以取得很好的疗效。首先应用每次 0.5 mL/kg 的生理盐水对肺内化脓性感染部位多次冲洗。液体用量不宜过大，以能够稀释并吸出黏稠分泌物为适度。目的在于防止化脓性细菌产生的毒素被灌洗液稀释后冲入肺泡，造成术后患儿继发感染。初步清洗后，应用活检钳或毛刷清除肉芽和脓苔。可局部注入富露施剂量为每次 0.5 ~ 1 mg/kg（特别是化脓性、慢性感染及肺不张）。稍后再开始冲洗，冲洗后要将管腔内液体尽量吸引干净。对控制支气管肺内化脓性感染、治疗肺不张、促进肺炎消退有明显效果。

（三）咯血的治疗

对于小量咯血不止，又需要查明出血部位的患儿，在术前皆要开放静脉通路，做好滴注垂体后叶素进行大出血抢救的准备。术中发现活动出血灶可应用 1 ∶ 10 000 肾上腺素或凝血酶注射到出血部位，止血效果肯定。

（四）气管食管瘘、支气管胸膜瘘治疗

经支气管镜活检孔道插入一塑料管到瘘管内，自导管内注入适量 10% 硝酸银或纤维蛋白胶等黏合剂。国内学者应用此法治疗成人支气管胸膜瘘取得良好效果。对于气管食管瘘，可用气管支架阻塞瘘道的方法促进其短期内闭合或为外科手术赢得时间。但目前国内儿科多用手术方法治疗。

（五）气管、支气管肿瘤的治疗

对于气管、支气管腔内肿瘤，可应用病灶钳取、热消融、冷冻、球囊扩张等介入治疗方法，疗效确切。对基部细呈蒂状的非血管瘤的肿物，可用电凝圈套器切除。对于恶性肿瘤，应在化疗和放疗的基础上进行局部治疗。

（六）支气管结核的治疗

对于肉芽、干酪及瘢痕结核病灶造成气道严重阻塞的支气管结核患儿，在抗结核药物应用的同时应用病灶钳取、热消融、冷冻、球囊扩张等介入治疗方法可有效打通气道，防治相对远端肺部的损毁。为全身抗结核药物治疗赢得时间，有明显疗效。

（七）球囊扩张气道成形术

可有效地治疗各种良性原因造成的气道狭窄，其近期疗效可达 100%，但远期疗效受到狭窄形成原因的影响。通常对各种纤维瘢痕狭窄效果最好，对于各种炎症性狭窄，特别是对叶段早期炎性狭窄可有很好的效果。

（八）气管、支气管支架置入术

主要用于：①气管、支气管狭窄，软化症的支撑，重建；②气管、支气管瘘口或裂口的封堵。可以通过支气管镜放置支架进行治疗。在儿科多用于严重气道狭窄软化濒临死亡患儿的急救（如先天性心脏病并发左总支气管软化狭窄等）和由于先天性气道畸形狭窄（如桥支气管并发左干支气管狭窄等）反复感染危及患儿生命时。

（九）通过支气管镜引导气管插管

颈部及胸部疾病，因头颈部不能后仰造成手术前或抢救时气管插管困难的患儿，可将气管插管套在支气管镜上。经口腔将支气管镜插入声门后把气管插管沿气管镜推入气管内，调整插入深度后将支气管镜拔出，为手术前麻醉或抢救做准备。

十一、并发症

1. 麻醉药物过敏

一般用 1% 丁卡因或 2% 利多卡因，毒性很小，也有个别报道死亡者。过敏者往往初次喷雾后即有胸闷、脉速而弱、面色苍白、血压降低，甚至呼吸困难。

2. 出血

出血为最常见并发症，可表现为鼻出血或痰中带血，一般量少，都能自动止血。出血量

大于 50 mL 时须高度重视，要积极采取措施。

3. 发热

感染性肺疾患患者及 BAL 后的患者发生率高。除了与组织损伤等因素有关外，还可能有感染因素参与。治疗除适当使用解热镇痛药外，应酌情应用抗生素。

4. 喉头水肿

经过声门强行进入，支气管镜过粗或技术不熟练反复粗暴抽插支气管镜均可造成喉头水肿、喉痉挛。应立即吸氧，给予抗组胺药或静脉给予糖皮质激素。严重者出现喉痉挛，应立即用复苏器经口鼻加压给氧，进行急救。

5. 支气管痉挛

可由麻醉药物、BAL、操作不当和患儿过敏体质等多种因素引发。术前应用阿托品可有效预防。

6. 发绀或缺氧

支气管镜检查能降低动脉血氧分压 10 ~ 20 mmHg，对静息动脉血氧分压小于 70 mmHg 者进行支气管镜检查，可能有一定危险，术后应继续给予吸氧并进行监护。

7. 窒息

Ⅱ型结核肿大淋巴结破溃，大量干酪物质注入气管内引起窒息。在做一侧全肺不张检查时，另一侧并发狭窄或检查后出血或气管痉挛引起窒息。

8. 气胸、纵隔气肿

多发生于支气管、肺活检后或肺内病变严重的患者。对于高压性或交通性气胸，应及时行胸腔闭式引流术。

（何文涛）

第五节　洗胃和胃肠减压术

一、洗胃

1. 目的

（1）解毒：清除胃内毒物或刺激物，避免毒物吸收。

（2）减轻胃黏膜水肿，通过胃灌洗将胃内潴留食物洗出。

（3）为某些手术或检查做准备。

2. 操作方法

（1）口服催吐法：适用于清醒而能合作的患者。①按需要准备洗胃溶液，常用灌洗液有生理盐水、1% ~ 2% 碳酸氢钠、0.02% ~ 0.1% 高锰酸钾或温开水等，温度为 25 ~ 38 ℃；②嘱患儿自饮大量灌洗液，即可引起呕吐，不易吐出时，用压舌板压其舌根部引起呕吐。如此反复，直至吐出的灌洗液清晰无味为止。

（2）胃管洗胃法：①患儿取侧卧位或仰卧位头转向一侧，将消毒的胃管由鼻腔（少数可从口腔）插入，以患儿鼻根部至剑突的距离为插入长度，遇阻力患儿出现咳嗽、面色青紫、屏气时应拔出导管，休息片刻再行插管；②证实胃管在胃内后，用注射器吸尽胃内容物，缓缓注入一定容量洗胃液后，再全部抽出或让其自然流出，如抽出困难，可适当变换体位或稍移动胃管，如此反复冲洗，直至洗净为止；③操作结束、拔出胃管前，应将胃管外端紧闭。计算灌洗液总出入量，中毒患儿第一次抽出液应保留送检。

二、胃肠减压术

1. 目的

（1）用于机械性或麻痹性肠梗阻、急性胃扩张、幽门梗阻及腹膜炎等，以减轻胃肠压力。

（2）消化道手术后排出胃肠内容物与积气。

（3）使用机械呼吸者，排出胃内空气，增加胸腔容积。

2. 操作方法

（1）患儿体位及导管插入同洗胃，也可根据需要将管插至十二指肠或空肠。

（2）将导管留置胃肠内，外端与密闭的胃肠减压装置相连。

（3）减压管如有堵塞，应考虑卧床位置不当，引流管插入过长或在胃内蜷曲成团以及被堵塞等原因。

（4）记录 24 h 引流量及性质。

（李武勇）

第六节　胸腔穿刺术及胸腔闭式引流术

胸腔穿刺术简称胸穿，是指对有胸腔积液（或气胸）的患者，为了诊断和治疗疾病的需要而通过胸腔穿刺抽取积液或气体的一种技术。常用于检查胸腔积液的性质、抽液减压或通过穿刺给药等。

一、胸腔穿刺术

（一）适应证

（1）大量胸腔积液或创伤性血胸引起心悸、胸闷、气促等压迫症状者。

（2）需抽取胸腔积液检查以助诊断者。

（3）脓胸患者，抽脓及注药治疗。

（4）气胸，肺压缩达 20% ~30% 患者。

（二）操作方法

1. 患者体位

患者取坐位，面向椅背，两手前臂平放于椅背上。前额伏在前臂上。不能起床者，可取半坐卧位，患侧前臂置于枕部。

2. 穿刺部位选择

（1）胸腔穿刺抽液：穿刺点选择胸部叩诊实音最明显的部位进行穿刺，穿刺点可用甲紫在皮肤上做标记。穿刺点常选择：①肩胛下角线第 7 ~8 肋间；②腋后线第 7 ~8 肋间；③腋中线第 6 ~7 肋间；④腋前线第 5 ~6 肋间。对于包裹性胸腔积液或难以定位者，可于术前行超声定位。

（2）气胸抽气减压：穿刺部位一般选取患侧锁骨中线第 2 肋间或腋中线第 4～5 肋间。

3. 消毒

在穿刺点部位，自内向外进行皮肤消毒，消毒范围直径约 15 cm，解开穿刺包，戴无菌手套，检查穿刺包内器械，注意穿刺针是否通畅，铺盖消毒洞巾。

4. 局部麻醉

以 2 mL 注射器抽取 2% 利多卡因溶液在下一肋骨上缘自皮肤到胸膜壁层的局部浸润麻醉，注入药物前应回抽，观察无气体、血液、胸腔积液后，方可推注麻醉药。

5. 穿刺步骤

先用止血钳夹住穿刺针后的橡皮胶管，以左手固定穿刺部位的局部皮肤，右手持穿刺针（用无菌纱布包裹），沿麻醉部位经肋骨上缘垂直缓慢刺入，当针锋抵抗感突然消失后表示针尖已进入胸膜腔，接上 50 mL 注射器。由助手松开止血钳，助手同时用止血钳协助固定穿刺针。抽吸胸腔液体，注射器抽满后，助手用止血钳夹紧胶管，取下注射器。将液体注入盛器中，计量并送化验检查。

若用三通活栓式穿刺针穿刺，术者以左手示指与中指固定穿刺部位皮肤，右手将三通活栓转到与胸腔关闭处，再将穿刺针在麻醉处缓缓刺入，当抵抗感突然消失时，进入胸腔后接上注射器，转动三通活栓，使注射器与胸腔相通，进行抽液。注射器抽满液体后，转动三通活栓，使注射器与外界相通，排出液体。

如需胸腔内注药，在抽液完线后，将药液用注射器抽好，接在穿刺针后胶管上，回抽少量胸腔积液稀释，然后缓慢注入胸腔内。

气胸抽气减压治疗：在无特殊抽气设备时，可以按抽液方法，用注射器反复抽气，直至患者呼吸困难缓解为止。若有气胸箱，应采用气胸箱测压抽气，抽至胸腔内压至 0 左右为止。

抽液结束，拔出穿刺针，覆盖无菌纱布，稍用力压迫片刻，用胶布固定后嘱患者静卧。

（三）注意事项

（1）操作前应向患者说明穿刺目的，消除其顾虑；对精神紧张者，可于术前 30 min 给予地西泮。嘱患者在操作过程中，避免深呼吸和咳嗽，如有不适及时提出。

（2）操作中应密切观察患者的反应，如有头晕、面色苍白、出汗、心悸、胸部压迫感或剧痛、晕厥等胸膜过敏反应；或出现连续性咳嗽、气短、咳泡沫痰等现象时，立即停止抽液，并皮下注射 0.1% 肾上腺素溶液 0.3～0.5 mL，或进行其他对症处理。

（3）一次抽液不应过多、过快，诊断性抽液，50～100 mL 即可；减压抽液，首次不超过 600 mL，以后每次不超过 1 000 mL；如为脓胸，每次尽量抽尽。疑为化脓性感染时，助手用无菌试管留取标本，行涂片革兰染色镜检、细菌培养及药敏试验。检查瘤细胞，至少需 100 mL，并应立即送检，以免细胞自溶。

（4）操作中要防止空气进入胸腔，始终保持胸腔负压。

（5）应避免在第 9 肋间以下穿刺，以免穿透膈肌损伤腹腔脏器。

（6）恶性胸腔积液，可注射抗肿瘤药或注射硬化剂诱发化学性胸膜炎，促使脏层与壁层胸膜粘连，闭合胸腔，防止胸液重新积聚。具体方法：于抽液 500～1 200 mL 后，将药物加生理盐水 20～30 mL 稀释后注入；推入药物后回抽胸液，再推入，反复 2～3 次，拔出穿刺针覆盖固定后，嘱患者卧床 2～4 h，并不断变换体位，使药物在胸腔内均匀分布。如注入药物刺激性强，可致胸痛，应在术前给予布桂嗪或哌替啶等镇痛剂。

（7）术后嘱患者卧位或半卧位休息 30 min，测血压并观察病情有无变化。

（8）穿刺部位有肿瘤、炎症、外伤，或患者有严重出血倾向、自发性气胸、大咯血、肺气肿、肺结核等，禁止行胸腔穿刺术。

二、胸腔闭式引流术

胸腔闭式引流术又称胸廓造口术、胸腔管手术，是一种较为简单的外科手术。目的在于排出胸腔内、纵隔内的液体和气体，维持胸膜腔的负压，使肺保持在膨胀状态。

（一）适应证

（1）早期脓胸，病程在 3 周之内，纵隔尚未固定者。

（2）张力性气胸或反复需要穿刺抽气的气胸（继续有肺泡漏气）。

（3）外伤性气胸、血胸，用穿刺抽吸法不能改善其症状者。

（4）脓胸合并食管、支气管瘘者。

（二）操作方法

1. 体位

依据患者病情的轻重，采取坐位或半坐位，头略转向对侧，上肢抬高抱头或置于胸前。合并有支气管胸膜瘘的患者，绝对不要向健侧卧位，以免脓液流入健侧支气管引起窒息。

2. 确定引流部位

张力性气胸引流的目的主要是排气，故引流位置以纵隔胸腔上部为宜，通常在第 2 肋间隙锁骨中线附近；如系脓胸，主要是引流液体，故引流的位置一般在腋中线第 7～9 肋间，即脓胸的低垂部位；如系包裹性脓胸，经胸部透视确定部位先做诊断性穿刺定位，如脓腔不大，不可将脓液抽净，甚至保留穿刺针头，以免手术时找不到脓腔。

3. 操作步骤

（1）肋间切开插管法：多用于病情危急不能搬运的患者或小儿脓胸患者。可以在床边引流。

1）在确定的肋间，常规皮肤消毒，铺巾，局部用 0.5%～1% 的普鲁卡因溶液浸润麻醉，再将针头刺入胸腔，进一步肯定脓液或气体的部位。在此，沿肋骨上缘做一小切口，用中号血管钳穿通肌层，经肋间穿进胸腔，撑开止血钳，扩大穿刺口。

2）用一把血管钳夹住引流管的末端，再用另一把止血钳纵行夹持引流管前端头，经胸壁切口进入胸腔内，往外牵拉，使头留在胸膜腔内。

3）切口缝合 1～2 针，并将引流管固定在胸壁上，末端连接于水封瓶，此时即见有液体或气体溢入瓶内。

（2）肋间套管法：操作方法如下。

1）麻醉与切口同肋间切开插管法。左手拇指及示指固定好切口周围软组织，右手握住套管针，其示指固定在距针尖 4～6 cm 处，以防刺入过深，套管针沿肋骨上缘垂直刺入。当进入胸腔时，有突然落空的感觉。

2）将针芯抽回，自套管针侧孔插入引流管并送至脓腔。

3）固定引流管，退去套管针，缝合切口，并以缝线固定引流管，连接于水封瓶。

（3）肋骨切除插管法：可以插入较粗的引流管，使引流通畅，为常用脓胸引流术。

1）切口沿选定的肋骨方向，做长 5~6 cm 切口，多在腋中线第 8、9 肋水平。

2）切开骨膜：顺肌纤维方向分开胸壁各层肌，显露肋骨，再顺肋骨方向切开骨膜 4~5 cm 呈 "H" 状。

3）剥离骨膜，剪除一段肋骨，约 4 cm，用 2% 普鲁卡因溶液封闭及切除肋间神经。缝扎肋间血管。

4）切开脓腔：用空针自肋骨床穿刺胸膜腔，确定脓液存在后，切开脓腔壁，吸出脓液，手指伸入脓腔，剥离脓腔内的粘连，并检查引流口位置是否合适。切除小片壁层胸膜。注意患者有无心悸、憋气等反应，缓缓将脓液吸净。

5）放引流管：选择直径 1 cm 以上韧度适宜的橡胶管，内端剪成斜面，并剪两个侧孔，以利引流，将引流管插入脓腔内 2~3 cm。切口各层松松缝合，引流管固定于皮肤上，外端立即连接水封瓶。

6）开放引流及拔管：经闭式引流 2~3 周，肺膨胀，粘连固定、脓液不多，即可将引流管自皮肤外剪断，加一别针固定，变为开放性引流。按常规换药，逐渐剪短引流管、直到伤口愈合。

（三）注意事项

（1）经常观察闭式引流的情况，注意引流量和性质。鼓励患者咳嗽和深呼吸，或吹 "双水瓶"，以促进肺膨胀。胸部 X 线透视或摄片检查，了解肺膨胀情况，脓胸引流 2~3 周后，改为开放引流。

（2）引流期间，注意水封瓶内玻璃管中水柱的波动。无波动表明引流管不通，常见的原因：①脓块或残渣堵塞；②引流管扭曲；③胸壁切口狭窄压迫引流管；④引流管侧孔紧贴脓腔壁或膈肌上升顶住引流管；⑤包扎伤口时折压引流管等。找到原因及时处理。一般采取挤捏、转动、松解，或用无菌生理盐水冲洗引流管等方法，使之保持通畅。引流瓶及其组件在使用前应进行灭菌，24~48 h 更换 1 次引流瓶。记录引流量更换时夹住引流管，以防空气进入胸腔。

（李武勇）

第七节　心包穿刺术

一、适应证

（1）判定积液的性质与病原。
（2）穿刺抽液或抽气，以减轻症状。
（3）化脓性心包炎时，穿刺排脓、注药。

二、器械准备

常规消毒治疗盘；21G 静脉套管针（管端侧面加钻几个小孔），三通开关，10 mL 注射器，洞巾，纱布；其他用物，如 1% 普鲁卡因溶液，无菌手套，试管，量杯等；备用心电图机，抢救药品，心脏除颤器和人工呼吸器。

三、操作方法

（1）患儿呈仰卧位，积液引流时，上身略垫高。取剑突下做穿刺点，常规皮肤消毒，铺无菌巾。

（2）术者戴口罩、手套，将套管针与三通开关、盛有少量生理盐水的注射器连接。在剑突与左肋缘交界处进针，与正中线和水平面各呈45°角向左肩方向推进。边进针边轻轻抽吸，进入1~2 cm深达心包腔，可见注射器中有气泡或积液抽出。拔出内针，将注射器、三通开关与套管联接，分次抽出积气或积液。抽液完毕，若需注入药物，将事先准备好的药物注入。

（3）拔针后重新消毒，局部盖以纱布，用胶布固定。

（4）如漏气严重，或在使用持续呼吸道正压（CPAP）或人工呼吸机情况下，可以将套管留置于心包腔内，固定后与引流装置及吸引器联接做持续引流，吸引负压 - 0.04 kPa（ - 5 cmH$_2$O）。

（5）待患儿病情改善，无气体引流出，X线胸片无心包积气时，可夹住引流套管停止吸引，如6~12 h后X线胸片仍无心包积气出现，可以拔管。局部重新消毒，纱布覆盖，胶布固定。

四、注意事项

（1）严格掌握适应证。因心包穿刺术有一定危险性，应由有经验医师操作或指导，并应在心电监护下进行穿刺。

（2）术前须进行心脏超声检查，确定液平段大小与穿刺部位，选液平段最大、距体表最近点作为穿刺部位，或在超声显像指导下进行穿刺抽液更为准确、安全。

（3）术前应向患者做好解释，消除其顾虑，并嘱其在穿刺过程中切勿咳嗽或深呼吸。术前30 min可服地西泮10 mg与可待因0.03 g。

（4）麻醉要完善，以免因疼痛引起神经源性休克。

（5）抽液量第一次不宜超过200 mL，以后再抽渐增到300~500 mL。抽液速度要慢，过快、过多，使大量血回心可导致肺水肿。

（6）如抽出鲜血，立即停止抽吸，并严密观察有无心脏压塞出现。

（7）取下空针前夹闭橡皮管，以防空气进入。

（8）操作应轻柔，进针切忌强力快速，进入心包后，应随时细察针尖感觉。如有搏动感，提示针尖已触及心脏或已刺入心肌，应立即稍退针。抽液或冲洗时动作须轻缓，以防突然发生心脏扩张、血流动力学改变及心搏节律与速率的反射性改变。操作中及术后数小时内应严密观察患者情况。如有面色苍白、气促加剧、头晕、心悸、出汗等表现，应立即停止操作，使患者平卧，并做相应监护及处理。

（9）心包积脓者穿刺后可能继发胸腔感染，应加注意。

（陈　栋）

第八节　心内注射术

心室腔内注射是通过心室腔穿刺，将药物直接注入心室腔内，促使心脏恢复自主节律，增强心脏收缩力，纠正心律失常，从而达到复苏目的。

一、器械准备

无菌 7 号或 8 号心内注射针（要有足够的长度、硬度和韧性），或 20 号腰椎穿刺针、无菌注射器、消毒盘等。

二、常用药物（表 2-2）

表 2-2　心内注射常用药物

药名	剂量（每次）	适应证
1% 肾上腺素	1 mL	心脏停搏、心室纤颤
异丙肾上腺素	0.5 ~ 1 mg	心脏停搏、房室传导阻滞
10% 氯化钙	2 ~ 4 mL	心缩无力、低血压
利多卡因	200 mg	心室纤颤、室性心动过速
1% 普鲁卡因	5 ~ 10 mL	心室纤颤
普鲁卡因胺	100 mg	心室纤颤
阿托品	1 mg	迷走神经张力增高所致心房或心室纤颤、锑剂中毒
乳酸钠	20 ~ 40 mL	高钾所致心脏停搏

三、操作方法

1. 胸外注射法

（1）心前区，取第 4 肋间隙胸骨左缘旁开 2 cm 处，常规消毒后将心内注射针直刺入（深度为 4 ~ 5 cm），抽出回血后，即可将药物注入。

（2）剑突下注射法：取剑突与左肋弓连接处下 1 cm 处，常规消毒后，先将穿刺针刺入皮肤、皮下，然后使针头与胸壁呈 15° ~ 20° 角，针尖朝心底部直接刺入，抽出回血后，即可将药物注入。

2. 胸腔内注射法

适用于开胸者。

（1）心包外穿刺注入法：在无菌条件下，用 7 号注射针头直接刺入右心室腔，注药。

（2）心包内穿刺注入法：切开心包后，用 7 号针头，避开冠状血管向左或右心室穿刺，注入药物。

四、注意事项

（1）胸外心内注射所用的针头必须有足够的长度，否则达不到心室腔，致穿刺注射失败。

（2）针的质量必须要有一定硬韧度，太软易弯曲，太脆易折断。

（3）穿刺部位要准确，否则易造成气胸或损伤冠状血管。

（4）切忌将药物注于心肌内，以免引起严重心律失常或心肌坏死。

（5）必须与心脏按压术、人工呼吸等相配合，才能奏效。

（陈　栋）

第九节　硬脑膜下与侧脑室穿刺术

一、硬脑膜下穿刺术

1. 适应证

适用于前囟未闭小儿的硬膜下积液、血肿、脓肿的诊断与治疗。根据神经体征和颅骨透照或头颅 CT 或磁共振成像（MRI）结果决定穿刺侧。

2. 方法

（1）患儿仰卧，剃去头顶头发，清洁前囟区。

（2）助手双手扶持患儿头部，固定其肩关节，必要时约束四肢。

（3）常规碘酒、乙醇消毒局部皮肤，铺无菌孔巾。

（4）术者用止血钳固定腰椎穿刺针，针体前部（针尖部）留 0.5 cm，经前囟侧角最外点将腰椎穿刺针垂直于头部刺入，有明显过膜感后，助手握住止血钳柄固定针体，既防刺入过深又防针体晃动损伤上矢状窦。术者将针芯缓慢退出，观察有无液体流出（正常情况下流出数滴澄清液体，不超过 1 mL），如任其自然放液，最多不得超过 15 mL，如无液体流出可在助手帮助下向针柄方向移动止血钳少许，如从原有的 0.5 cm 移至 0.7 cm 加深穿刺深度，最深不超过 1 cm。放液后术者将针芯放回针管，拔针前在穿刺点涂碘酒、酒精少许，而后将腰椎穿刺针拔出，局部覆盖无菌纱布，在其外用无菌青霉素胶盖平面侧，隔纱布压紧穿刺点，以防穿刺孔漏液，其上再覆纱布，贴胶布固定。如两侧积液最好隔天交替放液。

二、侧脑室穿刺术

1. 适应证

（1）疑有脑室管膜炎应抽取腔室液检查或注药治疗。

（2）脑室内出血，穿刺引流以减轻脑室反应及防止脑室系统阻塞。

（3）因脑积水引起严重的颅内压增高，病情危重甚至发生脑疝或昏迷时，先采用脑室穿刺和引流，作为紧急减压抢救措施，为进一步检查治疗创造条件。

2. 穿刺部位

（1）婴儿：①于前囟中点矢状线旁开 0.5 ~ 0.7 cm（避开矢状窦）与矢状面平行用腰椎穿刺针与头皮垂直进针，依年龄大小掌握进针深度，一般 3 ~ 4.5 cm；②自前囟中点矢状线旁 1.0 ~ 1.5 cm 处进针，向同侧眼外眦方向推进；③在前囟侧角的最外端，穿刺方向与矢状面平行，对准两外耳道假想连线。

（2）儿童：①在两耳尖连线中点旁开 0.7 ~ 1 cm 或正中线与双耳尖连线交点旁 1.0 ~ 1.5 cm 处颅骨钻孔后进针，穿刺方向同上，进针深度小于 5.5 cm；②经眶穿刺，在眶上缘中点下后 0.5 cm 处向上 45°、向内 15°进针，深度为 4~4.5 cm，可进入前角底部，适用于无颅锥，但需紧急穿刺放出脑脊液降压者（如枕大孔疝时）。

3. 方法

（1）剃去患儿顶部头发，清洁前囟区。

（2）术前用镇静剂，保持患儿术中安静。

（3）患儿仰卧，助手用前臂固定其双肩关节，必要时约束四肢，双手扶持患儿头部。

（4）严格遵守无菌操作，以碘酒、酒精消毒术野后铺消毒孔巾。

（5）术者选择前述部位穿刺，根据需要选择腰椎穿刺针或脑室穿刺针，或带芯引流管，按预定方向穿刺。根据年龄大小穿刺深度不同，进入预定深度后，针穿过脑室壁时可感到阻力突然减小，拔出针芯可见脑脊液流出，留标本送检。如已到达预定深度，破壁感不清楚时也需左手固定针柄右手拔针芯观察，如无液体流出，则继续进针，每进针 0.5 mL 深度需拔出一次针芯观察，进针深度不超过 5.5 cm，以免损伤内囊，如仍无液体流出则缓慢退针，每退 0.5 cm 拔针芯观察 1 次。如拟改变穿刺方向需将穿刺针退至硬膜下再重新进针，严禁在脑组织中向不同方向试探。

（6）以消毒棉球、纱布及胶布固定穿刺针或引流管。

（7）如需注药治疗由穿刺针注入。

（8）保持穿刺针周围皮肤及敷料干燥，清洁，有污染应及时更换。

（9）拔针或拔管时先用碘酒、酒精消毒皮肤，加压敷盖无菌纱布，防穿刺孔漏液。

（孙　晔）

第三章

新生儿机械通气技术

机械通气的基本目的是促进有效的通气和气体交换，包括及时排出二氧化碳（CO_2）和充分摄入氧气（O_2），从而使血气分析结果维持在适当范围内。具体为：①维持适当的气体交换、PaO_2、$PaCO_2$；②尽可能减少肺损伤；③尽可能减少血流动力学变化；④尽可能避免其他损害（如脑损伤）；⑤尽可能减少呼吸功。

在各种器官功能衰竭中，呼吸衰竭发生率最高，在新生儿疾病中更为突出。因此，机械通气已成为新生儿重症监护病房治疗新生儿呼吸衰竭最重要的方法，成功地挽救了许多危重新生儿的生命。

由于引起新生儿呼吸功能障碍的原因不同，其病理生理改变与发病机制也不同，故机械通气的方式及使用技巧也有所不同。在临床工作中，机械通气的应用是否正确合理，与治疗效果关系密切。

在新生儿重症监护病房工作的新生儿专科医师，应熟练地掌握新生儿的呼吸生理及新生儿呼吸机的性能、操作方法和临床监护技术，充分发挥新生儿机械通气的治疗作用，减少机械通气对机体生理功能的影响，尽可能避免或减少并发症的发生。

第一节　新生儿机械通气适应证与禁忌证

一、机械通气指征与适应证

新生儿具备以下之一者，需要考虑机械通气：①严重换气功能不良，在 FiO_2 为 0.6 时，$PaO_2 < 6.7$ kPa（50 mmHgL）或经皮血氧饱和度（$TcSO_2$）$< 80\%$（发绀型先天性心脏病除外）；②严重通气功能不良，$PaCO_2 > 8.0$ kPa（60 mmHgL），伴 pH < 7.25；③严重或药物治疗无效的呼吸暂停；④严重循环功能不良；⑤神经肌肉麻痹；⑥心肺大手术后；⑦窒息、心肺复苏后；⑧1 000 g 以下的早产儿。其中已确定为 RDS 者可适当放宽指征。

二、机械通气禁忌证

无绝对禁忌证；相对禁忌证：气漏综合征，气管、支气管异物。

三、机械通气的时机

机械通气的原则应由以前的"晚上晚撤"过渡为目前的"早上早撤"，极低出生体重儿病情进行性加重时，应及时采用机械通气，不要完全拘泥于血气结果；待氧合状态、换气功能改善后尽早考虑撤机。

（孙　晔）

第二节　新生儿机械通气常用模式及选择

一、新生儿常频通气模式和工作特点

1. 间歇正压通气（IPPV）

IPPV 为有创正压机械通气，相对于无创正压机械通气（NIPPV）而言，需要建立人工气道。IPPV 也称传统指令通气或控制模式，是呼吸机最基本的通气方式。由呼吸机完全控制患者的呼吸。

在这种通气方式下，不管患儿有无自主呼吸，呼吸机均按预置的压力或容量等呼吸参数进行间歇正压通气，包括定压 IPPV，即压力控制通气（PCV）和定容 IPPV，即容量控制通气（VCV）。

IPPV 适用于复苏、呼吸肌麻痹及中枢性呼吸衰竭患儿。

2. 辅助—控制通气（A/C，ACV）

将辅助通气与控制通气结合在一起。当患儿有自主呼吸时，按辅助模式通气（A），患儿自主吸气可触发呼吸机送气，呼吸机按照预设的参数提供辅助通气；若患儿无自主呼吸或自主呼吸较弱无力触发呼吸机送气，或自主呼吸的频率低于预设频率，呼吸机则按预设的通气频率控制通气（C）。

无论是 A/C 的 A 或 C 时的通气，均可称为 IPPV。定容通气或定压通气模式均可有 A/C 模式。

ACV 的优点：既可提供与自主呼吸基本同步的通气，又能保证为自主呼吸不稳定患儿提供不低于预设水平的通气频率和通气量，即患儿的实际呼吸频率大于或等于预设频率，且每次都是正压通气。一般不会发生窒息。

ACV 的缺点：在患儿自主呼吸较强时，有产生过度通气的危险，应及时调低压力、容量或频率。

3. 间歇指令通气（IMV）和同步间歇指令通气（SIMV）

IMV 指呼吸机以预设的频率对患儿进行正压通气，两次机械通气之间允许患儿自主呼吸。因此，在机械通气时可发生患儿自主呼吸与呼吸机对抗。SIMV 是呼吸机可按照患儿自主呼吸的要求，提供预设的正压通气，可避免患儿自主呼吸与呼吸机对抗。

在应用 SIMV 时，需要较慢的呼吸频率和相对较短的 TI，并需要设置患儿自主呼吸触发水平以调控同步化程度。IMV/SIMV 为目前新生儿机械通气的主导模式，可以以预设容量（流量限制、容量或时间切换）或预设压力（压力限制、时间切换）的形式进行。

通过预设的 IMV/SIMV 的频率可改变通气支持水平。应用足够高的通气频率，可抑制患儿自主呼吸，IMV/SIMV 提供完全的通气支持，其作用等同于控制通气（CMV 或 IPPV）；当 IMV/SIMV 频率为零时，不提供通气支持，患儿完全自主呼吸。因此，在机械通气的早期即可应用 IMV/SIMV。在撤机阶段，通过减少正压通气的频率，可逐渐减少呼吸机的通气支持，逐步增加自主呼吸的能力，使机械通气逐步过渡到自主呼吸，更符合生理的要求。

IMV/SIMV 的优点：①在一定程度上避免过度通气和通气不足，减少呼吸性碱中毒和呼吸性酸中毒的发生率；②较一般的 IPPV 更能减少呼吸机对循环及肺的不利影响；③撤离呼吸机时，较过去间断停用呼吸机的方法更合乎生理要求，也更安全；④能在一定程度上，减少镇静药和肌松药的应用；⑤患者在此模式下，进行间歇性自主呼吸时，同样可以通过呼吸机得到气道内气体的加温和湿化，并能得到适当的 FiO_2。

4. 呼气末正压（PEEP）

PEEP 指呼气结束时气道压力高于大气压，即为正压。吸气时的气道压可以是正压，也可是负压；PEEP 可存在于自主呼吸状态，也可存在于机械通气时。

在自主呼吸时（不管有没有气管插管），若患儿的气道压力在吸气相、呼气相都是正压，就称为持续气道正压；若患儿的气道压力在呼气时是正压，而吸气时将为零或负压，则称为呼气气道正压（EPAP）。

在患儿机械通气时加用 PEEP，可称为机械通气 PEEP（MIV/PEEP）或间歇正压通气 PEEP（IPPV/PEEP）。

在临床上存在一个"最佳 PEEP"的选择问题，所谓"最佳 PEEP"指达到最佳的氧运输、最佳的组织氧合和最少呼吸功，而不良反应最小的 PEEP 水平。最佳 PEEP 的判断标准为：最佳动脉血气、最大氧运输、压力—容积曲线上的下转折点、最大肺静态顺应性、胸部 CT 肺膨胀最佳。

PEEP 的优点：PEEP 可避免肺泡早期闭合，使一部分因渗出、肺不张等原因失去通气功能的肺泡复张，增加功能残气量（增加气体交换面积），改善通气血流比例（V/Q），防止肺泡萎陷，促进氧合。主要用于低氧血症、肺炎、肺水肿及肺不张的预防和治疗。

PEEP 的缺点：PEEP 可增加胸腔内压，压迫心脏，可对血流动力学产生影响（胸腔内压升高，静脉回流降低，心输出量减少，血压降低，组织灌注减少）。禁用于严重循环功能衰竭、低血容量、肺气肿、气胸和支气管胸膜瘘的患儿。

5. 持续正压通气（CPAP）

CPAP 是在患儿有自主呼吸的前提下，由呼吸机或 CPAP 专用装置在呼吸周期的吸气相和呼气相均产生高于大气压的气道压力，使患儿在吸气相得到较高的供气气压和流量，降低吸气做功；同时在呼气相得到高于外界大气压的压力，避免肺泡塌陷。

CPAP 是临床常用的一种通气方式，通常应用鼻塞（nCPAP）或气管插管行 CPAP 治疗，适用于患儿自主呼吸较强，气道通气无障碍的情况。主要应用于呼吸暂停、RDS、肺水肿、肺不张、Ⅰ型呼吸衰竭及拔管撤离呼吸机后。

6. 压力支持通气（PSV）

PSV 是由患者吸气信号引发的，以预先调定的压力帮助患者吸气的一种辅助通气方式。在患者自主呼吸期间，患者吸气相一开始，即触发呼吸机开始送气，使气道压迅速上升到预定的压力值，并维持气道压在这一水平，当自主吸气流速降低到最高吸气流流速的 25% 时，送气停止，患者开始呼气。

PSV 的优点：①呼吸机根据患者的需要而供气，可保证自主呼吸时的通气潮气量和每分通气量，而患者的吸气做功可大大降低，最大限度地发挥患者的自主呼吸功能，与呼吸机的同步性好，患儿感觉舒适，是一种合理的节能通气方式，可以分别与 SIMV 或 CPAP 联合使用，也可单独使用；②在保持每分通气量相似的条件下，PSV 时的平均气道压较 A/C 或 IMV 时降低30%～50%，明显降低气压伤的危险，临床常用于呼吸功能减弱时，减少呼吸功；③合理应用 PSV 可使呼吸频率减慢；④对有人机对抗者，有利于使呼吸协调，减少镇静药和肌松药的用量；⑤可作为撤离呼吸机的一种手段。

PSV 的缺点：最大的潜在危险是患儿窒息。由于每次通气须患者自动触发，当患儿呼吸驱动不稳定（如 CNS 疾患或镇静麻醉药物中毒等）时禁用 PSV 模式。

7. 容量支持通气（VSV）

VSV 是一种辅助通气模式，与 MMV 类似，但调节机制不同。VSV 模式下，呼吸机的每一次供气均由患者自主呼吸触发，当实际 VT 或 MV 低于或高于设置的 VT 或 MV 时，呼吸机可通过自动反馈信息，使 VT 和 MV 增加或降低，以达到实际通气量不变或恒定的目的。而 RR 和 I/E 均由患者自己调节。

VSV 的优点：①与 VCV 相似，即使患者气道阻力增高或顺应性下降，VT 和 MV 也可以保持不变；②在以自主呼吸为主的情况下，既可以避免呼吸性碱中毒（通气过度），也可以防止呼吸性酸中毒（通气不足）；③有利于充分发挥患者的自主呼吸能力，减少呼吸机依赖发生率；④也适用于脱机前的准备；⑤VSV 与 PSV 比较，优点是能自动根据患者肺部力学参数改变，调整最低吸气压力，以最低的压力支持达到最合适的通气量，即将气压伤的可能性降到最低；能将自主呼吸和机械通气辅助呼吸的作用很好地结合和协调，既能充分发挥自主呼吸的能力，又能保障足够和安全的通气，这些均是 PSV 所不可及的。

8. 压力/容量双控模式

由于 PCV 或 VCV 模式各有利弊，此模式的发明与产生，是为了克服它们的弊。因此，双控模式的出现，使呼吸机的使用达到了更加高度智能化的水平。

（1）压力调节—容量控制通气（PRVCV）：呼吸机按照预调的 PL、TV、TI、RR、FiO_2 及 PEEP/CPAP 进行机械通气；呼吸机自动调整流速及其峰值，以最小的压力，保证调定的目标 TV，当达到予调的 TI 时吸气终止转为呼气。压力波型为方型，流速为变化的下降波型。PRVCV 具有 VSV 的优点，能在确保预设 VT 等参数的基础上，通过自动连续监测胸廓/肺顺应性和 PV，反馈调节下一次通气的吸气压力，以将气道压力控制在最低水平，不但能确保恒定的 VT，还能减少气压伤；此外，PRVCV 较 VSV 更有利的是，能用于无自主呼吸和能力的患者，且每次呼吸不一定要患者自主呼吸触发，应用范围更广。

（2）容量保证式压力支持通气（VAPS）：VAPS 模式通常只需要 1 个呼吸周期即达到预定的容量目标，而 PRVC 则至少需要 3 个呼吸周期才能达到，这是两者最主要的区别。

9. 压力控制通气（PCV）

PCV 是一种压力限制、时间转换的压力控制模式。预先设置气道压和吸气时间，吸气开始气流速度很快进入肺内，达到预置压力水平后，通过反馈系统使气流速度减慢，维持预置压力水平到吸气末，然后转为呼气。

PCV 的通气频率等设定与定容 IPPV 相似，为指令通气，可伴有患者触发的同步通气。在此通气方式中，通气压力较低，没有峰压，出现气压伤少。其吸气流速依胸肺的顺应性和气道阻力大小而变化。潮气量的供给比定压 IPPV 多，也随胸肺的顺应性和气道阻力而变化，但变化幅度较小。有利于不易充盈的肺泡充气，改善通气血流比例，有助于气体交换。多用于新生儿、婴幼儿呼吸衰竭及严重通气血流比例失调的患者。

为充分发挥压力控制通气（PCV）模式的优点，以满足不同的通气需要，又发展出一系列不同 PCV 方式，如气道压力释放通气（APRV）、间歇指令压力释放通气、双向气道正压通气（BIPAP）、定压型反比通气（IRV）等。上述模式有一定的共同特性，如压力恒定、时间转换和一定的呼吸频率，在缺乏自主呼吸的情况下，与 PCV 模式相同；在有一定自主呼吸的情况下，不同模式表现出不同的特点。

10. 反比通气（IRV）

IRV 是将符合呼吸生理的吸气/呼气时间比（I/E）缩短，以达到进一步改善氧合而避免肺过度充气的治疗方式。一般 I/E 常在 1：（1~2），而 IRV 时，I/E 大于 1，可达 2：1，甚至 3：1。

IRV 的优点：在较低吸气峰压时能保持较高的平均气道压，可使部分病变较重的塌陷肺泡或小气道扩张，改善气体分布和氧合过程，不会导致气道压力的升高和肺组织过度充气。在一定程度上，会致呼气不足和内生性 PEEP，也有助于改善氧合。

IRV 时必须抑制自主呼吸，常需较低的吸气流速和较慢的呼吸频率，避免切变力的产生。

IRV 主要用于 ARDS 等严重低氧血症患儿。

11. 持续双相气道正压通气（BIPAP）

BIPAP 通过调节高压、低压两个压力水平及其持续时间，以及触发灵敏度等通气参数来决定通气模式。其工作特点是存在高压和低压两个不同水平，在从高压向低压转移时产生呼气，两个压力水平的维持时间可任意调整，且患者在两个压力水平都可进行自主呼吸，故可看成是压力控制通气和自主呼吸相结合的通气形式。

BIPAP 在患者不同的自主呼吸情况下，可有多种通气模式。①在持续自主呼吸时，若 BIPAP 的高压与低压一致，即为 CPAP；若 BIPAP 的高压与低压均为零，则为自主呼吸。②在自主呼吸不恒定时，自主呼吸可随意和间断出现在高压和低压两个压力水平，达到自主呼吸与控制通气并存，增加通气量，提高人机协调性；③在存在间断自主呼吸时，若通气频率较慢，自主呼吸在低压水平出现，则为 PC-SIMV；若呼气时间较短，自主呼吸在高压水平出现，则类似 APRV；④在无自主呼吸时，则为压力控制通气。

BIPAP 的优点：允许自主呼吸和控制通气同时存在，避免了人机协调性不良，气道压力稳定，可减少肺损伤，而且对循环系统影响小，减少通气血流比例失调。

真正的 BIPAP 是多种通气模式的模糊总和，是"万能"通气模式，可用于从急性期到恢复期不同病情患儿的呼吸支持，恢复期应用可使患儿更容易撤机。

当自主呼吸功能不良时，禁用 BIPAP。

12. 气道压力释放通气（APRV）

APRV 是一种新型的定压型部分辅助通气模式，它是在 CPAP 基础上间歇释放压力使肺内气体排出的呼吸形式，除 CPAP 的压力水平可以控制外，释放压力的水平可以为零，或保持适当的正压。目前 APRV 主要应用于成年人，在儿科、新生儿科应用较少。

13. 患儿触发通气（PTV）

PTV 是呼吸机通过一定的控制装置来识别患者的自主呼吸并启动一次呼吸支持的过程。当患者吸气的起始信号经过传感器识别，快速传递，通过呼吸机的微机处理后，控制呼吸机的工作时相，使呼吸机的"呼吸"时相与患儿呼吸同步。

目前婴儿呼吸机均有同步触发装置，大多数呼吸机为吸气启动同步，如辅助/控制通气

（A/C）、SIMV 及持续气道正压（CPAP）等模式；还有压力支持通气（PSV）、容量支持通气（VS）等为吸气与呼气相同步的模式。

呼吸机采用的同步触发方式主要有 4 种：压力触发、流量触发、胸壁阻抗触发和腹壁运动触发等。其中很多呼吸机采用流量触发方式。流量触发较压力触发敏感、反应更快、更减少呼吸做功，适用于自主呼吸较弱的早产儿。

PTV 的优点：在不抑制患者自主呼吸的情况下，仍然能保持较高的通气效率；避免了患者与呼吸机对抗的发生，减少患者呼吸功和呼吸肌疲劳，有助于患者自主呼吸的锻炼和恢复；因矛盾呼吸而引起的患者不适和并发症显著减少；由于未一直自主呼吸，患者自主排痰功能保持，减轻了期待护理工作量。

14. 分钟指令性通气（MMV）

MMV 是根据患者的情况预先设定目标呼出分钟通气量（VE），呼吸机自动连续监测患者自主呼吸的分钟通气量和机械通气的分钟通气量。在单位时间内，若患者自主呼吸不足以达到预定的目标 VE，呼吸机自动补充二者之差；反之，若患者自主通气超过预定的目标VE，呼吸机的通气支持即停止。MMV 模式是较先进的通气模式。

MMV 的优点：可保障最低通气量，并随患者自主呼吸能力的变化调节通气支持，主要用于自主呼吸不稳定以及撤离呼吸机的患者。类似于 IMV/SIMV，如降低了呼吸性碱中毒的发生率、减少了正压通气对循环和肺组织的影响，有助于充分发挥患者的自主呼吸能力，锻炼和维持患者呼吸肌的功能，且较 IMV/SIMV 更易从机械通气过渡到自主呼吸。

MMV 的缺点：可致肺泡通气量不足，发生肺不张，理想的目标 VE 不容易准确决定。

二、高频通气模式及工作特点

高频通气的通气频率通常均 >60 次/分，且 VT≤VD。一般说来，高频通气既能保证适当的通气量，又能维持较低的气道内压和胸内压，并提高 FiO_2 加速或增加气体的弥散，尤其是增加氧的弥散，达到改善通气、纠正缺氧的目的。

按通气频率的高低，可分为以下 3 种：①高频正压通气（HFPPV）通气频率 60～150次/分，吸气时间 <30%，VT 较小，稍 >VD 但可接近正常；②高频喷射通气（HFJV）通气频率 100～200 次/分，VT≤VD；③高频振荡通气（HFOV）通气频率 200～900 次/分，VT <VD（20%～80%VD）。

三、新生儿机械通气模式的选择原则

在开始机械通气时，首先要选择适当的初始通气模式。目前，临床常用的通气模式有IPPV、CMV、A/C IMV、SIMV、PSV、CPAP 等，容量控制通气较少用于新生儿。对于早产儿呼吸暂停、肺透明膜病早期等呼吸功能不良的患儿可先采用 CPAP 模式，若 CPAP 治疗无效应改为 A/C 或 IMV/SIMV 模式。在疾病危重期，患儿病情多变，无自主呼吸或自主呼吸微弱，可选用 IPPV、CMV、PCV、A/C、PTV、PRVC 等模式，A/C、PTV 模式可做同步呼吸，适用于有一定自主呼吸，但呼吸频率不很快，或与呼吸机存在矛盾呼吸的患儿。对于新生儿各种心肺功能不全需要支持通气的患儿，可选用 IMV、SIMV、PSV 等模式，但呼吸节律不整齐、病情尚未稳定的患儿，在应用时应给予严密监护。

一般而言，当患儿有自主呼吸时，最好采用 A/C 或 SIMV 方式通气，由于此方式通气时患儿的自主呼吸可触发与呼吸机产生同步一致的呼吸，可减少人机对抗及呼吸功，但应设好触发敏感度，常设压力触发值为 $-0.1 \sim -0.3$ kPa（$-1 \sim -3$ cmH_2O），流量触发为 $1 \sim 3$ L/min。

通气模式的设计，目的是尽可能发挥机械通气的治疗作用，避免或减轻呼吸机的损伤作用，改善人机协调性，减少对机体生理功能的影响，提高代价/效益比。在通气模式的选择上，一个重要观点，就是最大限度地发挥患儿自身自主呼吸的能力，以减少肺损伤，从而锻炼患儿自主呼吸，为较早撤离呼吸机创造条件。应根据患儿的病因、临床及病理生理特点，以及自主呼吸状况等，选择合适的通气模式。一般应考虑以下4个方面：①首先注意患儿呼吸衰竭的原因（如低氧血症、呼吸肌疲劳、呼吸肌麻痹、中枢性呼吸衰竭等）；②根据患儿体重和日龄选择相应的呼吸机和通气模式（如新生儿适合选用定时、限压、持续气流型呼吸机，体重小于5 kg的婴儿应用压力控制通气较好）；③针对个体条件选择，对于病情波动较大不稳定者，设置参数时应留有一定的"保险系数"；④衡量通气模式是否适宜的重要指标包括自主呼吸与机械通气是否协调、是否达到预期的组织氧合水平，以及各项参数是否在安全范围内。

四、新生儿呼吸机的特点

持续气流、压力限定—时间转换型呼吸机（TCPLV）在新生儿最常应用，其特点如下。①定时：时间切换。由于新生儿气管插管不具套囊，存在漏气，潮气量难以掌控。一般采用压力限定通气模式，较少采用定容模式。由于肺顺应性多变，定压型呼吸机难以保持足够合理通气量；②限压：吸气峰压＝压力限制水平；③持续气流：呼吸机在吸气相和呼气相均持续向管道内送气。

五、机械通气方式选择的演变

1. 通气方式选择的演变

定时限压持续气流（TCPL）→慢性肺病疾病发生率增加→可允许高碳酸血症［$PaCO_2$：$6.0 \sim 7.3$ kPa（$45 \sim 55$ mmHg）］→脑血管扩张→IVH危险增加→容量控制通气→控制呼吸→患儿→呼吸机对抗→患儿触发通气→新型通气方式（HFOV、iNO、BIPAP、PS替代疗法、ECMO）。HFOV降低了BP的发生、增加了气胸和IVH的危险性。

2. 定压或定容的利与弊

（1）NRDS患儿应用PS后，胸壁顺应性高，肺顺应性波动大。定压模式下易造成过度通气，导致脑血流减少而造成脑损伤。定压型通气潮气量不稳定，当肺顺应性显著改善时可致潮气量过大造成容量伤甚至发生气胸。

（2）肺泡萎陷和过度充气在肺损伤中起主要作用。当容量较大时，无论压力如何限制，均会造成肺损伤。

（3）以容量为目标的通气模式，如PRVC和容量保证模式（VG）与定压型模式相比，潮气量稳定，能达到相同气体交换而气道峰压（PIP）却低得多，减少了MV时间、气胸和IVH（$3 \sim 4$级）的发生。

（吴　芳）

第三节 呼吸机参数的调节

一、呼吸机参数的初调

初调参数应因人、因病而异。原则：双侧胸廓适度起伏，双肺呼吸音清晰；口唇、皮肤无发绀，经皮血氧饱和度（$TcSpO_2$）为90%；动脉血气结果是判断参数调定的金标准。

1. 吸入氧指数（FiO_2）

（1）原则：①以最低的FiO_2，维持PaO_2在$8.0 \sim 10.6$ kPa（$60 \sim 80$ mmHgL）；②FiO_2为60%时维持≤24h，80%时维持≤12h，100%时维持<6h。

（2）初调：$0.6 \sim 0.7$；无肺部疾病<0.4，有肺部疾病$0.4 \sim 0.8$。

2. 呼吸频率（BR）

（1）控制通气时，与各年龄组生理呼吸频率相似。新生儿$40 \sim 50$次/分，婴幼儿$20 \sim 30$次/分。

（2）辅助/控制通气时，总呼吸频率≤机械通气呼吸频率+自主/辅助呼吸频率。

（3）辅助通气时（如IMV），呼吸频率设置为正常的$1/10 \sim 1/2$。

（4）无肺部疾病时，$20 \sim 25$次/分，病变肺$40 \sim 50$次/分。

（5）调节$PaCO_2$，主要靠调节BR（不影响PaO_2）。

3. Ti、Te、I/E

自主呼吸时，I/E为1：（$1.5 \sim 2.0$）；一般通气时，I/E为1：（$1.0 \sim 1.2$）；当I/E<1：1时称为反比通气（IRV），IRV虽可改善氧合和通气血流比率，但可增加胸内压、降低心输出量。

4. 潮气量、每分通气量

吸入潮气量多受漏气的影响，呼出潮气量能准确反映进入肺内气量。①生理情况下，潮气量为$6 \sim 8$ mL/kg，早产儿为$4 \sim 6$ mL/kg；②机械通气下：潮气量按$10 \sim 15$ mL/kg计算；③设定值为流速时，可按潮气量=流速[L/（$60 \cdot s$）]×吸气时间（s）计算。目前容量肺损伤已成为新生儿机械通气的重要问题。

5. 吸气峰压（PIP）

新生儿PIP为$2.0 \sim 2.5$ kPa（$20 \sim 25$ cmH_2O）。①无肺部疾病：PIP为$1.0 \sim 1.5$ kPa（$10 \sim 15$ cmH_2O）；②轻度肺部疾病：PIP为$1.5 \sim 2.0$ kPa（$15 \sim 20$ cmH_2O）；③中度肺部疾病：PIP为$2.0 \sim 2.5$ kPa（$20 \sim 25$ cmH_2O）；④重度肺部疾病：PIP为>2.5 kPa（25 cmH_2O），但<3.5 kPa（35 cmH_2O）。应谨防气道压力过高。需要注意，PIP过高会引起静脉回流受阻，易导致肺损伤和气漏；而PIP过低，则会引起CO_2潴留，容易发生肺不张。PIP的调节见于以下情况。调高PIP：两肺广泛实质病变、肺出血、低氧血症、高$PaCO_2$；调低PIP：早产儿、肺部病变不严重者。

6. 流速

分为恒流速波、正弦波、递减波。机械通气所需的气体流速一般为$4 \sim 10$ L/min或更高，称为高流速。

7. 呼气末正压（PEEP）

（1）无呼吸道疾病，PEEP 为 0.2 ~ 0.3 kPa（2 ~ 3 cmH_2O）（生理水平 PEEP），新生儿功能残气量是由呼气时声带运动调节的，插管后生理机制破坏。

（2）有呼吸道疾病，PEEP 为 0.4 ~ 0.6 kPa（4 ~ 6 cmH_2O）（中度水平 PEEP）。

（3）PEEP 为最高不超过 1.0 kPa（10 cmH_2O），因为高 PEEP 可导致肺泡过度扩张、气漏。

（4）单纯 PEEP 升高，而 PIP（-），使有效峰压值下降，每分通气量下降，$PaCO_2$ 升高。

二、呼吸机参数的复调

1. 低氧血症

调节措施包括以下两项。

（1）提高 FiO_2。

（2）增加平均气道压（MAP）。MAP 计算公式为：MAP = K × （PIP × TI + PEEP × TE） / （TI + TE）。

1）无肺部病变，MAP 维持为 0.5 kPa（5 cmH_2O）；

2）有肺部疾病，MAP 为 1.0 ~ 2.0 kPa（10 ~ 20 cmH_2O）。MAP > 1.2 kPa（12 cmH_2O）称为高 MAP。

注意：足月儿 MAP > 1.2 kPa（12 cmH_2O），早产儿 > 1.0 kPa（10 cmH_2O），要注意气漏的发生。

影响 MAP 的因素：PIP、PEEP、FR 影响 K 值（5 L/min 的正弦波，K 为 0.5；10 L/min 的方形波 K 为 1.0）、I/E 比值（增加 TI）。

注意：①增高 PIP、PEEP、TI 可增加 MAP；②PIP、PEEP 的变化优于 TI/TE 改变。

（3）提高呼吸频率，提高每分通气量。

2. 高碳酸血症

调整方法：需要增加每分通气量，可通过增加呼吸频率和潮气量达到目的。

影响潮气量的因素：①PIP-PEEP 压力差越大导致潮气量越高；②吸气时间和呼气时间；③流量。

（1）PIP 增加。

（2）呼吸频率增大。

（3）降低功能残气量：延长呼气时间（效果欠佳）。

程序：首先调整 I/E 再检查有无 PEEP 过高引起 BR、PIP 升高。

3. 低氧血症并高碳酸血症

调整方法：提高心率（RR）、PIP，必要时提高 FiO_2。

4. 高氧血症

调整与低氧血症相反。

5. 过度通气

调整与高氧血症相反。

三、呼吸机参数的调整注意事项

1. 须排除下列因素

气道阻塞、气漏、脱管、肺不张、心力衰竭、休克、高热、疼痛。

2. 参数调节幅度

一般每次调整 1~2 个参数。

调整范围：PIP 为 0.2~0.3 kPa（2~3 cmH$_2$O）；RR 为 5~10 次/分；FiO$_2$ 为 0.05~0.1。

（吴　芳）

第四节　机械通气并发症

一、机械通气并发症发生的主要原因

1. 不合理的通气容量和通气压力

通气过度可造成容量伤、气压伤和呼吸机相关性肺炎等，通气不足可发生酸中毒，气道压力不足可造成肺不张等。

2. 患儿与呼吸机不同步

主要见于控制通气方式（CMV）。其原因包括通气量不足、患儿烦躁不安、病情加重、呼吸道分泌物阻塞、吸痰等操作对患儿的刺激等。

（1）患儿与呼吸机不同步对机体的影响主要表现为：引发脑血流紊乱、气漏综合征、肺出血、神经系统并发症、慢性肺部疾病等并发症；还可使呼吸肌疲劳过度、气压伤的危险增加，并延长撤机过程；使肺组织过度通气；加重呼吸衰竭和循环系统负荷。

（2）患儿与呼吸机不同步的消除方法有：①应用镇静剂、肌松剂，在抑制自主呼吸的同时，降低了肺顺应性，增加了气道阻力，从而导致潮气量的下降，但长期应用可引起药物中毒、骨骼肌萎缩、生长障碍和肺部气压伤等；②快速通气，可使 PaCO$_2$ 降低，进而导致脑血流下降；③采用同步触发通气模式。

3. 感染机会增加

院内机会菌定植到口咽、气管、肺，加重疾病过程、延长撤机时间。

二、新生儿机械通气的并发症

（一）呼吸机相关性肺炎

呼吸机相关性肺炎（VAP）是机械通气 48 h 后发生的肺炎，为新生儿重症监护病房中最常见的并发症，国外报道新生儿呼吸机相关性肺炎发生率为 9.0%~70%，国内报道其发生率 20.08%~52.77%。机械通气时间越长，发生率越高，3~5d 或 5~7d 是最易出现的时间窗，尽可能缩短呼吸机治疗时间是预防呼吸机相关性肺炎最有效的措施。给予呼吸机治疗后患儿发生肺部感染或肺部感染加重的原因包括接触传播、血行传播和医源性传播等。呼吸机相关性肺炎主要表现与肺炎相同，体温不稳定、呼吸道分泌物增多、白细胞减少或增多、嗜睡、外周循环灌注不良、心动过缓、酸中毒、低血糖、血小板减少等。呼吸机相关性肺炎主要诊断依据是胸片和分泌物病原学检查。机体抵抗力下降的呼吸机相关性肺炎患儿可能出现全身和局部反应不一致，即胸部 X 射线显示病灶增多或严重，但体温与血象可完全正常。单纯病原学检查阳性，胸部 X 射线显示病灶不严重患儿，应警惕病原菌定植。呼吸道分泌物易被污染，通常病原菌诊断，需要依据连续 2~3 次或以上均是同一菌株才能定论。

呼吸机相关性肺炎是机械通气最常见的并发症之一，往往导致患儿呼吸衰竭不能好转，也是难以撤离呼吸机的主要原因，严重感染甚至造成患儿死亡。因此，防治呼吸机相关性肺炎是机械通气过程中极其重要的工作。通过给予免疫球蛋白静脉滴注、及时清除口咽及呼吸道分泌物、加强胃肠道管理、严格执行感染控制措施、尽可能缩短机械通气的时间来预防呼吸机相关性肺炎。有效地治疗呼吸机相关性肺炎有 3 个环节：护理，合理使用抗生素，免疫治疗。

（二）支气管肺发育不良

支气管肺发育不良（BPD）又称慢性肺疾病（CLD），多见于早产儿，尤其是患新生儿肺透明膜病的极低出生体重儿，其发病与持续高浓度给氧、正压机械通气、早产儿肺发育不成熟及肺部感染等因素密切相关，以肺部炎症反应、纤维化为主要特征，病死率极高，在 1 岁内病死率可达 30%~40%，存活者常伴有明显的肺发育障碍和肺功能衰竭。

20 世纪 80~90 年代常把出生后 28d 仍要持续用氧或机械通气，同时 X 线胸片异常或校正胎龄 36 周仍要持续用氧的"新、旧"形式的 BPD 统称新生儿 CLD，BPD 仅指经典型 BPD 中的第 4 期。而最新定义为，BPD 是任何氧依赖（>21%）超过 28d 的新生儿，若胎龄 < 32 周，根据校正胎龄 36 周或出院时需 FiO_2 情况分为：①轻度，未用氧；②中度，FiO_2 < 30%；③重度，$FiO_2 \geq 30\%$ 或需机械通气。如胎龄 ≥ 32 周，根据出生后 56d 或出院时需 FiO_2 情况分为上述轻度、中度、重度。肺部 X 线表现不应作为疾病严重性的评估依据。

（三）呼吸机相关性肺损伤

早产婴儿更容易发生呼吸机相关性肺损伤（VILI），其机制与微血管通透性增高、血浆蛋白渗出、抑制 PS 合成及炎症反应的参与相关。应注意避免肺泡的过度膨胀和不张。感染和 PDA 参与并加重 VILI。VILI 主要有以下 3 种。

1. 气压伤

这是 VILI 中影响最大、最值得关注的类型，包括气胸、皮下和纵隔气肿等。正压通气在导致病变肺区域复原的同时，可造成相对健康肺区域出现损伤。

2. 肺不张

RDS 患儿肺顺应性下降，功能残气量不足，导致气道阻塞或塌陷的肺组织不张。可采用足够的 PEEP，合适的体位（如俯卧位）处理。

3. 生物伤

机械性肺损伤激活炎症反应、蛋白酶活化造成再次肺损伤。

（四）通气过度或通气不足

1. 通气过度

通气过度通常较通气不足发生率高，多与患儿本身因素和呼吸机参数设置不当有关。前者包括缺氧、疼痛、烦躁、代谢性酸中毒等刺激或代偿，引起呼吸频率增快和过度通气；后者发生率低，但多与 VT 或 MV 设置过高有关。依据动脉血气分析，无论什么原因，只要 $PaCO_2$ < 3.5 kPa（30~35 mmHgL），均意味着存在不同程度的过度通气。处理方法可分 3

步：分析或找出原因并去除；调整呼吸机参数等，通常以缩短呼气时间、降低 VT/MV 为主要调整方式；必要时适当降低心率（RR）。

2. 通气不足

通气不足指 CO_2 排出不足，致 CO_2 潴留。多与呼吸道不通畅有关，如分泌物多、黏稠、排出不畅等。气道湿化不够或吸引不充分，导致导管完全或不完全性堵塞，是引起通气不足的主要原因；偶尔也与 VT 和 I/E 设置不妥有关。依据动脉血气分析，$PaCO_2 > 5.0$ kPa（50 mmHg）意味着存在不同程度的通气不足。处理方法同样分 3 步：分析寻找原因并去除；调整呼吸机参数，主要为调整 I/E、延长 TE 为主，可达 1 ：（2.5 ~ 3）；必要时需要借助病因和解痉治疗，保持呼吸道通畅。一般不主张盲目增加 RR 和 VT/MV，以免容量增加导致 VALI。

（五）与人工气道有关的并发症

1. 上呼吸道堵塞

呼吸道分泌物、导管或套管滑脱、导管扭曲或被压扁、气囊滑脱或脱垂、皮下气肿、误吸等原因可造成呼吸道堵塞，主要表现为呼吸极度困难，并伴有严重缺氧和发绀，有时还伴有烦躁；时间稍长可因窒息造成心搏停止。上呼吸道堵塞后果严重，处理要果断、及时。分泌物或痰栓堵塞时，借助冲洗、拍打、吸引、湿化等，可以彻底救治；导管、套管、气囊等造成的阻塞，唯一处理方法是及时更换导管和套管；皮下气肿压迫造成的阻塞，及时排气减压是最主要和直接的方法。

2. 喉损伤

喉损伤是气管插管的重要并发症。主要临床类型是喉部水肿，多发生在拔管数小时至 1d，产生原因与导管和喉部黏膜机械性摩擦和损伤有关。临床表现为声音嘶哑、发音困难，严重时可因喉部痉挛出现呼吸困难和缺氧。喉损伤的其他临床类型是损伤后的溃疡、坏死、肉芽肿形成，最终可以导致喉部狭窄。防治要点是动作轻柔，人工气道留置时间不宜过长，尤其气管插管；留置时间较长时，及时全身或局部应用小剂量激素，尤其在拔管前。拔管后应严密观察，随时警惕喉部水肿和痉挛出现，以便及时处理。

（六）呼吸机依赖

呼吸机依赖指脱机困难，长期依靠呼吸机支持。原因很多，慢性肺功能不全是最常见的原因；其次呼吸机疲劳和衰弱也是很重要的原因，神经肌肉疾病最常见。处理：呼吸肌功能锻炼，加强营养支持，合理应用 SIMV 和 PSV 模式。预防：对慢性呼吸功能不全的患儿，正确地掌握应用呼吸机的指征，尽可能缩短呼吸机应用的时间，可能是防止呼吸机依赖的两个重要环节。

（七）氧中毒

氧中毒是指长期高浓度吸氧引起的肺部和其他系统的病变。经常经面罩、鼻塞、鼻导管等装置吸氧，FiO_2 很难达到高浓度水平（>60%），不可能造成氧中毒。呼吸机治疗过程中，FiO_2 可以大于 60%，能产生氧中毒，有患者成为呼吸机肺。$FiO_2 > 60\%$ 持续 24 h 以上，可以引起与氧中毒相同的肺部病理改变。长期，主要指超过 48h，一般可能在 1 周左右。氧中毒是引起 BPD 的病因之一。

（八）其他系统并发症

呼吸机使用过程中，调节不当还可能对其他系统造成不利影响或引起并发症，充分认识很必要。

1. 正压通气对循环系统的影响

呼吸机正压通气对循环系统产生的最严重影响是血压下降，与正压导致回心血量减少有关。其机制为：正压通气→胸内压升高→静脉回流下降→心输出量下降→血压降低。

2. 正压通气对呼吸系统的影响

自主呼吸时气体分布主要在肺下区，正压通气时气体分布主要在上肺区，气体分布的变化导致死腔量增大。

3. 正压通气对其他系统的影响

①胃肠过度充气膨胀和压力增高；②降低肾小球滤过率；③颅内静脉血回流障碍等。

三、肺保护性通气策略

肺保护性通气策略（LPVS）是针对呼吸机相关肺损伤（VALI）而日益受到关注和重视。纵观提出的一系列 LPVS，PEEP 最早被采用，可谓是 LPVS 的第一个里程碑；低 VT，高 PEEP，可容许性高碳酸血症（PHC）等，是 LPVS 的第二个里程碑；针对治疗 ALI/ARDS 广泛性、小灶性肺不张或肺泡萎陷引起的肺容量减少、顺应性下降等，导致的顽固性缺氧所实施的肺开放/复张策略（RMs），是 LPVS 的第三个里程碑，也是目前最有代表性的 LPVS。

（一）PEEP

PEEP 以往强调的是纠正缺氧，而并不是 LPVS。近年来，最佳 PEEP 的选择成为争论的焦点。多数认为能改善氧合，但却不增加 VALI 的 PEEP，是最佳 PEEP 水平。多数情况是按照 $FiO_2 \leqslant 60\%$ 条件下，使 $PaO_2 \geqslant 8.0$ kPa（60 mmHg）、患儿能耐受的最低 PEEP，为最佳 PEEP。有学者主张依据压力—容积（P-V）曲线吸气支下拐点（LIP）上 $2.0 \sim 3.0$ kPa（$2 \sim 3$ mmH_2O），作为最佳 PEEP 设置的依据。

（二）高 PEEP 与低潮气量

成为普遍被应用的 LPVS，正在临床普及与推广。

（三）PHC

PHC 指在呼吸机治疗期间，可以允许 $PaCO_2$ 波动在正常高值或稍高于正常的水平上，以减少为增加 CO_2 排出或降低 $PaCO_2$ 至正常水平而设置高潮气量引起的高峰压和气压伤。这并不意味着就允许 $PaCO_2$ 持续波动在较高水平。

（四）RMs

RMs 受到关注，主要是围绕缺氧的纠正。PEEP 能防止肺泡在呼气末萎陷，并不是所有萎陷了的肺泡均能在 PEEP 的作用下复张或持续开放。依据 Laplace 定律，相同压力下，半径小的肺泡不容易复张，必要时只能提高 PIP，使萎陷的肺泡复张，再以适当的 PEEP，使肺泡持续开放，这才是 RMs 的真正目的。RMs 的价值，不仅改善氧合，还能减少肺泡反复开闭引起的高剪切力伤，减少对肺表面活性物质"挤奶样"作用，减轻生物伤；减少或阻止肺间质液体向肺泡内渗透，减轻肺水肿，这些均是避免 VALI 的重要 LPVS。

RMs 的实施方法很多，如控制性肺膨胀（SI）、高 PEEP、高 PIP、气道压力释放通气（APRV）、双相气道正压通气（BIPAP）、叹息、俯卧位通气、高频振荡通气（HFOV）等，受关注较多的是借助不同模式与功能，设置不同水平与时间的 PEEP 与 PIP。

（五）高浓度吸氧

FiO_2 过高能引起氧中毒，已经被证实。在呼吸机应用过程中，应该尽可能使 $FiO_2 ≤$ 60%，这也是 LPVS 措施之一。

（苏　秦）

第五节　呼吸机的撤离及撤离后的处理

一、呼吸机撤离的指征

（1）当原发疾病改善、病情好转、感染基本控制、X 线胸片提示肺部原发病变吸收或好转时，应考虑撤机。缩短机械通气的时间可以减少并发症。

（2）自主呼吸稳定，咳嗽及排痰有利，能耐受吸痰，血压及心率均稳定。

（3）PIP≤1.6 kPa（16 cmH_2O），PEEP＜0.4 kPa（4 cmH_2O），频率≤10 次/分，$FiO_2 ≤$ 0.4，动脉血气分析结果正常，酸碱失衡及水、电解质紊乱已纠正；可转为 CPAP，维持原 PEEP 值，维持治疗 1~4h，血气结果正常，即可撤离呼吸机。

（4）低出生体重儿自主呼吸由于气管导管细，阻力较大，故也可不经过 CPAP 而直接撤离呼吸机。

（5）若有条件进行肺功能测定，则应参考肺功能结果决定。

二、呼吸机撤离的具体步骤

（1）根据血气分析结果逐步降低呼吸机参数，当 PIP 降至 1.5~1.6 kPa（15~16 cmH_2O），PEEP 降至 0.2~0.3 kPa（2~3 cmH_2O），FiO_2 降至 0.5 时，动脉血气结果在正常范围，再逐步降低呼吸频率。

（2）呼吸频率降至 20 次/分以下时，TI 应在 0.5~0.65s，在呼吸机的呼气时间内患儿可自主呼吸。IMV 维持一定时间后，若呼吸频率＜5 次/分，患儿自主呼气有力，血气仍在正常范围，可考虑拔管。

（3）拔管前 24h 内，静脉注射地塞米松 0.5 mg/kg，防止喉头水肿（目前已不主张）。

（4）拔管时先吸净口、鼻咽分泌物，再按吸痰操作常规吸净气管内分泌物，在负压吸引下拔掉气管内导管，吸净口咽部分泌物，气管内导管内分泌物送细菌培养。

三、呼吸机撤离后的处理

拔管后改为 nCPAP 或头罩吸氧，注意密切观察呼吸情况及有无青紫。拔管后可用咖啡因或茶碱以降低气道阻力和增加呼吸驱动力。定时改变患儿体位，加强胸部物理治疗，保持呼吸道通畅。拔管后要拍摄 X 线胸片检查观察肺部病变恢复情况以及有无肺部并发症。另外还需要心血管功能支持及代谢营养支持。

（苏　秦）

第四章

儿科液体疗法及喂养

第一节 液体疗法的原则

液体疗法包括口服、静脉输液和骨髓输液。口服补液的优点是方便、经济、无痛苦。骨髓输液在我国 20 世纪 60 年代曾应用一个时期，其缺点主要是：①输液速度不能很快，对于休克病例不能很快扩充其血容量；②输液针头不易固定，易滑出骨髓腔；③不能长期输液，3 d 后即不通畅；④易继发感染，感染造成骨髓炎，后果严重。但 2005 年公布的国际感染性休克治疗方案和我国中华医学会儿科学会感染学组公布的"感染性休克治疗推荐方案"都提出感染性休克抢救液体复苏阶段可静脉输液或骨髓输液。

对严重水、电解质紊乱和酸碱平衡紊乱以静脉输液较可靠。静脉输液主要可以解决以下问题：①快速纠正水、电解质和酸碱紊乱，口服虽也可纠正水、电解质和酸碱紊乱，但较缓慢，尤其是同时有吐泻或严重水、电解质和酸碱紊乱，口服补液不能及时和正确解决问题；②静脉输入药物，有些药物口服吸收较差，有的药物吸收较慢，不能满足机体的需要，有的患儿昏迷，不能由消化道进入营养物质、水和电解质。因此，静脉输液是极为重要的治疗方法。但是静脉输液不但花费大、患儿的痛苦大，并且如输液不当反而加重病情，尤其是婴幼儿，输液太快、太多，液体中含钠太多，都可引起心力衰竭、肺水肿、脑水肿等不良后果，因此正确掌握液体疗法是每一个儿科医师必需的知识。

一、制订输液计划

把 24 h 患儿需要输入的液体总量，其中等张含钠液是多少，碱性液体是多少，各种药物放在什么液体内输入，速度为多大等都要计划好，还要根据病情安排液体和药物进入的先后次序，以及哪些药物有配伍禁忌不能放在一个输液瓶内输入。把上述几方面全面考虑好，把要输入的液体和药物分成几组，开好医嘱，这就是一个计划。

液体输入不能想到什么就输什么，临时开医嘱而没有一个通盘的计划，这样既分不清轻重缓急延误了患儿的治疗，又可能使液体总量太多，含钠液太多而加重病情和发生肺水肿、脑水肿、心力衰竭等并发症。

病情越危重，年龄越小，输液就越要有计划，液体计算尤其要精打细算。危重患儿静脉输入抗生素需要液体，纠正酸碱紊乱要输入液体，供给能量也要输入液体，如果有心力衰竭、呼吸衰竭、末梢循环衰竭，需要静脉输入的液体就更多了。年龄越小，每天能静脉输入的液体就越少，能输入的等张含钠液越少，因此输入的液体更需要有计划，更需要仔细计算。

对一个需要静脉输液的患儿，首先要根据体重和年龄计算出需要输入的液体总量；其次根据病情、血液化验情况决定需要多少等渗含钠液，生理盐水、重碳酸氢钠（5%重碳酸氢钠为3.5张，即1 mL 5%重碳酸氢钠按3.5 mL等张含钠液计算）、血浆、全血都要计算在等张含钠液之内，根据液体总量扣去等渗含钠液的量，其余的量以5%或10%葡萄糖注射液补充。再计算哪些药物须从静脉内输入，哪些药物无配伍禁忌，可放在一个输液瓶内输入，根据轻重缓急安排好先后输入的次序。液体总量需留出10% ～ 20%，以备病情有变化时，输入抢救药物，以上就是一个完整的输液计划。

二、分步补液

患儿需要补充的液体分为3部分：第一部分是补充累积损失量，是指从发病到治疗开始合计异常丢失的液体；第二部分是继续丢失量，是指从治疗开始以后继续异常丢失的液体；第三部分是生理需要量，是指为了维持生理代谢需要，每天需要输入的液体。以上3部分液体量不同，张力不同，输入速度也不同。一般先补充累积损失量，称为第一步；以后补充继续丢失量和生理需要量，称为第二步。因此这个原则称为二步走。

补液要根据每个患儿的具体情况，并不是每个患儿都需要补充上述3部分液体。如婴儿腹泻病，治疗前吐泻严重，丢失大量水分，需要先补充累积丢失量以纠正脱水，脱水纠正后仍有吐泻，需要补充继续丢失量，还有补充为了维持新陈代谢的生理需要量。如果脱水后，吐泻停止了，就只需补充生理需要量，不需要补充继续丢失量。一个多发性肠息肉恶性变、做肠造瘘的患儿，手术前无异常液体丢失，手术后只需要补充继续丢失量（肠造瘘处引流出的液体）和生理需要量。一个脑炎昏迷不能进食的患儿，既无累积丢失，又无继续丢失，只需要补充生理需要量。

补液并不一定都要从静脉补充，如患儿情况允许，胃肠功能健全，应尽可能全部由消化道进入；或部分由消化道进入，部分由静脉输入。因为静脉补入液体，不但经济负担重，并且营养不全面，是不能持久的。以一个1岁患儿为例，静脉输入液体每千克体重100 mL，即使完全输入10%葡萄糖注射液，也只能提供168 kJ/kg热量，而为了维持生命生理需要热量至少要252 kJ，因此完全依靠静脉输液，除非补充全肠道外营养，否则长期处于半饥饿状态，是不能持久的。

三、定性、定量、定时补液

定性是补什么液体，定量是补多少液体，定时是多长时间补完。

1. 定性

定性就是确定水、电解质紊乱和酸碱平衡紊乱的性质和程度，决定要补什么液体。定性包括3个问题：第一个是张力问题，第二个是酸碱平衡紊乱问题，第三个是电解质问题。

（1）张力问题：张力问题就是渗透压问题，也就是补液中葡萄糖与等渗含钠液的比例关系。血液中渗透压为280 ～ 320 mmol/L，低于280 mmol/L为低渗或低张，280 ～ 320 mmol/L为等渗，或称等张或1张；高于320 mmol/L为高渗或高张。患儿由于吐、泻、进食少等原因，丢失水分和电解质，电解质丢得多，水分丢得相对较少，虽经过人体调节，渗透压仍低于 280 mmol/L。不能直接测渗透压，可用（血钠＋10）×2 来计算，小于 280 mmol/L 称为低渗脱水（又称低渗性脱水）。患儿丢失水分和钠盐，经过机体调节，血渗透压在 280～320 mmol/L，即（血钠＋10）×2 在 280～320 mmol/L 称为等渗脱水（又称等渗性脱水）。患儿水分丢失少，钠盐丢失多，经过机体调节，血渗透压大于 320 mmol/L，即（血钠＋10）×2 大于 320 mmol/L 称为高渗脱水（又称高渗性脱水）。

液体的张力就是渗透压的问题，主要是液体的电解质含量，葡萄糖虽在人体外有张力，但进入人体后 2 h，即转化为肝淀粉，血糖仍维持原来水平，因此葡萄糖不论浓度多少，进入体内都只计算液体量，不算张力。等渗含钠液都算张力。氯化钾是否算张力看法不一，有学者认为氯化钾输入后要进入细胞内，因此不算张力，但有学者认为钾盐进入细胞内很慢，在血液内停留时间较长，故需要计算张力。5% 重碳酸氢钠为 3.5 张，1 mL 5% 重碳酸氢钠即相当于 3.5 mL 的等张含钠液；3% 氯化钠为 3 张液，1 mL 3% 氯化钠注射液相当于 3 mL 的等张含钠液。

从理论上讲，高渗性脱水应补低张液，等渗性脱水要补等张液，低渗性脱水要补高张液。但根据临床实践，机体有调节能力，静脉补钠盐太多，对心、肾都是负担，所以临床上都退一步处理，即钠盐给的略少一点。高渗性脱水给 1/8～1/2 张（即 1 份盐、7 份葡萄糖到 1 份盐、1 份葡萄糖）；等渗性脱水给 2/3 张（即 2 份盐、1 份葡萄糖）；低渗性脱水如血钠在 110～130 mmol/L，则补等张液，如血钠低于 110 mmol/L，则应补高张液（如 3% 氯化钠注射液）。

以上介绍的是补充累积损失量的液体的张力。补充继续损失量要根据丢失的液体性质，如胃肠引流所丢失的液体要补充等张液，吐、泻所丢失的液体补 1/2 张液体。通常生理需要量补 1/5～1/4 张，即 1 份盐与 3～4 份葡萄糖，但必须同时注意小儿盐的生理需要量。新生儿时期钠盐每天需要 0.25 g，包括生理盐水、重碳酸氢钠、血浆和全血中的钠盐；6 个月左右的婴儿钠盐每天需要 0.5 g；1 岁左右的婴儿钠盐每天需要 1 g；2 岁以后的儿童每天需要钠盐 2～5 g。上面所介绍的液体如能口服应尽量口服补充。

（2）酸碱平衡问题：酸碱平衡是输入等张含钠液中氯化钠和重碳酸盐的比例。人体血钠与血氯之比为 142：103，接近 3：2，而生理盐水血钠与血氯之比为 1：1。因此，生理盐水并不生理，实际上应称为等渗盐水。一个患儿即使没有代谢性酸中毒，如果输生理盐水太多了，也会造成高氯性酸中毒。所以当静脉输入钠盐较多时，等渗含钠液应以生理盐水与 1.4% 碳酸氢钠按 2：1 的比例输入较符合生理需要，不致引起酸碱平衡紊乱。对代谢性酸中毒较严重的病例，应先根据酸中毒程度计算出所需要的 1.4% 碳酸氢钠用量（如所用的是 5% 碳酸氢钠，则以上述用量除以 3.5），再从根据张力情况算出的等张含钠液中减去 1.4% 碳酸氢钠用量，其余部分就是生理盐水用量。

（3）其他电解质的问题：主要是指钾、钙、镁。多数患儿食欲差、进食少，因此有低钾。但由于尿量少，钾的排出少，细胞破坏钾进入血液内，因此血钾降低并不显著。输入液体后血容量增多，肾功能改善、尿量多、钾排出多。同时葡萄糖与钾转变为淀粉，贮存在肝脏内，因此血钾显著下降。由于以上原因补液时补充钾盐极为重要，尤其是使用利尿剂或进食差的患儿补钾尤为重要。

钾主要在细胞内，血钾不能完全反映机体钾存在多少，因此没有按血钾计算补钾量的公式。钾进入细胞内较慢，机体细胞内缺的钾，应分 3 d 补充。对无缺钾的患儿，不能进食，可按生理需要量每天 50 mg/kg 补充。研究证明，对轻度低钾，机体缺钾约 4 mmol/kg、血钾在 3 ~ 4 mmol/L；如补氯化钾（分子量为 75 mg），须补氯化钾 4×75 mg/kg = 300 mg/kg，分 3 d 补充，即每天补 100 mg/kg。对中度低钾，机体缺钾 8 mmol/kg，血钾在 2 ~ 3 mmol/L，如补氯化钾，须补氯化钾 8×75 mg/kg = 600 mg/kg，分 3 d 补充，即每天补 200 mg/kg。对重度低钾，机体缺钾 12 mmol/kg，血钾在 1 ~ 2 mmol/L，如补氯化钾，须补氯化钾 12×75 mg/kg = 900 mg/kg，分 3 d 补充，即每天补 300 mg/kg。上述氯化钾应尽可能口服补入，不足部分由静脉补入，静脉补入的浓度不超过 0.3%，浓度过高或速度过快可造成心搏骤停。如患儿血钾很低，低于 2 mmol/kg，心电图出现 QT 延长，T 波低平，U 波高大，也可在心电图严密监视下，滴注 1% 氯化钾，一旦心电图 T 波直立，立即改为 0.3% 氯化钾静脉滴入。此方法纠正低钾虽效果好，但有一定危险性，因此必须由专门医师和护士在严密心电监护下使用。U 波高大有时与 T 波切迹不易区分，一般 U 波主要出现在 V_3、V_5 导联。因此在不能区分 T 波切迹和 U 波高大时，可在标准 II 导联（一般不出现 U 波）测量 QT 间期后，与 V_3 相比，如在 II 导联的 QT 间期内为 T 波切迹，在 II 导联 QT 间期外则为 U 波。因食物含钾较多，因此当患儿摄入热量一半来自食物时，其摄入的钾盐已够人体需要。

营养不良而又长期呕吐、腹泻、进食少的患儿，静脉输液后可因低钙或低镁而发生惊厥，需及时补充钙或镁。

2. 定量

补液量包括 3 部分，即累积损失量、继续丢失量和生理需要量。

（1）累积损失量：即补充从发病到就诊开始输液之间人体缺少的液体量。一般分为 3 度。①轻度脱水：丢失体重 5% 以下，表现为口渴、尿无明显减少、眼眶和前囟不下凹、哭时有眼泪、口腔黏膜不干燥、皮肤弹性正常，所需补液量为 50 mL/kg；②中度脱水：丢失体重 5% ~ 10%，表现为口渴、尿少、眼眶和前囟下陷、哭时无眼泪、口腔黏膜干燥、皮肤弹性差，所需补液量为 80 mL/kg；③重度脱水：丢失体重 10% 以上，表现为口渴、尿极少、甚至无尿，眼眶和前囟极度下陷，哭时无眼泪，口腔黏膜极度干燥、皮肤弹性极差、血压下降，所需补液量为 100 mL/kg。世界卫生组织规定小儿腹泻病脱水只分为轻度和重度，虽应用方便，但不能满足临床上的需要。上述脱水分度可归纳为一问、二看、三摸，即问是否口渴，尿量是否减少；看眼眶、前囟是否下陷，哭时是否有眼泪；摸口腔黏膜是否干燥，皮肤弹性是否良好。

必须指出，不是根据脱水量来定脱水的轻、中、重度，因为发病前的体重不易测到，医师是根据临床表现定脱水轻重，再根据脱水轻重来定补液量。如先根据患儿的临床表现定脱水程度，轻度脱水丢液体 5%，即 100 g 丢 5 g，1 000 g（1 kg）丢 50 g（50 mL）。估计脱水程度表现注意以下 3 点。①对新生儿估计脱水较困难，因为新生儿皮下脂肪硬脂酸较多，因此即使脱水较重，皮肤弹性也不受影响，新生儿脱水时眼眶下陷也不显著。因此，新生儿脱水程度要根据病史中入量多少、吐、泻等液体丢失多少、尿量多少和前囟是否下陷、额骨与顶骨是否重叠来估计脱水程度；②对营养不良的患儿容易把脱水估计过重。营养不良患儿皮下脂肪少、皮肤弹性差，因此容易把脱水估计过重而补液过多；③对肥胖儿易把脱水估计过轻。肥胖儿皮下脂肪多，皮肤弹性好，因此容易把脱水估计过轻而补液过少。

（2）继续丢失量：继续丢失量应根据患儿的具体情况，如胃、肠道引流或造瘘，可直接测量。对于吐或泻，一般年长儿可按每次 50 mL，婴儿可按每次 30 mL 计算。

（3）生理需要量：人体进行新陈代谢的各种代谢产物，均需用体液排出体外。每代谢 418 kJ，即代谢 100 kcal 热量，需排出液体 150 mL（包括小便、大便、出汗、唾液）。维持患儿生命需要最低热量婴儿为 250 kJ/kg（60 kcal/kg），年长儿为 209 kJ/kg（50 kcal/kg）。因此生理需要量婴儿为 90 mL/kg，年长儿为 75 mL/kg。如患儿主要热量由葡萄糖供给，那么蛋白质消耗就会减少，生理需要量在婴儿可按 65 mL/kg，年长儿可按 50 mL/kg 计算。

3. 定时

定时指输入液体速度，一般分为 3 个阶段，即纠正休克阶段、纠正脱水阶段、维持阶段。

（1）纠正休克阶段：只使用于严重脱水并有休克的患儿，此阶段纠正休克液体量为 20 mL/kg，在 0.5～1 h 内静脉推入或快速滴入。此液量在累积损失量中扣除。

（2）纠正脱水阶段：这阶段即输入累积量阶段，时间为 4～8 h，一般输入速度为每小时 8～15 mL/kg，近年来认为此阶段 4 h 即可。

（3）维持阶段：即输入生理需要量和继续损失量阶段，如患儿能进食，应尽量采用口服补液。如不能口服补液则可采用静脉输液，其最高速度为纠正脱水阶段的 60%，即每小时 5～9 mL/kg。

四、注意事项

1. 先浓后淡

浓就是液体含钠多，就是张力高；淡就是液体含钠少，张力低。患儿补液时纠正休克要用等张液，纠正脱水时用 2/3 张，维持阶段用 1/6～1/4 张。液体张力由高而低这就是先浓后淡。

2. 先快后慢

纠正休克时每小时输入液体 20 mL/kg，纠正脱水时每小时输入液体 8～15 mL/kg，维持阶段每小时输入液体 5～9 mL/kg，输液速度由快而慢，这就是先快后慢。

3. 见尿补钾

钾突然升高可引起心搏骤停。补液前由于血容量减少，血液浓缩，血钾并不显著下降。补液后血容量增加，尿量增加，由尿排出钾增多，同时部分钾与葡萄糖进入细胞内，血钾下降。因此有尿后补钾，既是机体需要，又较安全。但如小儿缺钾明显，血钾降低，输液前 2 h 内曾有尿排出，提前补钾也是安全的，并且有利于低钾的纠正。

4. 随时调整

输液计划是根据患儿的客观情况制订的，但也难免有一定的主观性。因此，必须根据患儿输液后恢复情况来估计输液方案是否正确，是否需要调整计划。有时患儿的继续丢失量多少、进食多少事先是很难正确估计的，并且需要根据病情随时调整计划。尿量多少是估计患儿血液循环量的重要指标。如果患儿尿很多，而脱水未能纠正，说明输液中的钠盐太少、葡萄糖太多、张力太低。如果患儿尿很少，出现颜面水肿，说明输液中的钠盐太多、葡萄糖太少、张力太高。根据上述情况及时调整输液计划。此外，如脱水是否纠正、低钾是否纠正都是调整输液方案的重要客观依据。

（殷燕涛）

第二节　常见疾病的液体疗法

一、概述

由于小儿的生理解剖特点，不但消化道疾病，因呕吐、腹泻与食欲不良可引起水、电解质紊乱和酸碱平衡紊乱，而且其他系统疾病也可引起消化道症状，进而导致水、电解质紊乱和酸碱平衡紊乱。此外，很多疾病本身即可导致水、电解质紊乱和酸碱平衡紊乱，如肾脏疾病影响水钠代谢和酸碱平衡，肺部疾病影响呼吸性酸碱平衡，肾上腺皮质疾病影响钠、钾代谢，神经系统疾病影响水、电解质代谢等。因此，很多小儿疾病有水、电解质紊乱和酸碱平衡紊乱。

对于儿科疾病患儿都应注意是否有体液失衡及其紊乱程度。临床医师应注意以下 3 个问题。①了解是否有体液紊乱及其程度；详细询问病史，进行体格检查以及必要的化验检查；病史中特别要注意尿量，因其一方面反映血容量是否足够，是脱水程度的可靠指标，另一方面反映心、肾功能。只有血容量足够，心功能好，才能把血容量灌输到肾脏；肾功能好，才能把尿排出来。因此，尿量综合了血容量和心肾功能。体格检查要注意哭时是否有眼泪，口唇是否干燥，皮肤弹性如何，前囟、眼眶是否凹陷，以明确是否有脱水及其程度。检查呼吸是否深快，是否节律规整及口唇颜色，以明确是否有酸中毒及其程度。化验检查包括钾、钠、氯、二氧化碳结合力等。对有呼吸衰竭和呼吸道疾病的患儿应检查血气分析，以了解 pH、PaO_2、$PaCO_2$、BE 等指标；②根据其原发病可能引起的体液紊乱及其胃肠道症状，分析患儿体液紊乱是直接由其原发病引起的，还是原发病导致胃肠道功能障碍间接引起的。③根据上面两方面制订治疗计划。

根据临床表现和化验检查，估计脱水程度见表 4-1，估计酸中毒程度见表 4-2，估计低钾程度见表 4-3。

表 4-1　不同程度脱水的临床表现

项目	轻度	中度	重度
一般情况	口渴，精神正常	口渴，精神烦躁，有时易激动	嗜睡、半昏迷、昏迷
桡动脉搏动	速度及强度正常	快	快而弱，有时摸不到
眼眶	正常	下陷	显著下陷
前囟	正常	下陷	显著下陷
眼泪	正常	少	无
口腔黏膜	正常	干燥	非常干燥
皮肤弹性	揪起后立即恢复	恢复较慢	2 s 以上仍不恢复
尿量	正常	减少、尿色深	12 h 无尿
丢失体重	3% ~5%	6% ~9%	10% 以上
体液丢失	30 ~50 mL/kg	60 ~90 mL/kg	100 ~120 mL/kg

表4-2 不同程度酸中毒的临床表现

程度	CO_2-CP（mmol/L）	口唇	呼吸	意识
轻度	15~25	正常	深慢	正常或烦躁
中度	10~15	樱桃红或暗红	深快	萎靡
重度	<10	发绀	不规则，呼气发凉	昏睡—半昏迷—昏迷

表4-3 不同程度低钾的临床表现

程度	血钾（mmol/L）	丢失钾盐（mmol/L）	临床表现	心电图
轻度	3~4	4	腹胀	无异常
中度	2~3	8	腹胀，四肢乏力	QT间期延长，T波低平，U波高大
重度	<1	12	腹胀，四肢无力，心音低钝，心率快，心律不齐	QT间期延长，T波低平，U波高大，心律失常

必须指出，表4-1不是根据丢失体重来定脱水程度，因为不可能在脱水前估计到患儿将发生脱水而先称体重，再与脱水后体重作比较。表4-1是指根据临床表现估计脱水程度，根据脱水程度估计体重丢失量，再根据估计的体重丢失量再确定补液量。还有肥胖儿童皮下脂肪多，皮肤弹性好，容易把脱水程度估计得过轻；营养不良儿童皮下脂肪少，皮肤弹性差，容易把脱水程度估计得过重。新生儿皮下脂肪中硬脂酸较多，脱水不容易显示，因此皮肤弹性不受脱水影响，脱水主要根据前囟和眼眶是否下陷，尿量是否减少而定。有的新生儿严重脱水可见骨缝重叠，常见为额骨与顶骨重叠。

人体钾主要在细胞内，血钾水平不能完全代表人体缺钾情况，血钾改变与心电图改变不完全平行。U波大于T波的50%为U波高大，测量U波主要根据V_3或V_5导联。因为U波在V_3和V_5最清楚。当V_3或V_5出现T波有切迹时，可先测量标准Ⅱ导联，测量QT间期，以此间期对比V_3、V_5的T波，T波切迹在Ⅱ导联QT间期以内为T波切迹，以外为U波。

二、肺炎的液体疗法

（一）概述

住院患儿中肺炎占第1位，死亡病例中肺炎占第1位，因此肺炎是儿科最重要的疾病。在20世纪50年代以前肺炎的治疗是不输液的，当时认为输液加重心脏负担，加重肺水肿和炎症，因此，肺炎禁忌输液。当时抗菌药物只有青霉素、链霉素和磺胺药，也都不需要静脉输入。20世纪50年代后期，有一篇文献报道，有些重症肺炎患儿呼吸困难，两肺水泡音密集，进食少，尿少，CO_2-CP下降。当时医师无其他治疗方法，使用了10%葡萄糖注射液20 mL/kg，2 h内静脉输入，意外地发现病情显著好转。当时分析其疗效的原因为：①用10%葡萄糖注射液提供了能量；②10%葡萄糖注射液可利尿，排出酸性代谢产物，减轻了代谢性酸中毒；③10%葡萄糖注射液为高渗，因而可使肺部水分吸入血管，减轻肺水肿和炎性渗出液。各地应用上述疗法后都取得了一定疗效。20世纪60年代以后，四环素、金霉素、新型青霉素、先锋霉素、红霉素、卡那霉素、庆大霉素等静脉应用的抗生素广泛使用于临床，因而用10%葡萄糖注射液20 mL/kg，稀释抗生素静脉输入成为肺炎治疗的最常用方法。

（二）肺炎水、电解质紊乱和酸碱平衡紊乱的特点

轻度肺炎患儿进食和进水影响不明显，无明显水、电解质紊乱；中度肺炎患儿进食少，

喝水少，可有轻度脱水；重度肺炎，患儿进食很少，喝水很少，呼吸快，经呼吸道排出水分多，一般有轻至中度脱水。肺炎患儿因钠盐丢失少，一般为等渗性脱水。如肺炎患儿合并腹泻，则脱水程度加重。患儿进食少，体内钾含量减少，但由于患儿可并发酸中毒，因此血钾并不降低。补液后酸中毒纠正，尿中钾排出增加，此时低血钾就表现出来。

肺炎患儿的酸碱平衡紊乱很复杂。很多临床医师误认为肺炎患儿 CO_2 排出受阻碍，因此易有呼吸性酸中毒，其实并非如此。CO_2 在水中的溶解度约是 O_2 的 23 倍，因此一般肺炎患儿肺泡中有炎性渗出液，首先受影响的是 O_2 的吸收，要到非常严重时才有 CO_2 排出受阻，因此肺炎患儿先有缺氧而非呼吸性酸中毒。相反，轻度肺炎，肺泡内有炎性渗出液，使呼吸反射加快，呼吸次数加快，CO_2 排出增加，而出现呼吸性碱中毒。当然这碱中毒是轻微的，只有血气分析能显示，临床上并无表现，一般不需要处理。

肺炎患儿有气管痉挛或炎症，呼气受阻，如毛细支气管炎、痉挛性支气管炎、支气管哮喘等，CO_2 排出受阻，使血中 H_2CO_3 增加，产生呼吸性酸中毒。此外，还有大片肺炎实变如大叶肺炎，炎症部位肺动脉内的血液经过肺时 CO_2 并未完全排出，因而回到肺静脉血中有大量的 H_2CO_3，这种情况也可产生呼吸性酸中毒。重症肺炎患儿进食少，尿少，代谢废物排出减少。因此，常有轻至中度的代谢性酸中毒。

综上所述，轻度肺炎患儿可并发轻微呼吸性碱中毒；中至重度肺炎患儿常并发轻至中度代谢性酸中毒；以支气管痉挛为主的重症肺炎和大片肺实变或肺不张的重症肺炎可并发呼吸性酸中毒和代谢性酸中毒。因此，重症肺炎患儿应检查血生化指标包括 K^+、Na^+、Cl^-、CO_2-CP、pH。对有支气管痉挛、大片肺实变、肺不张的应进行血气分析，包括 $PaCO_2$、PaO_2、BE、HCO_3^-，以明确酸碱紊乱的性质和程度。

（三）肺炎的液体疗法

一般轻度和中度肺炎可用 10% 葡萄糖注射液 20 mL/kg 稀释抗生素，1～2 h 静脉输入。这样在静脉输入抗生素的同时还可供给热量、利尿、减轻酸中毒、减轻肺泡渗出。但应注意以下事宜。①为了减少红霉素对胃肠道和血管的刺激，其浓度不能大于 1 mg/mL。在静脉输入红霉素前 30 min 口服十六角蒙脱石（6 个月以内 1 g，6 个月至 2 岁 2 g，2 岁以上 3 g）可明显减轻胃肠道刺激；②有些抗生素如阿莫西林加克拉维酸、哌拉西林加甲砜咪唑等，只能用生理盐水稀释，此时必须控制生理盐水入量，以免输入生理盐水过多而加重肺水肿或导致心力衰竭。一般输入生理盐水的量在新生儿时期不超过 20 mL，1 个月至 2 岁不超过 50 mL，2 岁以上不超过 100 mL。③抗生素疗效的发挥分为时间依赖性（TMIC）和浓度依赖性（CMIC）。时间依赖性抗生素如青霉素类和头孢菌素类。发挥抗生素的疗效取决于抗生素血浓度超过最小抑菌浓度的时间，一般认为超过最小抑菌浓度的时间大于 40% 疗效最好。每天 24 h 的 40% 为 9.6 h，即这类抗生素血浓度大于最小抑菌浓度的时间应长于 9.6 h，因此抗生素静脉输入时间要长，每天剂量分 2～3 次（即每 12 h 或 8 h 输入 1 次）。浓度依赖性抗生素如大环内酯类抗生素，疗效的发挥取决于最高血浓度而不取决于超过最小抑菌浓度的时间，因此抗生素输入每天 1 次即可，但由于大环内酯类抗生素的胃肠反应较大，因此静脉输入速度不能太大（阿奇霉素 <2 mg/dL，红霉素 <1 mg/dL），速度不能太快。

对中、重度肺炎患儿如进食很少，加上上述的 10% 葡萄糖注射液 20 m/kg 仍不能达到生理需要量，则应增加补液量。一般儿童生理需要量为 90 mL/kg，但在以输注葡萄糖为主时，身体排出蛋白质的代谢废物减少，蛋白质的代谢废物均须从尿中排出，需要较多水分。而葡萄糖的代谢废物为 CO_2 和水，CO_2 由肺排出，水由尿排出，不需更多水分。因而在重症肺炎患儿，热量来源主要由葡萄糖供应时，生理需要量可减至 60～70 mL/kg。

中、重度肺炎主要为等渗脱水，因此不必额外由静脉补充钠盐，生理需要的钠盐应尽可能由食物中进入，避免钠盐过多而加重肺水肿和导致心力衰竭。如较长时间不供应钠盐而出现血钠降低，可由消化道补充钠盐，以发挥消化道对钠盐选择性吸收的作用。

肺炎患儿输液后尿量增多，可产生低钾，应根据血钾情况及时补充，一般补充氯化钾50 mg/kg 即可，浓度不超过 0.3%。

中、重度肺炎患儿常有代谢性酸中毒，多数为轻度，通过补液和利尿后可自行调整，不必补碱性液。对中度酸中毒，CO_2-CP < 15 mmol/L 时，可补充碳酸氢钠一般用 5% 碳酸氢钠2～3 mL/kg，用 10% 葡萄糖注射液稀释成等张（1.4%）碳酸氢钠，缓慢静脉滴入，以免钠盐进入太多太快，使肺炎加重。

对重度肺炎并发呼吸性酸中毒，不能用碳酸氢钠来纠正酸中毒，因为碳酸氢钠与酸性物质化合后产生 CO_2 和水，肺部疾病排出 CO_2 减少，使用碳酸氢钠后反而加重了 CO_2 的潴留，加重了酸中毒。对呼吸性酸中毒的治疗应针对其原因，如由支气管痉挛引起的，应使用气管扩张剂如氨茶碱。如吸入氧浓度（FiO_2）已达 50%，而肺炎患儿缺氧仍未能纠正，应使机械通气持续正压通气（CPAP）或呼气末加压呼吸（PEEP），改善通气功能，从而纠正呼吸性酸中毒。

三、脑水肿的液体疗法

脑水肿是指脑实质含水量增加而引起脑容量与重量增加。引起脑水肿的病因很多，包括颅内疾病（如各种病原体所致的脑膜炎或脑炎、脑血管病、颅脑外伤、脑肿瘤等）及全身性疾病（如休克、窒息、中毒、白血病等）。1967 年 Klatzo 将脑水肿分为血管源性和细胞毒性两类，后来人们将其分为血管源性、细胞毒性、渗透压性及间质性四类。如脑水肿得不到及时治疗，则可致脑血液循环受阻，使脑缺血缺氧进一步加重；而脑脊液循环也受阻，促使颅内压更增高。当颅内压极度增高时，即发生脑疝，形成恶性循环，加重脑水肿甚至致命。

脑水肿时除用脱水剂外，应适当限制入水量。因患儿多不能进食，常伴呕吐与发热，易并发水、电解质紊乱；而脱水治疗时，尿多后，可因血容量不足导致休克、低钾血症、低钠血症等而危及生命。因此，对脑水肿患儿不应过于严格限制入水量，而应根据具体情况酌情处理。

一般输液量为患儿日需量的 60%～70%，相当于 40～50 mL/（kg·d）或 1 000 mL/（m²·d）。若患儿有高热、多汗、惊厥、呕吐或昏迷不能进食，需液量应适当增加，尤其在休克时，有效血容量明显减少，输液量可多达 200 mL/（kg·d）或更多。临床上应根据尿量，尿比重，血清钾、钠、氯浓度及渗透压等监护指标随时调整输液量、成分与速度。应注意在下列情况下的补液方法。①脑水肿并发休克或明显脱水时，应"边补边脱"，尤其并发休克时，可"快补快脱"或"快补慢脱"，液体入量可适当大于出量，但纠正脱水的速度应较一般无脑水肿时慢一些，过快补液可导致惊厥与脑水肿加重。一般于 3～4 d 完全纠正脱水状态，即在脱水治疗过程中应使患儿经常保持轻度脱水状态。第一天补液量 100～200 mL/kg；②脑水肿并发脑疝或呼吸衰竭时，开始宜"快脱慢补"，以后则酌情调整输液速度。第一天补液量在 100 mL/kg 以上；③脑水肿并发心肌炎、心力衰竭或肺水肿时，应"先利尿，后慢脱慢补"。第一天补液量为 30 ~ 100 mL/kg；④脑水肿并发尿少或尿闭时，必须首先区别是血容量不足（如并发脱水或休克），还是急性肾衰竭。可先给一次呋塞米（每次 1 ~ 2 mg/kg），同时补充一部分 10% 葡萄糖注射液，尿多后再用脱水剂及补充电解质溶液等，二者剂量均应少些，可根据尿量调整。若仍无尿，则应按急性肾衰竭予以处理；⑤新生儿、婴儿脑水肿时，也应"先利尿，后慢脱慢补"，一般输液速度较慢，每天补液量与每次脱水剂或碱性液量宜偏少；对新生儿应更慎重；⑥轻症脑水肿，应"少脱少补"，这类患儿在每天给予 1 ~ 2 次脱水剂或利尿剂后，脑水肿症状常较快消失，故补液不可过多。以上 6 种情况在临床上也可混合出现，液体疗法应根据病情决定，严格记录出入量。

脑水肿时常伴发抗利尿激素分泌失调综合征（SIADH），易有水中毒或低钠血症，故不宜单用葡萄糖液等非电解质溶液，须根据血生化检测结果加入一定量的含钠液，配成 1/4 ~ 1/2 张液，休克或严重脱水时含钠量可增多，以免造成低渗血症或循环不良，加重脑水肿。此外，脑水肿时多有代谢性酸中毒，而代谢性酸中毒又增强血脑屏障通透性，加重脑水肿，故治疗脑水肿时必须纠正酸中毒，可选用 5% 碳酸氢钠 5 mL/kg，提高 CO_2 -CP 5 mmol/L；重症酸中毒伴有休克时，亦可于第一次提高 10 mmol/L（一半静脉注射，另一半静脉滴注）；婴幼儿或肺、心、肾功能障碍者，可首次提高 2.5 mmol/L，以后依据患儿 CO_2 -CP 的测定继续分批补给，以提高至 20 mmol/L 左右。小儿急性脑水肿常同时具有代谢性酸中毒与呼吸性酸中毒，故不能单凭 CO_2 -CP 来判断酸中毒的程度，最好同时测定血 pH。条件不具备时，可根据酸中毒发生的原因与临床表现来分析判断。应注意：①在 CO_2 排出受障碍时，碳酸氢钠不能纠正酸中毒，反可加重酸中毒；②婴儿肾功能不完善，输入过多碳酸氢钠易导致高钠血症；③使用碳酸氢钠时须同时或用后立即静脉注射甘露醇，以防钠潴留而加重脑水肿，同理，用碳酸氢钠后无须再用氯化钠或只酌情用于呕吐严重时。

脑水肿时，若输入晶体液过多，可致血浆胶体渗透压下降，加重脑水肿，应输全血或血浆或白蛋白 1 ~ 2 次。为疏通微循环与防治高凝状态，可给予低分子右旋糖酐。输液中可加入部分 10% ~ 50% 葡萄糖液，以提供热量，并可协助脱水与纠正酸中毒。若尿多或用碱性液较多，应注意补充钾盐、钙剂。

第二天的输液方案取决于病情的纠正程度以及尿、血液等监测指标，一般采用 1/4 张液，但应参考以前输液情况。液体疗法的全疗程持续 3 ~ 5 d 或更久，以免病情反复。

四、脑性低钠血症的液体疗法

脑性低钠血症可分为脑性失盐综合征、脑性水中毒及脑性无症状性低钠血症。

1. 脑性失盐综合征

常见于颅内出血、颅内感染与脑肿瘤等，可能系因中脑调节中枢失调，肾上腺分泌醛固酮减少，使肾小管回吸收钠减少而失盐所致。治疗除补充足够的液量恢复循环、纠正休克外，还应补充钠盐以维持血钠浓度的正常。第一批输液使用 2 ：1 等张含钠液（2 份生理盐水、1 份 1.4% 碳酸氢钠）或生理盐水 10 ~ 20 mL/kg，快速输入。随后按脱水程度纠正脱水。循环量补足后，如血钠仍低，可酌量补充氯化钠液（6 mL/kg 可提高血钠 5 mmol/L）。应注意此类患儿常同时伴有血钾和血钙降低，应补充适量的含钾液及 10% 葡萄糖酸钙溶液。

2. 脑性水中毒

多见于急性颅内感染、脑外伤及脑手术后等患儿，可能系因感染影响神经垂体，或因感染、外伤使机体处于应激状态，使抗利尿激素分泌过多而导致水潴留所致，故又称稀释性低钠血症。对此应严格控制水分的摄入量，如无异常丢失（吐、泻）维持机体生理需要量可比一般儿童少些，800~900 mL/（$m^2 \cdot d$），一般采用含钾维持液（氯化钾 20 mmol/L，氯化钠 30 mmol/L）。如有明显低钠血症表现或水中毒症状者，可酌情给予 3% 氯化钠液静脉滴注，须分次逐步提高，婴儿每次用 3% 氯化钠液 < 6 mL/kg，并限制水分与葡萄糖液入量。如一时诊断不明或有脑水肿表现，可先给予 20% 甘露醇 5 mL/kg 静脉注射，以后再根据血生化检测结果酌情补液，包括及时补充钾盐与钙剂。

3. 脑性无症状性低钠血症

常见于结核性脑膜炎或弥散性脑损害患儿，其发病机制与上述脑性水中毒相似，系由抗利尿激素分泌过多所致。此类患儿低钠血症发生缓慢，细胞已渐适应，故可无症状。对此只需控制液体摄入量即可，无须处理，尤其不要用钠盐治疗。

五、颅内感染疾病的液体疗法

颅内感染如病毒性脑炎、细菌性脑膜炎都有意识障碍、喝水少、进食少，部分患儿有呕吐。因此，患儿必须静脉输液，使液体胃肠道摄入量和静脉输入量等于生理需要量。摄入液体以 1/5 张为宜（即 10% 葡萄糖和生理盐水之比为 4：1）。此液体只能供给基础代谢需要的能量的 60%。因此，三四天后，患儿如仍不能进食，需要经鼻饲给牛奶和其他流质，如鼻饲不能耐受的，应给予静脉输注多种氨基酸、脂肪乳或全肠道外营养。

对颅内感染有脱水需补液，同时颅内压增高须脱水者，此时需边脱边补。颅内高压影响生命危险大，而脱水不是很紧急，因此在液体疗法应快脱慢补。

六、手足口病并发脑干脑炎的液体疗法

近年来手足口病流行，手足口病并发脑干脑炎引起的神经源性肺水肿是死亡的主要原因，其液体疗法有其特殊性。手足口病可由肠道病毒 71 型（EV71）也可由柯萨奇 A16 等肠道病毒引起。1998 年我国台湾地区发生手足口病 129 106 例，死亡 78 例。2000 年台湾再次暴发 EV71 感染共 80 677 例，死亡 41 例。2007 年山东省临沂市手足口病流行，发生 6 138 例，8 例死亡。2008 年 5 月 25 日前我国发生手足口病 25 000 余例，死亡 34 例。2009 年山东省 4 月 5 日前发生手足口病 11 489 例，死亡 15 例。死亡主要由于并发脑炎或暴发性心肌炎，其中尤以并发脑干脑炎所致神经源性肺水肿最多见。手足口病引起的神经源性肺水肿的发生机制尚未完全阐明，多数专家认为肺水肿是由脑干脑炎和全身炎症反应综合征所致。脑干脑炎造成视丘下部和延髓孤束核功能紊乱，一方面机体的应激反应导致交感神经兴奋，全身血管收缩，血流动力学急剧变化，动脉血压升高，心率加快，大量血液进入肺循环内，肺毛细血管床有效滤过压急剧增高，大量液体潴留在肺组织间隙，另一方面血流冲击造成血管内皮细胞损伤，同时体内血管活性物质（如组胺和缓激肽等）大量释放，使血管通透性增加，大量血浆蛋白外渗导致急性肺水肿进一步加重。肺血管内皮损伤肺血管破裂，导致肺出血，出血是大量的鲜血。

手足口病也可并发心肌炎而表现为左心衰竭、急性肺水肿、吐泡沫样血性痰。二者不同点是：心源性肺水肿，口吐泡沫样痰，内有少量鲜血，血压正常或偏低；神经源性肺水肿时吐大量黏液，其中大量鲜血，不断往外冒，血压轻至中度升高，心率快，血糖高。

手足口病引起脑炎、神经源性肺水肿的液体疗法特点是在维持血压稳定的情况下，尽量限制液体入量和速度，保持体液小量负平衡，即液体输入量小于生理需要量及肺咳出量之和，有文献报道液体正平衡可增加病死率。液体疗法要求尿量≥2 mL／（kg·h），血乳酸<2 mmol/L，$SCVO_2$≥70%。

（殷燕涛）

第三节 新生儿液体疗法

一、概述

新生儿液体疗法应用广泛，为了正确掌握新生儿液体疗法，必须了解由胎儿过渡到新生儿期间出现的发育变化、体液代谢特点。新生儿特别是早产儿体液不够稳定，维持平衡的功能较差，因此要求液体治疗设计比较准确。有的新生儿因不能进食需要补充维持液，有的因体液损失需要补充累积损失液和继续损失液，有的因静脉用药而需输液，因此医务工作者须掌握新生儿体液的特点及液体治疗的原则，灵活应用。

二、新生儿体液特点

（一）体液的总量和分布

年龄越小（新生儿的胎龄越小），体液总量比成人相对越多。新生儿的细胞外液中间质液量所占的比例都较高（即增多的主要是间质液）；血浆和细胞内液量所占的比例与成人相近。出生时，足月新生儿的细胞外液约占体重的45%。出生后，由于不显性失水增多，主要是肾功能改善，尿量增多，细胞外液逐渐减少，体重随之下降，至出生后近1周时降到最低点，约为体重的39%，体重下降5%～6%（早产儿下降更多），一般不超过10%，称为生理性体重下降。近年来提倡早期开奶，生理性体重下降的程度有所下降。在此期间供给的水和电解质应稍加限制，若过度负荷，细胞外液不能降低，仍为持续扩张状态，有发生心力衰竭和坏死性肠炎的危险。以后随着躯体生长发育，体重逐渐回升，7～10 d后恢复到出生体重并正常增长。但细胞外液含量比例仍继续降低，到出生后约2个月时，细胞外液所占比例开始低于细胞内液（表4-4）。

表4-4 不同年（日）龄小儿的体液分布（占体重的%）

年（日）龄	体液总量	细胞外液量*	细胞内液量**	ECF/ICF
0～1 d	79.0	43.9	35.1	1.25
1～10 d	74.0	39.7	34.3	1.14
1～3个月	72.3	32.2	40.1	0.80
3～6个月	70.1	30.1	40.0	0.75
6～12个月	60.4	27.4	33.0	0.83
1～2岁	58.7	25.6	33.1	0.77

年（日）龄	体液总量	细胞外液量*	细胞内液量**	ECF/ICF
2~3 岁	63.5	26.7	36.8	0.73
3~5 岁	62.2	21.4	40.8	0.52
5~10 岁	61.5	22.0	39.5	0.56
10~16 岁	58.0	18.7	39.3	0.48

注 *：早产儿体重 1 000 g 及 2 000 g 的体液总量分别为体重的 85% 及 80%；**：血浆量均为体重的 5%。

（二）体液的电解质组成

体液的电解质组成与成人相似。但新生儿血浆钾、氯、磷偏高，HCO_3^- 偏低。

（三）新生儿生理需要的水和电解质量

包括不显性失水、排尿、排大便等的失水量和生长所需的水量（从中扣除氧化代谢的内生水量），以及新生儿所需电解质量。成人不再生长，只需保证机体出入量及电解质的平衡（零平衡）。但生长发育中的小儿呈正平衡，因为人体内水的出入量与体液保持动态平衡。每天所需水量与热量消耗呈正比。

1. 水的需要量

正常人体内水的出入量与体液保持动态平衡。每天所需水量与热量消耗成正比。由于小儿所需热量相对较高，故水的需要量按体重计算也高于成人。除出生后数天的新生儿出入水量较少外，年龄越小，出入水量（体内外水的交换量）相对越多（表 4-5）。婴儿每天的水交换量约等于细胞外液的 1/2，而成人仅为 1/7，婴儿的水交换率比成人快 3~4 倍。所以小儿尤其是婴儿对缺水的耐受力比成人差，在病理情况下，如果进水不足，而水分继续丧失，将比成人更易出现脱水。

表 4-5 新生儿每天需水量

途径	失（需）水量 mL/100 kcal（0.42MJ）
不显性失水	42
大便	8
尿	50~80
合计	100~130

（1）不显性失水：不显性失水量一般比较恒定，由于小儿生长发育快，新陈代谢旺盛，所需热量较大，其不显性失水量也较多，按体重计算约为成人的 2 倍。在一般情况下平均为 42 mL/100 kcal，其中经肺和皮肤失水分别为 14 mL/100 kcal 和 28 mL/100 kcal。

影响不显性失水量的因素：①新生儿成熟程度，孕龄越小，不显性失水越多；足月新生儿为 0.7~1.6 mL/（kg·h）［17~38 mL/（kg·d）］，而早产儿为 2~2.5 mL/（kg·h）［48~60 mL/（kg·d）］；②呼吸增快可使经肺的不显性失水增加到 4~5 倍；③体温每升高 1 ℃，不显性失水增加 0.5 mL/（kg·h）或 13%；④环境温度高于适中温度时，不显性失水增多，可高达 3~4 倍；⑤应用光疗或红外线辐射热保温时不显性失水可增加 40%~

190%；⑥吸入的空气湿度或环境湿度增加时不显性失水减少（呼吸机治疗时可为零），反之则增加；⑦活动增加时不显性失水增多，可达30%以上。

（2）消化道排出水量：正常人每天分泌大量消化液，为血浆量的1~2倍或细胞外液量的2/3，其中绝大部分被再吸收，由粪便排出的只有少量。小儿每天从大便排出的水分为5~10 mL/100 kcal。小儿年龄越小，消化道的液体交换（分泌及再吸收）越快，所以比成人更易于因消化功能障碍导致水和电解质的丧失。当患严重腹泻或肠瘘等时，水的再吸收障碍，使水和电解质大量丢失，因而引起脱水。

（3）肾脏排尿。

1）正常尿量变化很大，决定于肾脏的溶质负荷和最大稀释及浓缩能力。尿中的溶质主要来自蛋白质代谢产生的含氮产物（1 g蛋白质产生溶质负荷4 mOsm）和电解质。

2）正常成人可使尿稀释到50~100 mOsm/L（比重1.003）和浓缩到1 400 mOsm/L（比重1.035）。小儿年龄越小，肾脏的调节功能越不成熟。新生儿出生1周后肾脏稀释能力可达成人水平，但由于肾小球滤过率低（到1岁时接近成人值，2岁时达成人值），水的排泄速度较慢，若摄入水量过多也容易发生水肿和低钠血症。

3）新生儿和幼婴肾脏浓缩能力很差，只能使尿浓缩到约700 mOsm/L（比重1.020），早产儿更差，因此排泄同量溶质所需水量较成人为多，尿量相对较多。当入水量不足或失水量增加时，容易超过肾脏浓缩能力的限度，发生代谢产物潴留和高渗性脱水。

4）只接受静脉滴注葡萄糖和低电解质溶液的肾脏溶质负荷约为200 mOsm/100 kcal，母乳和牛乳喂养儿分别为10 mOsm/100 kcal及30 mOsm/100 kcal。禁食时蛋白质分解增多和产生酮酸等使肾脏溶质负荷增加，也可达30 mOsm/kg。尿液渗压接近等渗时（300 mOsm/L，比重1.010），肾脏稀释浓缩所做的功较小。当肾脏溶质负荷为10 mOsm/100 kcal、20 mOsm/100 kcal及30 mOsm/100 kcal时，排尿所需水量（尿量）分别为33 mOsm/100 kcal、66 mOsm/100 kcal及100 mOsm/100 kcal。1岁内的婴儿以维持尿量渗透压150~400 mOsm（比重1.005~1.012）较为适宜。补充排尿所需水量一般可按60~90 mL/100 kcal，或给中间值80 mL/100 kcal。若在液体计算中未扣除内生水（约10 mL/100 kcal），则为50~80 mL/100 kcal，中间值为70 mL/100 kcal。低值和高值分别用于母乳和牛乳喂养儿，中间值则均适用。

将上述1、2和3项相加，新生儿生理需水总量为100~130 mL/100 kcal，低值和高值分别用于母乳和牛乳喂养儿，但均可使用中间值。

生理需水量按热量消耗计算更为合理。但临床实际应用也常按体重计算，足月新生儿的热量需要约100 kcal/（kg·d），两种算法基本一致。但早产儿、新生儿以及不同日龄者的每千克体重热量需要的差异很大，因而每千克体重的需水量不同，必须使用不同的数值计算（表4-6、表4-7）。

表4-6 足月和早产新生儿基础代谢的需水量［mL/（kg·d）］

途径	1 500 g	1 500~2 500 g	>2 500 g
不显性失水	25~50	15~35	20~30
大便	0~5	5~10	5~10
尿	40~80	50~100	25~60
合计	60~140	75~150	50~120

表 4-7　足月和早产新生儿不同日龄的生理需水量 [mL/ (kg·d)]

日龄	1 000 g	1 001 ~ 1 500 g	1 501 ~ 2 500 g	>2 500 g
第 1 天	70 ~ 100	70 ~ 100	60 ~ 80	60 ~ 80
第 2 天	60 ~ 100	80 ~ 120	80 ~ 110	80 ~ 110
第 3 ~ 7 天	80 ~ 100	100 ~ 120	100 ~ 120	100 ~ 120
第 2 ~ 4 周	100 ~ 150	120 ~ 150	110 ~ 150	110 ~ 120

2. 电解质需要量

正常情况下，电解质主要通过肾脏排出。新生儿生后第 1 天尿量少，丢失的电解质不多，补液时可以不给电解质；以后足月儿钠需要量 2 ~ 3 mmol/ (100 kcal·d)，早产儿 3 ~ 4 mmol/ (100 kcal·d)。由于新生儿生后红细胞破坏，血钾偏高，出生后 1 ~ 2 d 内不必补钾；以后新生儿钾需要量 1 ~ 2 mmol/ (100 kcal·d)。

三、不同疾病新生儿液体疗法

（一）脱水热

新生儿体温调节功能不完善，产热与散热易失去平衡，故体温容易波动，新生儿对高热耐受力较差。新生儿脱水热是指出生后 2 ~ 3 d，母亲乳汁分泌不足，婴儿水分摄入少，环境温度较高而使体温升高，表现烦躁、苦恼、周身皮肤潮红和尿少，经适当降低环境温度或松开包被，多补充水分后，体温即可降至正常。一旦诊断明确，立即补充液体，根据所需热量及婴儿耐受情况计算。在补液同时增加哺乳次数，降低外界环境温度，如去掉保暖用的热水袋等，体温很快下降至正常，一般不超过 12 h。

1. 口服补液

喂 10% 葡萄糖水，每 3 h 1 次，遵循由小量渐增的原则，多为每次 20 ~ 30 mL。

2. 静脉补液

口服补液有困难时给予静脉补液。因足月儿每天钠需要量为 1 ~ 2 mmol/kg，<32 周早产儿每天钠需要量为 3 ~ 4 mmol/kg，故静脉滴注 1/5 张含钠液（葡萄糖水 4 份、生理盐水 1 份），每天 50 ~ 60 mL/kg。新生儿出生后 10 d 内血钾水平较高，一般不需补充。

（二）腹泻

各种原因引起的新生儿腹泻，常导致水、电解质紊乱及酸碱平衡失调。临床表现为不同程度的脱水与酸中毒状态。新生儿腹泻除针对不同病因进行治疗外，液体治疗也十分重要。新生儿腹泻所致脱水，一般不采用口服补液而用静脉补液，其液体疗法必须遵循以下步骤。

1. 判断脱水程度

新生儿脱水程度较难估计，尤其对早产儿，因缺乏皮下脂肪，通过皮肤弹性估计脱水并不准确，故最好有连续的体重测量资料。轻度脱水，失水量为体重的 2% ~ 6%（一般为 5%），此时血容量未减；中度脱水，失水量为体重的 7% ~ 8%（有估计为 10%），此时血容量减少约为体重的 1%；重度脱水，失水量为体重的 9% ~ 14%（有估计为 15%），此时血容量减少达体重的 2%，可发生周围循环衰竭。

2. 判断脱水类型

（1）高渗性脱水：血钠 >150 mmol/L，新生儿偶见，常由脱水补液时入钠过多所致。

（2）低渗性脱水：血钠 <130 mmol/L，可见于早产儿，系肾保钠功能差所致。

（3）等渗性脱水：血钠 130 ~ 150 mmol/L，新生儿多见。

3. 明确处理原则

输液内容为先盐后糖，输液速度为先快后慢，钾的补充为见尿补钾，酸中毒纠正为宁稍酸勿过碱。

（1）液量适度：轻度脱水，输液不必操之过急；中、重度脱水（有血容量下降），输液旨在矫正失水的同时，既不增加心脏负担，又能改善肾血流量及恢复肾功能。

有周围循环衰竭者宜先用 2 : 1 等张液 20 mL/kg，30 min 内静脉注射，然后用血浆 10 mL/kg 静脉注射，以提高血浆渗透浓度，伴心力衰竭者用低盐白蛋白优于用血浆。

（2）选液适当：根据不同脱水类型，选择适当输液配方。入钠过多超过肾浓缩功能，可致高渗性脱水并引起脑损害；入水过多超过肾对水的廓清能力，可致低渗性脱水并引起水中毒。

4. 明确输液量及输电解质量

（1）输液量：包括累积损失量（新生儿因吐、泻而失去的液量），继续损失量（液体治疗当天因吐、泻而继续失去的液量）及生理需要量（正常状态下维持机体代谢所需液量），它们所需的液体补充量见表4-8。对早期新生儿及低出生体重儿，由于脱水程度不易准确判断，特别注意防止输液过多，即使足月儿，因不同体重，不同日龄，实际生理需要量仍有所差异。出生 >2 周的足月儿，生理需要量也有较大个体差异，此外，即使重度脱水，一般输液也不宜超过 200 mL/（kg·d）。

表4-8 新生儿腹泻液体补充量（mL/kg）

脱水程度	累积损失量	继续损失量	生理需要量	合计
轻度	40 ~ 60	10	80 ~ 100	120 ~ 160
中度	61 ~ 80	20	80 ~ 100	161 ~ 200
重度	81 ~ 100	40	80 ~ 100	201 ~ 400

（2）输电解质量。

1）由于临床上多为等渗性脱水，故血钠的补充量见表4-9。

表4-9 新生儿腹泻血钠补充量（mmol/kg）

脱水程度	累积损失量	继续损失量	生理需要量	合计
轻度	2 ~ 4	0.02 ~ 0.1	1 ~ 3	3 ~ 7
中度	7	0.02 ~ 0.2	1 ~ 3	8 ~ 10
重度	11	0.04 ~ 0.8	1 ~ 3	12 ~ 15

2）新生儿腹泻伴中、重度脱水，常伴低血钾，故可于有尿后补钾。由于血中钾离子需在数小时至 20 多小时后才能进入细胞内，故补钾不必操之过急。一般当血钾 <3.5 mmol/L 时，可给予氯化钾 1.5 ~ 3 mmol/（kg·d），通常用 10% 氯化钾 1 ~ 2 mL/（kg·d），稀释成 0.15% ~ 0.2%，持续静脉滴注 6 ~ 8 h，连续 4 ~ 5 d，必要时监测血清钾或心电图，输液量

须从累积损失量中扣除。

5. 选择恰当输液张力

（1）所需输液张力：见表4-10。

表4-10　新生儿腹泻常用输液张力

脱水类型	累积损失量	继续损失量	生理需要量
等渗	1/2 张	1/3 ~ 1/2 张	1/5 张
低渗	2/3 张	1/2 ~ 2/3 张	1/5 张
高渗	1/3 张	1/3 张	1/5 张

（2）常用液体张力数：见表4-11、表4-12。

表4-11　新生儿腹泻常用液体张力数

种类	内容	Na^+（mmol/L）	Cl^-（mmol/L）	HCO_3^-（mmol/L）	张力
NS	NS	154	154		等张
5% SB	SB	595		595	高张
1.4% SB	SB	167		167	等张
4：1	GS：SB	33		33	1/5 张
2：1	NS：SB	158	102	56	等张

注　NS 代表 0.9% 氯化钠；SB 代表碳酸氢钠；GS 代表 5% ~ 10% 葡萄糖；混合液中的 SB 浓度为 1.4%。

表4-12　新生儿腹泻常用张力液体配方表

种类	内容	Na^+（mmol/L）	Cl^-（mmol/L）	HCO_3^-（mmol/L）	张力
2：1	GS：NS	77	77		1/2 张
3：2：1	GS：NS：SB	79	51	28	1/2 张
4：3：2	NS：GS：SB	105	68	37	2/3 张
6：2：1	GS：NS：SB	53	34	19	1/3 张

注　GS 代表 5% ~ 10% 葡萄糖；NS 代表 0.9% 氯化钠；SB 代表碳酸氢钠。

6. 确定输液速度

除必要的扩容外，所有液体均应匀速输入。其中输液总量的一半，足月儿按 8 ~ 10 mL/（kg·h）静脉滴注（约需 8 h），另一半按 5 ~ 6 mL/（kg·h）速度滴注，早产儿滴注速度应≤7 mL/（kg·h）。故一般第 1 个 24 h 补充 2/3 量，第 2 个 24 h 达水平衡。

7. 纠正酸中毒

脱水所致代谢性酸中毒（代酸），一般不必补碳酸氢钠，因纠正脱水并维持水、电解质平衡后，代酸可于 24 ~ 48 h 内自动纠正。重度脱水多伴有重度酸中毒，可用 1.4% 碳酸氢钠代替 2：1 等张液扩容，兼有扩容和加快纠正酸中毒的作用。对中度代酸（BE 为 -15 ~ -10 或 HCO_3^- 为 9 ~ 13 mmol/L）或重度代酸（BE 为 -20 ~ -15 或 HCO_3^- < 9 mmol），可根据 5% SB（mL）= -BE × 体重（kg）× 0.5 或 5% SB（mL）=［22 - 测得 HCO_3^-（mmol）］× 体重（kg）× 0.5。先用计算量的 1/2，根据血气分析值决定是否再用及使用的剂量。当血 pH 达 7.20 ~ 7.25 即止。日总量应 < 6 mmol/kg（相当于 5% SB 10 mL/kg）。所用 SB 液量，应从输

液总量的生理盐水量中扣除。

8. 脱水矫正后的输液

经 1~2 d 输液，脱水矫正。此后的继续损失量根据血钠值或脱水类型选用不同张力含钠液补充，生理需要量用 1/5 张含钠液补充，液体总量 120~150 mL/kg。

（三）新生儿溶血病

新生儿溶血病时，必须进行光疗促进胆红素的排泄。由于光疗下的小儿易哭闹，易出汗，显性以及在光疗时的不显性失水增加 40%，稀便中水分比正常儿也要损失 2 倍以上，故光疗时水的需要量增加全天总量的 15%~20%。在早产儿不显性排泄水分要增加到 3 倍，特别是在 1.25 kg 以下的早产儿，使水的平衡失调，影响更大，所以可多喂些糖水，脱水者则要补液。一般光疗时静脉补液除常规液体外应额外补充 20 mL/kg。光疗时光源中所含的紫外线通过新生儿皮肤产生大量的维生素 D，使钙沉着于骨导致血清游离钙降低而致低钙血症，可以口服或静脉补充钙剂。此外，酸中毒时血脑屏障的通透性增加，因此补充碳酸氢钠纠正酸中毒也是预防胆红素脑病的重要措施。

（李 广）

第四节 婴儿喂养

婴儿从宫内生活环境转换到宫外后，及时建立正确的喂养方式是喂养成功的保证。常见的喂养方式有母乳喂养、部分母乳喂养及人工喂养等。

一、母乳喂养

母乳是婴儿最理想的天然食品和饮料，可作为 4 个月以内婴儿唯一的、最佳营养来源，因此应大力提倡母乳喂养。世界卫生组织和联合国儿童基金会已把母乳喂养作为重大措施之一，并提倡 4 个月以内的婴儿母乳喂养率达 85% 以上。

（一）人乳的成分及与牛乳的区别

人乳已鉴定的成分超过 200 种。乳汁成分与每次哺乳过程中不同的时间段以及乳母产后不同时期有关。每次哺乳时最初分泌的乳汁脂肪低（脂肪含量仅 1%~2%）而蛋白质高，以后则脂肪高而蛋白质渐低，末部乳汁脂肪含量可高达 50%。产后 5 d 以内的乳汁为初乳；6~10 d 为过渡乳；11 d 至 9 个月为成熟乳；10 个月以后的乳汁为晚乳。初乳量少，每天为 10~40 mL，色黄质略稠，而蛋白质含量特别高，为成熟乳 2 倍以上，脂肪较少，比重较高，主要为分泌型免疫球蛋白 A（sIgA）和乳铁蛋白，还有 IgM、IgG 和补体 C3、C4 等。维生素 A、牛磺酸和矿物质的含量丰富，并含有初乳小球（充满脂肪颗粒的巨噬细胞及其他免疫活性细胞），对新生儿的生长发育和抗感染能力十分重要，因此更应重视生后 5 d 内的母乳喂养。过渡乳总量有所增加，含脂肪最高，蛋白质与矿物质渐减，其中乳铁蛋白和溶菌酶仍保持稳定水平，而 sIgA、IgG、IgM 和 C3、C4 则迅速下降。成熟乳蛋白质含量更低，但每天泌乳总量多达 700~1 000 mL。各期乳汁中乳糖含量变化不大。

1. 蛋白质

人乳中蛋白质为牛乳所含蛋白质的 1/3 左右，但质量比牛乳好。人乳蛋白质以乳清蛋白为主，酪蛋白较少（乳清蛋白：酪蛋白约为 7 : 3），且酪蛋白为 β-酪蛋白，含磷少，凝块小。乳清蛋白在婴儿胃内形成的蛋白质凝块细小柔软，适合婴儿消化吸收。酪蛋白和乳清蛋白的氨基酸组成不同，酪蛋白中胱氨酸很少，蛋氨酸、苯丙氨酸和组氨酸含量较高，而乳清蛋白中胱氨酸、苏氨酸和色氨酸含量较高。人乳所含 18 种游离氨基酸中，牛磺酸和谷氨酰胺/谷氨酸含量最高，其中牛磺酸含量是牛乳的 10 ~ 30 倍，初乳中更丰富。人乳与牛乳的乳清蛋白成分也不同，人乳中含大量乳铁蛋白、α-乳白蛋白、免疫球蛋白 A 和溶菌酶等，均有抗菌作用，还有脂酶和蛋白水解酶，有利于脂肪和蛋白质消化吸收。

2. 脂肪

人乳中脂肪含量为 3.5 ~ 4.5 g/L，与牛乳相仿。人乳能量的 50% 由脂肪提供，脂肪含脂肪酶，有利于脂肪消化吸收，对胰脂酶缺乏的新生儿尤为有利。人乳以长链脂肪酸为主，不饱和脂肪酸占 51%，除含有丰富的亚油酸、亚麻酸外，还含微量花生四烯酸和 DHA。早产儿不能合成卡尼汀，而母乳中含量丰富。脂肪酸必须与卡尼汀结合成乙酰肉毒碱才能穿过线粒体膜进行 β 氧化。人乳中胆固醇含量为 0.2 ~ 0.3 g/L，是牛乳的 3 倍。丰富的胆固醇有利于婴儿中枢神经系统髓鞘磷酯化。

3. 碳水化合物

人乳中含有 6.5% ~ 7.5% 的碳水化合物，其中最主要的是乳糖，含量约为 70 g/L，且 90% 以上为乙型乳糖。乳糖能促进双歧杆菌、乳酸杆菌生长以及钙、镁和氨基酸吸收。人乳中还含有糖脂、糖蛋白、核苷糖和低聚糖，低聚糖为母乳所特有，其与肠黏膜上皮细胞的细胞黏附抗体结构相似，可阻止细菌黏附于肠黏膜，促进乳酸杆菌生长。

4. 维生素

水溶性维生素、维生素 A 含量与乳母膳食密切相关，而维生素 D、维生素 E、维生素 K 不易通过血液循环进入乳汁，故与乳母饮食成分关系不大。除维生素 D 和维生素 K 外，营养良好的乳母可提供 1 岁以内婴儿所需的各种维生素，含量也高于牛乳。但人乳中所含维生素 K 仅为牛乳的 1/4，且初生时储存量低，肠道正常菌群未建立不能合成维生素 K_1，因此所有新生儿出生时均应一次性肌内注射维生素 K_1 0.5 ~ 1 mg（早产儿连用 3 d），或口服 1 ~ 2 mg，以预防晚发性维生素 K_1 缺乏所致出血性疾病。人乳中维生素 D 含量较低，因此婴儿应于出生后 3 周起补充维生素 D 10 μg/d，并鼓励家长尽早让婴儿户外活动。

5. 矿物质

矿物质总量约为牛乳的 1/3，可减轻婴儿尚未成熟的肾负荷。人乳中含钙量虽低于牛乳，但钙磷比例（2 : 1）适宜，其吸收率（50% ~ 70%）远高于牛乳（20%）。尽管人乳中铁含量较低，但其吸收率（50%）远高于牛乳（10%），且大多数正常婴儿具有充足的铁储备，因此母乳喂养的足月儿可晚至 4 ~ 6 个月时补充铁剂。人乳中锌含量与牛乳相似，但人乳中含低分子量的锌结合因子——配体，故吸收率远高于牛乳。

6. 免疫成分

人乳与牛乳或配方奶最重要区别在于其具有增进婴儿免疫力的作用。

（1）免疫球蛋白：人乳中含有所有类型球蛋白，初乳中含量最高，特别是 sIgA。sIgA 在胃肠道内不受酸碱度影响，有抗感染和抗过敏作用。当母亲与某些病原菌接触时，人乳中特异性 sIgA 浓度增加，因此保护婴儿免受病原菌侵犯。此外，人乳中还有少量 IgG、IgM 抗体及一些特异性抗体。

（2）乳铁蛋白：是一种铁结合蛋白，初乳中含量最高，并在出生后1年内持续存在，正常情况下呈铁不饱和状态（1/3铁饱和度），因此对铁有强大的螯合能力，能夺走大肠杆菌、白念珠菌和金黄色葡萄球菌赖以生长的铁，从而抑制病原菌生长。

（3）溶菌酶：是一种非特异性保护因子，人乳中含量为牛乳的3 000倍，溶菌酶可促进乳酸杆菌生长，水解细菌细胞膜上的黏多糖，溶解细胞膜而杀伤细菌。此外，尚有乳过氧化氢酶、抗葡萄球菌因子、补体和双歧因子等，双歧因子能促进双歧杆菌生长。上述因子在预防婴儿肠道和全身感染中起重要作用。

（4）细胞成分：人乳中含有大量免疫活性细胞，初乳中更多，其总数可达10^7/mL，其中85%是中性粒细胞和巨噬细胞，15%为淋巴细胞。免疫活性细胞可合成或产生补体、溶菌酶、乳铁蛋白、干扰素等多种细胞因子而发挥免疫调节作用。

（5）其他：人乳中的催乳素也是一种有免疫调节作用的活性物质，可促进新生儿免疫功能的成熟。此外，母乳喂养儿大便pH低，有利于肠道双歧杆菌、乳酸杆菌生长；母乳中含有刺激胆盐的酯酶，可杀死蓝贾第鞭毛虫、痢疾阿米巴等寄生虫。

（二）母乳喂养的优点

（1）母乳是婴儿最理想的食物和饮料，能满足婴儿出生后头4~6个月生长需要。母乳中含有最适合婴儿生长发育的各种营养素，并且质和量会随着婴儿的生长发育不断变化以适应婴儿需要，最适合婴儿胃肠功能的消化和吸收。

（2）母乳中含有丰富的抗体、活性细胞和其他免疫活性物质，可增强婴儿抗感染能力，母乳喂养的婴儿1岁以内呼吸道、消化道及全身感染发病率远远低于人工喂养儿；母乳喂养很少引起过敏。

（3）母乳温度及泌乳速度适宜，新鲜、无细菌污染，直接喂哺手续简便、省时省力，十分经济，对于无现代化家用设备、无消毒水源的家庭和地区尤为重要。

（4）母乳喂养可密切母亲和子女的感情，母亲在哺喂过程中，通过对婴儿的触摸、爱抚、微笑和言语，与婴儿进行感情交流，这种逐渐形成的母婴之间依恋关系对婴儿早期智力开发和今后身心健康发展有重要意义。母亲哺乳时还可密切观察婴儿变化，及时发现某些疾病发生。

（5）母亲产后哺乳可刺激子宫收缩，促进母亲早日恢复；母乳喂养还能减少乳母患乳腺癌和卵巢肿瘤的可能性。

（三）哺乳要点

1. 产前准备

大多数健康的孕妇具有哺乳的能力，但真正成功的哺乳则需孕妇身、心两方面的准备。孕妇应充分了解母乳喂养的优点，树立母乳喂养信心，并保持良好的健康状态、合理营养和充足的睡眠，防止各种有害因素影响。

2. 乳房保健

孕妇在妊娠后期应每天用清水（切忌用肥皂或酒精之类）擦洗乳头，以防止乳头皲裂及内陷。乳头内陷者用两手拇指从不同角度按捺乳头两侧并向周围牵拉，每天数次。乳汁中丰富的蛋白质和抑菌物质对乳头表皮有保护作用，哺乳后可挤出少许乳汁均匀地涂在乳头上。

3. 尽早开奶

正常分娩、母婴健康状况良好时，出生后 1 h 内即可哺乳。婴儿一出生就具备吸吮反射，让婴儿嘴唇尽早适应母亲乳头，并有力吸吮刺激乳头，通过神经反射传到垂体前叶和后叶，分别促使其分泌催乳素和催产素。催乳素是维持乳汁分泌的重要因素之一；催产素促使乳汁挤入乳管及乳窦而产生射乳。

4. 按需喂养

母婴应同室，并按需哺喂婴儿，而不应严格规定授乳次数和间隔时间，以婴儿吃饱为度。90% 以上健康婴儿出生后 1 个月即可建立自己的进食规律。一般开始时 1 ~ 2 h 哺乳 1 次，以后 2 ~ 3 h 喂 1 次，逐渐延长到 3 ~ 4 h 哺乳 1 次。

5. 排空乳汁

哺乳前，对乳腺和乳头湿热敷 2 ~ 3 min，然后从外侧边缘向乳晕方向轻拍或按摩乳房，促进乳房感觉神经的传导和泌乳。两侧乳房应先后交替进行哺乳，若一侧乳房奶量已能满足婴儿需要，则将另一侧的乳汁用吸奶器吸出。每次哺乳均应排空乳汁，因为大量乳汁存留在乳房内时，乳汁中的抑制乳汁分泌的因子就抑制泌乳细胞分泌。

6. 每次哺乳时间不宜过长

每次哺乳时通常在开始哺乳的 2 ~ 3 min 内乳汁分泌极快（占乳汁的 50%），4 min 时吸乳量约占全部乳量的 80% ~ 90%，以后乳汁渐少，因此每次哺乳时间 15 min 左右即可。若婴儿体重增加满意，哺喂后立即熟睡 2 ~ 4 h，每天至少小便 6 次，皆为婴儿获得足够乳汁的表现。

7. 保持正常喂哺姿势

乳母喂奶时一般宜采用坐位，抱婴儿斜坐位。哺乳时应将整个乳头和大部分乳晕置入婴儿口中，以刺激婴儿的口腔动力，有利于吸吮。哺乳完毕后将婴儿竖直、头部紧靠在母亲肩上，轻拍婴儿背部以帮助其胃内空气呃出。哺乳后一般应将婴儿保持于右侧卧位，以利胃排空，防止反流或吸入造成窒息。

8. 乳母的营养和精神状况

乳母的饮食及营养状况是影响泌乳的重要因素。乳母营养对乳量的影响比乳质更敏感，因此，乳母饮食应含丰富的蛋白质、维生素、矿物质和充足的能量。泌乳有关的多种激素均直接或间接受下丘脑调节，而下丘脑功能与情绪有关。因此，母亲精神轻松、愉快是最重要的促进乳汁分泌因素。

（四）不宜哺乳的乳母

1. 乳母患慢性疾病

如活动性肺结核、严重心脏病、糖尿病、癌症、严重精神病等；需长期应用抗癌药、抗癫痫药、抗精神病药、类固醇、磺胺类及抗生素等药物时均应考虑断乳。乳母患急性病需用药时，可暂时中断母乳，以牛乳或配方乳代替，并定时用吸奶器吸出母乳以防回乳，病愈后再继续母乳喂养。

2. 乳母是乙肝患者或乙肝病毒（HBV）携带者

由于母婴传播主要是通过胎盘或分娩时血液传播，因此 HBV 母亲并非哺乳的绝对禁忌证。但这类婴儿应在出生后 24 h 内给予特异性高效乙肝免疫球蛋白，继之接受乙肝基因疫苗免疫（20 μg，按 0、1、6 方案）。

3. 巨细胞病毒（CMV）感染的母亲

其母乳排毒率为 13% ~27%，且排毒时间较长，婴儿接受含有 CMV 的乳汁感染率较高，尤其对早产婴儿。因此，是否母乳喂养有待商榷。

4. 人类免疫缺陷病毒（HIV）感染的母亲

HIV 感染的母亲乳汁中含有 HIV 前病毒和游离病毒，母乳喂养可导致婴儿出生后感染。因此，最好停止母乳喂养。

5. 新生儿患有某些疾病

如半乳糖血症遗传代谢病，是母乳喂养的禁忌证。

二、部分母乳喂养

因母乳不足或其他原因加用牛乳、羊乳或配方乳补充，即为部分母乳喂养。通常采用两种方法。

1. 补授法

部分母乳喂养时如母乳哺喂次数不变，每次先哺母乳，将两侧乳房吸空，然后补充其他乳品，此为补授法。补授法可使婴儿多得母乳，且刺激乳汁分泌，防止母乳进一步减少。4 个月内的婴儿最好采用补授法。

2. 代授法

如每天用其他乳品代替 1 至数次母乳喂养，称为代授法。代授法多在 4 ~6 月龄儿准备断离母乳、开始引入配方奶或兽乳时采用。

三、人工喂养

4 个月以内的婴儿由于各种原因不能进行母乳喂养时，完全采用配方奶或牛、羊乳等，或其他代乳品喂养婴儿，称为人工喂养。

（一）牛乳是最常用的代乳品

1. 牛乳成分不适合婴儿

（1）蛋白质以酪蛋白为主，酪蛋白易在胃中形成较大凝块，脂肪滴大，缺乏脂肪酶，故较难以消化。

（2）所含亚麻酸仅 2%，明显低于母乳（8%）。

（3）含乳糖少（约为 40 g/L），且以甲型乳糖为主，可促进大肠杆菌的生长。

（4）含矿物质比人乳多 3 ~3.5 倍，易使胃酸下降，不利于消化，并可增加肾脏的溶质负荷，尤其是含磷特别多，磷易与酪蛋白结合而影响钙的吸收。

（5）含有 β-乳白蛋白和牛血清白蛋白，可致某些婴儿过敏、腹泻，消化道出血。

（6）尽管牛乳经过不断改进越来越接近母乳，但其最大缺点是缺乏各种免疫因子。牛乳喂养儿患传染病的机会较多，牛乳易被细菌污染，加热消毒后，细菌虽被杀灭，但细菌的有害代谢产物依然存在。

2. 奶方的改建

牛乳不适合人类婴儿，因此必须经过改造才能喂养婴儿。主要包括 3 个步骤，即稀释、加糖和消毒，使牛奶主要营养成分尽可能调配到与人乳相仿，并保持无菌和易于消化。

（1）稀释：加水稀释可降低牛乳中蛋白质和矿物质浓度，减轻消化道、肾负荷。稀释度因婴儿月龄而异：出生后不满2周者可采用2：1奶（即2份牛奶加1份水）；以后逐渐过渡到3：1或4：1奶；满月后即可用全奶。

（2）加糖：牛乳中碳水化合物浓度低于人乳，应加糖以改变三大产能物质比例，利于吸收，软化大便。以蔗糖最常用，每100 mL可加5~8 g。

（3）消毒：既可达到灭菌目的，又能使乳中蛋白质变性，凝块变小易于消化。但煮沸时间不宜过长，否则其短链脂肪酸易挥发而失去香味，酶及维生素也易遭破坏。

3. 奶量的计算

婴儿每天牛乳需要量个体差异较大，可根据具体情况增减。6个月以内的婴儿一般按每天所需的总能量和总液量来计算奶量：每100 mL牛乳的能量为272 kJ（65 kcal），加入8 g糖后的能量约为418 kJ（100 kcal）。如按每天所需能量460 kJ（110 kcal）/kg计算，每天哺以含8%糖的牛乳110 mL/kg即可满足能量需要；每天总液量为150 mL/kg，减去牛乳总量即为所需另外补充的水分，可适当分次喂给。

（二）牛乳制品

1. 配方奶粉

婴儿配方奶粉是参照母乳组成成分和模式，在营养组成上对牛乳的组成加以调整和改进，配制成适合婴儿生长发育所需的制品。营养成分主要变化是：降低蛋白质含量在1.2~1.8 g/L，去除牛乳中部分酪蛋白，用脱盐乳清蛋白进行补充，使两者比例接近母乳，强化适当的必需氨基酸，如牛磺酸及胱氨酸；去除牛乳中部分饱和脂肪酸，加入与母乳同型的活性顺式亚油酸及亚麻酸，提高必需脂肪酸含量；α乳糖与β乳糖按4：6的比例添加，并使其平衡，同时加入可溶性多糖，提高牛乳的乳糖含量；脱去一部分牛乳中含量较高的钙、磷和钠盐，使钾/钠和钙/磷比例恰当。另外，配方奶粉中还强化了维生素A、维生素D、B族维生素、维生素C及微量元素铁、铜、锌和锰。这种奶粉营养成分接近母乳，但不具备母乳的其他许多优点，尤其是缺乏母乳中含有的免疫活性物质和酶，故仍不能代替母乳，但较鲜乳或全脂奶粉更易消化吸收，营养更平衡、全面，并且可直接加水（水温40~45 ℃）调剂即可喂哺婴儿，不需煮沸和加糖，应用方便。因此，在不能进行母乳喂养时，配方乳应作为优先选择的乳类来源。配制时按重量计1份奶粉加7份水，以容积计算1容积的奶粉加4容积的水。

2. 全脂奶粉

用鲜牛乳经高温灭菌、真空浓缩、喷雾干燥等一系列工艺加工而成，其中的蛋白质和脂肪各占25%~28%。加热可使蛋白质变性而易于消化，也可减少致敏可能，且干粉便于运输、贮存，虽然挥发性脂肪、维生素略有损失，但奶粉仍具有较大优点。配制方法同上。

（三）鲜羊乳

羊乳也是婴儿良好的食品。其组成与牛乳相似，其中蛋白质为3.8%，乳清蛋白含量较牛乳高，脂肪为4.1%，含亚油酸和花生四烯酸较多，脂肪颗粒较小，因此更易消化。羊乳含钠少，钾、氯较多，维生素D、铁、叶酸和维生素B_{12}含量均较牛乳低。因此，长期饮用羊乳而未补充合理辅食者，易患巨幼细胞性贫血。

四、婴儿食物转换

6个月后，随着婴儿生长发育的逐渐成熟以及消化、吸收和代谢功能日趋完善，光靠乳类食品难以满足婴儿生长发育和营养的需要。因此，婴儿饮食需要逐步向固体食物转换，此期称为换乳期。换乳期的目的是让婴儿逐渐适应和喜爱各种食物，并且培养婴儿自己进食能力以及良好的饮食习惯，最终使婴儿逐渐由乳类为主要食物转换为固体食物为主，完成到成人膳食的重大转变。

（一）不同喂养方式婴儿食物转换

不同喂养方式婴儿食物转换的内容略有不同：母乳喂养是逐渐引入配方奶或牛乳以完全替代母乳，同时引入其他食物；部分母乳喂养或人工喂养是逐渐引入其他食物。

（二）食物转换原则

引入食物时应根据婴儿实际需要和消化系统成熟程度，遵照循序渐进原则进行。①由少到多，使婴儿有一个适应过程；②由稀到稠，即从流质开始到半流质、到固体；③由细到粗，如从菜汁到菜泥，乳牙萌出后可试食碎菜；④由一种到多种，习惯一种食物后再引入另一种，不能同时引入几种。一种食物引入的方法还可帮助了解婴儿是否对该种食物过敏。如出现消化不良应暂停喂该种辅食，待恢复正常后，再从开始量或更小量喂起；⑤天气炎热和婴儿患病时，应暂缓引入新品种。

（三）食物转换的具体步骤和方法

1. 4~6个月

婴儿于4~6个月时唾液腺才发育完全，此时唾液量显著增加，并富有淀粉酶，并且婴儿体内贮存铁消耗已尽，因此此期首先应添加含铁配方米粉或谷类食品（富含铁），其次为根块茎蔬菜（如菠菜、青菜、土豆等）和水果，以补充维生素、矿物质营养。食品应做成泥状，并坚持用小勺喂，以训练婴儿咀嚼和吞咽半固体食物的能力。初喂时应从1~2勺开始，渐加至3~4勺，每天2次；6个月后可代替1~2次乳类。

2. 7~9个月

此时婴儿乳牙已萌出，应及时添加饼干、面包片、馒头片等固体食物以促进牙齿生长，并训练咀嚼能力。每天乳类总量应600~800 mL。由于消化功能进一步成熟，可添加烂粥、烂面、碎菜、肉末、鱼泥、肝泥、全蛋等食品，使食谱丰富多彩、菜肴形式多样，增加小儿食欲。该时期是婴儿咀嚼和喂食学习灵敏时期，应注意婴儿神经心理发育对食物转变的作用，逐渐过渡到三餐谷类和2~3次哺乳。

3. 10~12个月

因婴儿消化功能进一步完善，故在上述食谱基础上可添加瘦肉，剁成碎末加入粥或面条内同煮，以利消化吸收。

（李　广）

第五章

早产儿的救治

第一节　早产儿的定义及分类

早产儿是当今围生医学和新生儿医学研究的重要内容之一。既往资料显示，全球早产儿出生率为4%～11%。近年来，早产儿出生率未见下降趋势反而有所上升。随着围生医学和新生儿医学的迅速发展，早产儿尤其是极低出生体重儿及超低出生体重儿的存活率明显提高，同时也增加了存活者的发病率和功能障碍发生率，给健康医疗体系造成巨大负担，成为世界性医疗保健问题。

一、早产儿的定义

世界卫生大会于1948年提出首个关于早产儿的定义，即出生体重≤2 500 g和（或）胎龄小于30周的活产婴儿。其后发现不同种族新生儿尽管其胎龄相近但平均出生体重却存在较大差异，导致一些低出生体重足月儿被错误划分为早产儿，而体重超过2 500 g的早产儿被误认为足月儿。随着对胎儿宫内发育迟缓的认识，意识到胎儿的成熟与胎龄有密切关系，WHO妇幼机构于20世纪60年代建议将早产儿的概念改为胎龄<37周的新生儿，将体重<2 500 g的婴儿统称为低出生体重儿。美国儿科学会、妇产科医师学会及WHO认为早产儿是指"自末次月经第1天计算，胎龄小于37周（胎龄<259 d）的新生儿"。近年来，学者们不断探讨早产儿存活的极限期。一些欧美发达国家由于其医疗技术先进，使得更小孕周、更低体重的早产儿可以在宫外存活，他们将早产儿定义的期限提前至24周甚至20周，将早产儿定义为"孕周满20周至不满37周、体重500 g至不足2 500 g者"。我国关于早产儿的定义尚未统一。有学者提出，由于妊娠28周以后，胎儿体重在1 100 g以上，胎儿各器官形态及功能基本成熟，具有宫外生活的可能，因此，从我国国情出发，可将早产孕周的低限定为28孕周。也有认为早产儿是指胎龄<37周（259 d）、体重小于2 500 g的活产婴儿。目前多数文献将出生胎龄<37周（259 d）的新生儿称为早产儿。

二、早产儿的分类

早产儿分类有不同方法，分别根据胎龄、出生体重、出生体重与胎龄的关系及出生后周龄等进行划分。

（一）根据胎龄分类

胎龄（gestational age，GA）是从末次月经第 1 天起至分娩为止，通常以周表示。胎龄是评价早产儿结局和预后的主要指标之一，依据胎龄分类能更准确地反映出不同阶段间早产儿的存活率、预测加强早产儿护理所需要的技术要求及费用，以及评估早产儿远期健康与功能障碍的影响。根据胎龄可将早产儿分为以下 3 类。

1. 极早早产儿

极早早产儿指胎龄 <28 周的早产儿，占 5%。

2. 早期早产儿

早期早产儿指胎龄 28 ~ 31 周的早产儿，占 10%。

3. 轻型早产儿

轻型早产儿指胎龄 32 ~ 36 周的早产儿，占 85%。有学者将 32 ~ 36 周进一步划分成两个亚组。①中度早产儿：指 32 ~ 33 周出生的早产儿；②晚期早产儿：指 34 周以上（239 d）至 $36^{6/7}$ 周（259 d）出生的早产儿。关于晚期早产儿的讨论大约始于 2003 年，文献中引用多个术语来描述胎龄 $32 \sim 36^{+6}$ 周的早产儿，如晚期早产儿、近足月儿、边缘早产儿、中度早产儿和轻度早产儿等。由于缺乏公认的定义和术语，对近足月儿或晚期早产儿的研究和统计比较混乱。2005 年美国国家儿童健康与人类发展研讨会建议将胎龄 $34 \sim 36^{+6}$ 周新生儿命名为"晚期早产儿"，取代"近足月儿"。该提议主要基于两个理由：胎龄 34 周是公认的产科干预界点，通常认为孕 34 周后胎儿发育接近成熟，不再对其采取积极干预防止早产；晚期早产儿的并发症和死亡风险高于足月儿。"晚期早产儿"这一概念可以更好地反映该组新生儿的早产状况及生长发育风险，促使人们关注其特殊需要。

（二）根据出生体重分类

出生体重（birth weight）是指出生 1 h 内的体重，绝大多数早产儿出生体重均低下。根据出生体重可将早产儿划分为以下 3 类。

1. 低出生体重儿（LBWI）

LBWI 指出生体重小于 2 500 g 的新生儿。

2. 极低出生体重儿（VLBWI）

VLBWI 指出生体重为 1 000 ~ 1 500 g 的新生儿。

3. 超低出生体重儿（ELBWI）

ELBWI 指出生体重 <1 000 g 的新生儿。

（三）根据出生体重和胎龄分类

根据出生时体重与该胎龄平均体重的比较而定。

1. 小于胎龄早产儿（SGA）

SGA 指出生体重在相同胎龄平均体重的第 10 百分位以下的婴儿。根据重量指数［出生体重（g）×100/出生身长^3（cm^3）］和身长头围之比可将小于胎龄儿分为匀称型和非匀称型。①匀称型：此型常由染色体异常、遗传代谢性疾病、先天性感染所致。由于损伤发生在妊娠早期，故引起胎儿各器官细胞有丝分裂受阻、细胞数目减少，但仍保持有相当正常的细胞体积。患儿出生时头围、身长、体重成比例减少，体型匀称。重量指数 >2.00（胎龄 ≤ 37 周）或重量指数 >2.20（胎龄 >37 周），身长与头围之比 >1.36；②非匀称型：此型常由孕母血管性疾病所致胎儿生长发育必需物质（如氧气、营养）供给缺乏。由于损伤发生在妊娠晚期，胎儿大部分器官已发育，故各器官细胞数目正常，但细胞体积缩小，损伤为可逆性，一旦营养供给充足，受累细胞可恢复正常大小。出生时患儿身长、头围正常，但皮下脂肪消失，呈营养不良外貌。重量指数 < 2.00（胎龄 ≤ 37 周）或重量指数 < 2.20（胎龄 > 37 周），身长与头围之比 < 1.36。

2. 适于胎龄早产儿（AGA）

AGA 指出生体重在相同胎龄平均体重的第 10 ~ 90 百分位者。

3. 大于胎龄早产儿（LGA）

LGA 指出生体重在相同胎龄平均体重的第 90 百分位以上的婴儿。

（四）根据出生后周龄分类

1. 早期新生儿

出生后 2 周以内的新生儿称早期新生儿。早期新生儿属于围生儿，是从胎儿转变为独立生活的新生儿的适应阶段，发病率和病死率最高，因此，对早期新生儿的护理、治疗和监测极为重要。

2. 晚期新生儿

出生后第 2 周开始至第 4 周末的新生儿称晚期新生儿，此时新生儿已完成初步最重要的适应阶段，但发育尚不够成熟，仍需继续适应，护理仍很重要。

（李　健）

第二节　新生儿及早产儿的药代动力学特点

新生儿指从脐带结扎到出生后满 28 d 内的婴儿；胎龄在 37 周以前出生的活产婴儿称为早产儿或未成熟儿，其出生体重大部分在 2 500 g 以下，头围在 33 cm 以下。新生儿正处于生理和代谢过程迅速变化的阶段，对药物具有特殊的反应，并随日龄的增长而不断变化，表现为：①随出生体重、胎龄及出生后日龄的改变，药物代谢及排泄速度变化很大；②脏器功能发育不全，酶系统发育尚未成熟，药物代谢及排泄速度慢；③患儿之间个体差异很大。在病理状况下，各系统功能均减弱。因此，所用药物剂量及给药间隔、途径等，应随患儿成熟度和病情不同而变化。

一、药物的吸收

吸收是指药物经用药部位进入血液循环的转变过程，吸收的速度和程度决定于药物的理化特性、机体的状况和给药的途径。

（一）经胃肠道给药

口服药物主要通过胃及小肠吸收，药物吸收主要取决于胃液酸碱度、胃排空时间、小肠蠕动和病理状态。影响药物的吸收率的因素如下。

1. 胃液 pH

足月新生儿的胃液 pH 达 6 ~ 8，接近中性。但出生后 24 ~ 48 h pH 下降至 1 ~ 3，然后又回升到 6 ~ 8，并持续 2 周左右。早产儿出生后 1 周内几乎没有胃酸分泌，胃液 pH 没有下降的过程，故胃内缺乏必要的酸度。一些在酸性环境下不稳定的药物如口服青霉素类（青霉素G、氨苄西林、阿莫西林等），新生儿口服吸收完全，生物利用度高，受胃酸破坏少，血药浓度可较成人高。而在酸性环境下易被吸收或本来具有活性的药物，如胃蛋白酶、乳酶生、铁剂等，新生儿口服药物疗效会下降。因此，能吃奶的或经鼻饲给药能耐受的新生儿及早产儿，经胃肠道给药安全。

2. 胃排空时间

胃排空时间延长可增加药物与胃黏膜接触时间使吸收增多。新生儿的胃排空时间一般为6～8h，6～8月龄时才接近成人水平。早产儿则更慢，易发生胃潴留，因此主要在胃部吸收的药物吸收完全，如β-内酰胺类抗生素、地高辛等。

3. 肠道功能

新生儿的肠管8倍于身长（成人4～5倍），肠壁薄，黏膜血管丰富，通透性高，由于相对吸收面积大，对药物的吸收增加。因此，新生儿口服给药的吸收与成人不同，使一些药物的吸收量和吸收速率增加，如半合成青霉素类；但有些药物的吸收则减少，如苯巴比妥和苯妥英钠、对乙酰氨基酚等；有些药物与成人吸收相仿，如地西泮、地高辛、磺胺类药物等。新生儿肠蠕动不规则，表现为分节运动，使药物吸收不规律，难以预测吸收多少。主要在十二指肠部位吸收的药物表现吸收缓慢、达峰值时间延长，如阿司匹林、红霉素等。

4. 病理状态

腹泻可使肠蠕动增强，减少药物在肠道的停留时间，从而减少药物的吸收；胃食管反流新生儿或早产儿会将口服药随奶呕吐而排出体外，药物吸收很难准确计算，故对此类患儿一般不主张通过口服途径给药。

（二）经直肠给药

经直肠给药较为方便又不引起呕吐，也避免了肝脏的首过效应。如直肠灌注地西泮溶液，数分钟后即可达止惊的血药浓度，效果确切。止吐药、解热药（如非那西汀）、镇静药（如水合氯醛）、抗惊厥药（如地西泮）等可直肠给予。但由于早产儿和新生儿大便次数多，直肠黏膜受刺激易引起反射性的排便，或因粪便阻塞药物使吸收不完全，若采用此法一定要在排便后进行。使用栓剂应置于肛门括约肌以上，避免自行脱出。新生儿便秘不宜使用开塞露和甘油栓，否则可致腹泻不止，宜用益生菌或液体石蜡。

（三）胃肠道外给药

1. 皮下或肌内注射

药物吸收的多少取决于局部血液灌注和药物沉积面积。早产儿和新生儿有以下特点。

（1）新生儿和早产儿肌肉组织和皮下脂肪少、局部血流灌注不足、肌肉血流量变化大，药物多滞留于局部组织，有时形成硬肿或结节影响药物吸收。

（2）当新生儿和早产儿出现低体温、缺氧或休克时，皮下或肌内注射药物的吸收量更少。

（3）早产儿和新生儿接受注射后，局部逐渐蓄积会产生"储库效应"，导致药物释放缓慢影响吸收。

2. 静脉给药

静脉给药可直接进入血液循环，量—效关系相对准确，可直接获得较高的血药浓度，是可靠的给药途径，尤其适用于急症危重早产儿和新生儿给药，多从外周静脉滴入或静脉推注。但输液瓶或输液管道中的残留会影响实际给药剂量。需要注意的事项如下。

（1）严格按医嘱规定速度给药，最好用微量泵。

（2）一般不通过脐血管给药，脐静脉、脐动脉给药有引起肝坏死或肾坏死的危险。

（3）反复应用同一血管可产生血栓性静脉炎，应变换注射部位。

（4）预防医源性高渗血症对新生儿的损伤，在用药时应了解所用药物的渗透压，尽量避免在短期内重复、大剂量使用多种高渗药物，必要时监测新生儿血渗量。

（5）有些药物渗出可引起组织坏死，如钙剂，使用时要严密观察输液部位。

3. 皮肤给药

新生儿皮下脂肪少，药物透皮吸收较快，新生儿和婴儿的体表面积相对较大，皮肤角质层薄，药物经皮肤吸收的速度和程度比成人高；当皮肤有炎症或破损时，吸收更多可导致中毒反应（如硼酸、类固醇激素等）。

4. 鞘内注射给药

一般取慎重态度，因为新生儿血脑屏障通透力强，静脉给药可使一些药物在脑脊液内达到一定浓度，而起治疗作用；除非一些药物难以通过血脑屏障，可考虑鞘内注射给药，如在治疗脑膜白血病时鞘内注射甲氨蝶呤、阿糖胞苷等。

5. 经气管给药

已被列为复苏中的第二给药途径，动物实验和临床应用均已证明某些药物可经肺泡毛细血管迅速吸收回心。由于急救复苏过程中早期建立人工气道非常重要，气管插管措施应先于静脉通道的建立，对训练有素者来说，气管插管仅需数秒钟即可完成，比静脉穿刺或切开术一般可多争取数分钟，为新生儿建立迅速的给药途径。经气管给药的另一优点是"供应站"作用，即部分药物暂留在细支气管内，可逐渐进入肺泡被吸收而发挥作用时间比静脉给药长。此外，经外周静脉注入的药物在到达心肌之前，部分已被降价而作用衰减，为维持血液中药物有效浓度而常需反复注射。但经气管给药后需重复给药的间隔时间较长，且可避免静脉大剂量给药所致的不良反应，但需严格掌握气管内给药的种类和剂量。

二、药物分布

药物吸收后经血液循环迅速分布到全身。药物的分布取决于早产儿和新生儿体液量的多少、细胞内液与细胞外液的比例、体液的 pH、药物的极性、脂肪含量、与蛋白结合的程度及生物屏障等因素。早产儿和新生儿的特点如下。

（一）体液及细胞外液容量高

新生儿体液占体重的比例高（达80%），早产儿更高。其中细胞内液占35%，细胞外液占45%，使水溶性药物的分布容积增大，水溶性药物在细胞外液中容易稀释，浓度较低。结果是降低血药峰浓度而减弱药物最大效应，又使药物代谢排泄减慢，延长药物作用的维持时间。

（二）脂肪含量低

新生儿脂肪含量低，早产儿仅占体重的 1% ~3% ，足月儿占 12% ~15% ，脂溶性药物（如地高辛）不能与之充分结合，使血中游离药物浓度升高。脂溶性药物浓度增高，脑组织富含脂质，血脑屏障发育不完善，新生儿易出现药物中毒及神经系统的反应。

（三）血浆蛋白结合率低

血浆蛋白结合率是影响药物分布最重要的原因，新生儿血浆蛋白含量少，尤其是早产儿血浆白蛋白产生不足，并且以胎儿白蛋白为主。与药物的结合能力弱，若再患有严重感染、营养不良或低蛋白血症，则药物与血浆蛋白结合更少，药物与血浆蛋白呈疏松、可变性结合，凡与血浆蛋白结合的药物相对分子质量变大，不能再透过毛细血管壁进入组织液抵达靶细胞发生效应，只有游离型药物才能保持其药理活性。药物间可以竞争与血浆蛋白的结合部位，结合力强者可置换出弱者使其游离，同时后者血浆浓度增高，生理效应增强。

（四）血脑屏障发育不完善

新生儿和早产儿血脑屏障易被透过，游离药物可自由通过，尤其是缺氧时其通透性增强，许多药物如青霉素在新生儿脑脊液中可达较高浓度，有助于对细菌性脑膜炎的治疗。但有些药物如磺胺类等与胆红素争夺白蛋白，使游离胆红素增加，透过血脑屏障可引起核黄疸。容易穿过血脑屏障向脑组织转运增加的药物有全身麻醉药、镇静催眠药、吗啡等镇痛药。这些药物在脑脊液中浓度高，易引起呼吸抑制，新生儿应避免使用吗啡及巴比妥类药物。

三、药物代谢

药物代谢主要在肝脏进行，代谢速度取决于肝大小和酶系统的代谢能力，其次是消化器官，也有一些在肾、肺、血液中进行，过程包括氧化、还原、水解和结合。早产儿及新生儿的药物代谢特点如下。

新生儿肝细胞微粒体中的细胞色素 P450 氧化还原多功能酶和还原型烟酰胺腺嘌呤核苷酸（NADPH），这两种酶的总量仅为成人的一半，对茶碱、咖啡因、地西泮、苯巴妥等水解清除率低，半衰期明显延长。

新生儿葡萄糖醛酸转移酶活性低，早产儿此酶的活性只有成人的 36%，对药物的代谢能力较差，药物代谢清除率减慢。与葡萄糖醛酸结合后排泄的药物如吲哚美辛、水杨酸盐和氯霉素，必须减量和延长给药时间间隔。通过该途径代谢的药还有吗啡、对乙酰氨基酚等，所以应用时需非常谨慎。若不适当调整给药方法方案（给药时间、给药间隔及疗程）往往会造成药物蓄积而致中毒。

新生儿磺基转移酶发育已完善，可对葡萄糖酸结合力不足起补偿作用，新生儿对某些药物可以产生与成人不同的代谢产物，如早产儿使用茶碱可产生咖啡因。大多数脂溶性药物，需与葡萄糖醛酸，甘氨酸、乙酰基或硫酸盐等结合成为水溶性而排出。

总之，影响新生儿药物代谢因素多，要全面考虑、综合分析、实现用药个体化。

四、药物排泄

排泄是药物在体内彻底清除的过程之一，肾脏是药物排泄的主要器官，其次从肠道、胆管和肺排出。

新生儿和早产儿的肾功能特点：肾组织结构未发育完全，肾小球数量较少是成人的 1/8 ~ 1/5，肾小球和肾小管功能低，肾血流量及肾小球滤过率均不足成人的 40%，早产儿更低，1 周后，肾小球滤过率增加，出现球管不平衡现象并且持续几个月。由于肾脏的清除率低，往往造成血药浓度高，半衰期延长，导致主要以原形由肾小球滤过及肾小管分泌排泄的药物及其代谢产物易在体内发生蓄积中毒，如抗生素、地高辛、氨基糖苷类、呋塞米等。所以一般来说，日龄越小，出生体重越轻，药物半衰期越长。给药间隔时间应按胎龄、体重和月龄决定。

病理情况的影响：如缺氧和低血压可使肾血流量减少，使药物的消除慢，应注意减少剂量，延长间隔时间。

应根据新生儿及早产儿的药物代谢特点，针对病情合理用药，以便使药物最大限度地发挥药效，使不良反应控制在最低限度。

（李　健）

第三节　药物选择及给药途径

由于早产儿及新生儿器官发育不成熟，器官功能未发育完善，酶系统不够健全，药物在其体内的药代动力学及药物毒性反应受其胎龄、日龄及患病的影响，不能将成人的药理学资料应用于早产儿及新生儿。要使这类人群的用药有效并且安全，必须熟悉药物的药代动力学特征和药效学规律，如给药的剂量、途径、时间间隔等，使药物发挥治疗作用的同时，不会导致毒性反应。

一、新生儿抗生素应用特点

新生儿患有感染性疾患时，应采用抗感染疗法。由于新生儿脏器未发育成熟，血中药物浓度增加，不良反应阈值低下，特别是早产儿和未满1周的新生儿，更应注意用药量比成熟儿小，同时也必须考虑给药的间隔时间。选择用药种类时应掌握适应证，最好采用经过血、气管分泌物和咽培养等的药物敏感性检查结果，使抗生素的选择更具针对性。为了增加疗效，减少不良反应，延长耐药菌的产生，可考虑联合用药。新生儿抗菌药物应用特点如下。

采用静脉给药：对血培养阳性的败血症，疗程 10～14 d。B 族链球菌及革兰阴性菌所致化脓性脑膜炎（简称化脑）疗程 14～21 d。国内外多种教科书将早产儿不同孕龄或不同出生体重分开列出各种抗菌药物的用量和时间间隔，同时注意致病菌的耐药问题。

不主张预防性使用抗生素：预防性使用抗生素客观上造成抗菌药物的高选择性压力，不易筛选出更多的耐药菌株。

（一）抗生素使用一般原则

（1）临床诊断败血症，在使用抗生素前收集各种标本，不需要等细菌学结果即应及时使用抗生素。

（2）根据病原菌可能来源初步判断病原菌种，未明确前可选择既针对革兰阳性菌又针对革兰阴性菌的抗生素，可先用两种抗生素，掌握不同地区、不同时期有不同优势的致病菌及耐药谱，经验性地选用抗生素。

（3）一旦有药敏结果，应进行相应调整，尽量选用一种针对性强的抗生素；如果临床疗效好，虽药敏结果不敏感，也可暂不换药。

（二）抗生素的序贯疗法

序贯疗法即在急性期或住院期间采用静脉用药，病情稳定或出院后改为口服用药，以达到巩固疗效、清除致病菌的目的。静脉用药转换为口服药继续治疗的标准：静脉用药至少48 h 后，感染的症状与体征改善或消失；患儿未发热（腋温≤37 ℃）或热退后 24 h 以上；白细胞总数和分类恢复正常；C 反应蛋白恢复正常。

（1）考虑口服抗菌药物的生物利用度，要达到有效的序贯疗法，必须保证有效的血药浓度，口服药必须要有较好的吸收率即生物利用度。环丙沙星及氧氟沙星口服吸收率分别为70%～80%和85%～95%，甲硝唑约为95%，氨苄西林＋舒巴坦约为80%，阿莫西林＋克拉维酸约为60%，头孢克洛约为90%，以上这几种药除了杀菌效果外，还有较高的口服生物利用度，故成为较常选择的用于序贯疗法的药物，但必须避免用时口服含钙和镁制剂，因为会干扰喹诺酮类等药的吸收。

（2）不适合序贯疗法：①完全禁食需要胃肠道休息的婴儿；②有影响胃肠道吸收的因素如严重的恶心、呕吐、持续鼻胃管引流、吸收不良综合征、短肠综合征等；③病情严重如白细胞太少、化脓性脑膜炎、脑脓肿、骨髓炎、感染性休克及心内膜炎等；④极低体重儿；⑤多重耐药菌如 MRS 感染；⑥早期新生儿。

新生儿抗菌药物的序贯疗法，在治疗效果、药物经济学等方面都显示出其广阔的应用前景，不断有新的高效口服药物研制成功并投入临床应用。

二、新生儿复苏用药特点

早产儿、新生儿复苏中药物应少用。心动过缓通常是肺膨胀不全及严重低氧血症所致。建立足够的通气是最重要的纠正方法，但在充分的 100% 氧正压通气和胸外按压后心率仍小于 60 次/分，应给予肾上腺素、扩容或二者兼用。复苏后可用碳酸氢钠或血管活性药。新生儿复苏用药，见表5-1。

表5-1　新生儿复苏用药

药物	用药指征	给药途径	给药剂量和浓度
肾上腺素	在30 s 正压人工呼吸和30 s 胸外按压配合人工呼吸后，心率仍＜60 次/分，应使用肾上腺素	首选脐静脉	每次 0.01～0.03 mg/kg（即 0.1～0.3 mL/kg 的 1∶10 000 溶液）
		气管内注入，如首剂气管内给药，需重复给药时应选择静脉途径	每次 0.5～1 mg/kg（即 5～10 mL/kg 的 1∶10 000 溶液），必要时可 3～5 min 重复 1 次
扩容剂	1. 对其他的复苏措施反应不良 2. 新生儿、早产儿呈现休克（尽管已做了复苏努力但新生儿仍肤色苍白、脉搏细弱、持续心动过缓及循环状态无改善） 3. 并发有胎儿失血的病史（如胎盘早剥、前置胎盘等）	外周静脉或脐静脉在 10～15 min 注入	推荐生理盐水，单次剂量为 10 mL/kg，大量失血则需输入与患儿交叉配血阴性的同型血或 O 型细胞悬液，必要时可重复

三、肺表面活性物质应用

新生儿呼吸窘迫综合征（NRDS）是指出生后不久，出现进行性呼吸困难，乃至呼吸衰竭。多见于早产儿，也可见于剖宫产儿。病理特点是肺泡壁及细支气管壁上覆以嗜伊红的透明膜和肺不张，又称新生儿透明膜病。病因主要是缺乏肺泡表面活性物质（PS）。目前对肺表面活性物质维持正常呼吸功能的重要性已有充分认识，肺表面活性物质替代性治疗新生儿呼吸窘迫综合征和急性呼吸窘迫综合征（ARDS）等疾病得到肯定疗效。肺表面活性物质有天然型 PS 和合成型 PS。

（一）用药指征

早产儿由于肺泡Ⅱ型细胞发育不成熟，不能分泌足够的 PS 而发生早产儿呼吸窘迫综合征。

1. 预防用药

胎龄小于 30 周或有高危因素的早产儿，出生后进行 PS 预防性用药，对减少 RDS 发病、降低病死率有明显作用。

2. 治疗用药

已诊断为 NRDS 的患儿应尽早用药，可迅速改善肺的换气功能，提高动脉氧分压，改善肺的顺应性，降低吸入氧浓度，机械通气压力及平均气道压力等。天然型 PS 优于合成型 PS，重复用药效果优于单次用药，但超常规剂量用药不增加疗效。

（二）给药途径

常规经气管插管直接将药注入气管。PS 进入肺内后，影响其分布重要因素包括：按重力分布；PS 量越大分布越好，给予速度越快分布越好。

采用气管内滴注药物时，单次给药维持疗效较短暂，对小胎龄者常需重复给药。经气道滴入的另一个缺陷是肺内分布不均匀。为使 PS 能在肺内分布均匀，药液容积不能过少。但滴入液体过多可致肺水肿加重和循环系统不稳定等。滴注速度缓慢不利于均匀分布，滴注过快易造成药物反流，故推荐给药时间在 1~2 min 为宜。

（三）给药操作方法

吸净患儿气道分泌物，置患儿于右侧卧位，将 PS 用 4~5 mL 生理盐水配成混悬液加温至 37 ℃左右将与注射器与细硅胶管相接，送入气管插管口处，注入所需药量的 1/2，抽出管，机械通气或气囊正压通气 1 min，以利于药液更好弥散。再置患儿于左侧卧位，用以上方法将剩余药液注入肺内。给药时变换患儿体位，有利于 PS 在肺内均匀分布。为减少药液损失，除有明显的气道阻塞外，用药后 6 h 内不进行拍背吸痰。

（四）给药剂量及次数

目前，多数推荐剂量为 100~200 mg/kg，早期 PS 应用一般仅给药 1 次，若疗效不理想，可按需给药。在第一次给药后，如呼吸机参数吸入氧浓度（FiO_2）大于 0.5，或平均气道压力（MAP）大于 0.78 kPa，可考虑重复给药，但最多给 4 次，间隔时间为 10~12 h，视患儿病情而定。

四、新生儿抗惊厥药物应用

新生儿惊厥的治疗主要是积极治疗原发病，纠正生化代谢失调和抗惊厥药物的应用。

（一）纠正生化代谢失调

1. 纠正低血糖

先以 25% 葡萄糖注射液 2 ~ 4 mL/kg 于 3 ~ 5 min 内静脉推注，继而用 10% 葡萄糖注射液 5 ~ 6 mL/（kg·h）静脉滴注，维持血糖在正常稍高水平。

2. 纠正低血钙

静脉滴注 10% 葡萄糖酸钙 1 ~ 2 mL/kg，同时应监测心率。因低血钙引起的惊厥，在血钙浓度恢复正常后抽搐可停止。

3. 纠正低血镁

血镁浓度低于 0.65 mmol/L，可确诊为低镁，可肌内注射 50% 硫酸镁 0.2 mL/kg。

4. 纠正维生素 B_6 缺乏或依赖

静脉注射维生素 B_6 50 mg 试验性治疗而确诊，给药同时进行脑电图监护。

（二）抗惊厥药物的应用

经上述病因性治疗后仍反复发作惊厥，或确诊为颅内器质性病变所致，则需应用抗惊厥药物。

1. 地西泮

新生儿惊厥首选药，对控制惊厥持续状态作用迅速，但需缓慢静脉注射，注意呼吸抑制，速度宜 <50 mg/min。氯硝西泮：静脉注射，维持时间更长。有黄疸的患儿要慎用。

2. 苯巴比妥

首剂 10 ~ 20 mg/kg，而后每次 5 mg/kg 肌内注射，隔 12 h 注射 1 次；紧急情况下，可予静脉注射。为保证安全，血药浓度不应超出 40 μg/mL。

3. 苯妥英钠

若苯巴比妥负荷量超过 20 mg/kg 而惊厥未得到控制，考虑应用苯妥英钠，要监测血药浓度以随时调整用药剂量。苯巴比妥和苯妥英钠联合应用，仍未能有效控制惊厥，说明颅内可能有器质性病变。

4. 水合氯醛

以上药物疗效不佳时，临时用 10% 水合氯醛 0.5 mL/kg 灌肠，可增加抗惊厥效果。

（刘文光）

第四节　新生儿及早产儿的用药监护

治疗药物监测（TDM）是指在临床进行药物治疗过程中，观察药物疗效的同时，定时采集患儿的血液（有时采集尿液、唾液等液体），采用现代的分析测定手段，定量测定血液或其他体液中药物代谢的浓度，并将所测得的数据运用药动学原理，拟合成各种数学模型，并根据求得的各种药动学参数制订最佳给药方案，从而提高药物疗效、降低药物不良反应，实现给药个体化，从而达到满意的疗效及避免发生不良反应。同时也可以为药物过量中毒的诊断和处理提供有价值的实验室依据，将临床用药从传统的经验模式提高到比较科学的水平。

一、治疗药物监测（TDM）概述

（一）血浆药物浓度与药效密切相关

一般来讲，药物的体内过程是从用药部位吸收进入血液循环，随血液循环分布进入病变部位，与受体作用而发挥药理作用，因此，"受体部位"活性药物的浓度应当是最能反映药物的指标。体液中药物治疗作用的强弱与持续时间的长短，理论上取决于受体部位活性药物的浓度。因此，将血药浓度作为一个指标来指导临床用药具有重要意义。

（二）临床应用

在临床上，并不是所有的药物或在所有的情况下都需要进行 TDM。在下列情况下，通常需要进行 TDM。

（1）药物的有效血浓度范围狭窄：此类药物多为治疗指数小的药物，如强心苷类，它们的有效剂量与中毒剂量接近，需要根据药代动力学原理和患儿的具体情况仔细设计和调整给药方案，密切观察临床反应。

（2）同一剂量可能出现较大的血药浓度差异的药物，如三环类抗忧郁药。

（3）具有非线性药代动力学特性的药物，如苯妥英钠、茶碱、水杨酸等。

（4）肝肾功能不全或衰竭的患儿使用主要经过肝代谢消除（利多卡因、茶碱等）或肾排泄（氨基糖苷类抗生素等）的药物时，以及胃肠道功能不良的患儿口服某些药物时。

（5）长期用药的患儿，依从性差，不按医嘱用药；或者某些药物长期使用后产生耐药性；以及原因不明的药效变化。

（6）怀疑患儿药物中毒，尤其有的药物的中毒症状与剂量不足的症状类似，而临床又不能明确辨别。例如，普鲁卡因胺治疗心律失常时，过量也会引起心律失常，苯妥英钠中毒引起的抽搐与癫痫发作不易区别。

（7）合并用药产生相互作用而影响疗效时。

（8）药代动力学的个体差异很大，特别是由于遗传造成药物代谢速率出现明显差异的情况，如普鲁卡因胺的乙酰化代谢。

（9）常规剂量下出现毒性反应，诊断和处理过量中毒，以及为医疗事故提供法律依据。

（10）当患儿的血浆蛋白含量低时，需要测定血中游离药物的浓度，如苯妥英钠。

（三）TDM 一般流程

治疗决策（医师/临床药师）→处方剂量（医师/临床药师）→初剂量设计（医师/临床药师）→调剂（药师）→投药（护师/药师）→观察（医师/临床药师/护师）→抽血（医师/临床药师/护师/检验师）→血药浓度监测（临床药师/检验师）→药动学处理（临床药师/医师）→调整给药方案（医师/临床药师）。

在 NICU 开展用药监护，使药学、医疗、护理监护有机结合在一起，临床医生、临床药师、护士形成全方位的监护团队，药师发挥积极作用，指导医护人员合理用药、经济用药，监测患儿用药的全过程，发现和报告药物的不良反应。临床护士在 NICU 实施用药监护的主要工作内容如下。

（1）及时准确给药：药名、浓度、剂量、给药途径等准确给药，防止差错。

（2）用药反应观察：包括药物疗效、不良反应等观察。

（3）采集各种药物浓度监测的样本。

（四）采集样本的时间

药物在体内的血药浓度是随时间变化的，取样的时间不同，测得的血药浓度值也会不同。因此，在 TDM 工作中取样时间的把握非常重要。取样时间的确定是根据 TDM 的目的及所使用的药物的动力学特点等因素决定的。

（1）长期使用某药物而进行的定期监测，需测定稳态浓度，即在用药后至少 5 个半衰期以后取样。

（2）治疗指数低、安全范围窄的药物，通常需要分别测定稳态的峰浓度和谷浓度。如果患儿临床表现类似中毒症状，此时需要测定的是药物的峰浓度，如中毒情况紧急可随时取样以明确诊断。不良反应较强的药物应尽量减少药物的用量。药物使用中感觉疗效不明显，应测定谷浓度。

（3）需要确定某个具体患儿的药动力学参数，取样点不得少于 10 个，时间段为 3～5 个半衰期。其中吸收相、平衡相不得少于 3 个点，消除相至少 4 个点。

（五）几种新生儿常用药物的监测

新生儿的药物动力学复杂，药物毒性反应高，为 24%，儿童及成人为 6%～17%。新生儿需监测的药物是治疗量与中毒量比较接近的药（茶碱、地高辛等），毒性较大的药（氨基糖苷类抗生素）。

二、NICU 用药监护的观察重点及护理

1. 应用肺表面活性物质（PS）时的监护

治疗同时应对血氧和生命体征进行监测，使 PaO_2 维持在 6.7～9.8 kPa，SaO_2 维持在 87%～95%，对同时应用 CACP 或机械通气的患儿进行呼吸管理。

2. 应用氨茶碱时的监护

氨茶碱作为兴奋呼吸中枢药物，多年来一直用于预防和治疗早产儿出生后出现呼吸暂停，但氨茶碱治疗浓度与中毒浓度接近，且个体差异较大，监护内容如下。

（1）有条件的 NICU 应测定氨茶碱的血药浓度。

（2）注意给予准确剂量，微量泵控制滴注速度、给药时间间隔。

（3）观察患儿有无茶碱中毒体征：烦躁不安、易激惹、心跳呼吸次数加快、四肢震颤、抖动等。

3. 应用抗感染药物时的监护

细菌感染仍是早产儿死亡最常见原因，院内感染常为多重耐药菌。因此，临床护士在 NICU 中应加强抗生素药物的观察监护，为医生提供第一手临床资料。主要对策如下。

（1）严格掌握抗生素药物的应用指征：应根据 NICU 感染流行菌株及院内耐药菌株的监测结果，重视细菌培养（可反复多次培养）与药敏试验，与医师、药师一起制订合理的用药方案。

（2）密切观察使用抗生素导致的并发症。

1）早产儿、新生儿的神经系统仍在发育阶段，血脑屏障发育未成熟，药物易透过血脑屏障，直接作用于较脆弱的中枢神经系统，产生不良反应。卡那霉素、庆大霉素等氨基糖苷类药物易致听神经损害；碳青霉烯类如亚胺培南/西司他丁剂量较大时，在中枢神经系统浓度较高，会出现惊厥症状，如脑膜炎球菌在应用头孢菌素效果不佳需要使用碳青霉烯类时，临床药师建议尽可能使用中枢毒性较低的美罗培南。

2）早产儿生存能力差，肝药酶系统发育不成熟，肾功能不完善使药物的代谢和排泄受影响，而且由于循环血浆蛋白较少，游离药物浓度较高，更易产生不良反应。可使用对肝肾功能影响较小的第三代头孢菌素，如头孢噻肟钠。

3）不主张用广谱抗生素预防感染。早产儿用抗生素预防感染没有意义，反而更易导致耐药菌株的出现，引起消化道和呼吸道的菌群失调。

4. 早产儿光疗时血钙的监测

早产儿黄疸是常见的症状，而且持续时间较长，光照疗法作为降低血清非结合胆红素首选方法，方法简单，疗效肯定。但有研究结果显示，患儿光疗后血清总钙和游离钙明显降低，尤其是早产儿，部分早产儿会出现低钙体征，故早产儿接受光疗的过程中应监测血清钙水平，当血清总钙低于 1.8 mmol/L 或游离钙低于 0.9 mmol/L 时，应及时补充 10% 葡糖糖酸钙 1~2 mL/kg 或光疗的同时常规补钙。

NICU 开展用药监护，医疗、药学、护理有机结合在一起，临床药师与医师、护士形成全方位的监护团队，监测患儿用药的全过程，降低药物的不良反应，并设计药物治疗方案（即个体化用药），对药物做出综合评价，从而提高临床治疗效果。

（刘文光）

第五节　早产儿的营养需求与营养治疗

营养是早产儿管理的一个重要内容，对提高早产儿存活率及生存质量至关重要，合理营养的前提是准确的营养评估，动态掌握营养状态，优化营养治疗方案，满足早产儿的特殊营养需求，避免早产儿器官及生理功能尚未完全成熟而面临许多营养问题。

一、营养评估

（一）生长评估

1. 生长测量指标

生长是营养充足的最佳指标，生长状态的评估是早产儿营养评估的关键部分，标准的生长测量指标如下。

（1）体重：体重反映身体各组成部分的重要总和。新生儿生后第 1 周有生理性体重下降，足月儿一般不超过出生体重的 10%，早产儿可达 15%，超低出生体重儿可达 20%，高峰一般在出生后 4~6 d，2 周左右可恢复至出生体重。住院患儿应每天常规测量体重，固定测量时间及测量工具。测量体重最好采用婴儿磅秤，读数准确至 5~10 g。测量时患儿应裸体，并扣除身上所附着的胃管、气管插管等设施的重量。

（2）身长：身长测量由于不受补充液体量的影响，是估计早产儿营养状况的重要指标。

胎儿在宫内最后 3 个月身长的生长速度为每周 0.75 cm。

（3）头围：头围测量间接反映了婴儿脑的生长情况。胎儿最后 3 个月及出生后最初 2 年是脑的快速发育期。早产儿在宫内最后 3 个月头围每周增加 0.75 cm。因此，头围的连续测量是早产儿营养监测的重要指标。

早产儿生后至足月以前的理想生长应达到宫内生长速率，一般平均体重增长 10 ~ 20 g/（kg·d），身长每周增长 0.8 ~ 1.1 cm，头围每周增长 0.5 ~ 1 cm。早产儿的生长目标至少应符合已发表的最佳出生后生长曲线的生长速率，并努力达到宫内生长曲线的理想生长速率。早产儿出院后的生长评价则多采用横向数据的百分位法，对营养评价尤其是群体评价时建议选择 Z 评分。评估早产儿生长状况时要全面衡量体重、身长、头围各项指标及其关系常用指标，如年龄别体重、年龄别身高、年龄别头围、身长别体重等。建议早产儿住院期间每天常规测量体重，每周测量身长和头围，出院后 6 月龄以内每月 1 次，6 ~ 12 月龄每 2 个月 1 次，1 ~ 2 岁每 3 个月 1 次。

2. 生长曲线

生长的纵向比较和横向比较各有其优点，前者反应个体本身的生长态势，后者则反应与群体间的差异。生长曲线可用于观察和比较生长情况，主要包括胎儿宫内生长曲线图及早产儿出生后生长曲线图。胎儿宫内生长曲线源自对不同出生胎龄新生儿出生体重、身长及头围的横断面测量，反映胎儿宫内生长情况，仅代表理想的生长目标。出生后生长曲线代表不同病情及接受不同营养支持的早产儿人群出生后的纵向生长情况，主要反映参考值而非理想的生长曲线。国外常用于早产儿营养评估的生长曲线图包括：①Bason 生长曲线图，可用于早产儿生长监测；②Fenton 生长曲线图，主要监测早产儿在 NICU 住院期间至纠正胎龄 40 周的生长情况；③婴儿健康发育项目生长曲线图，适用于患有慢性疾病的低出生体重儿及极低出生体重儿；④WHO 儿童生长标准，当早产儿达到纠正胎龄 40 周时，可采用 WHO 颁布的生长曲线进行监测。

（二）实验室评估

实验室评估是营养评估的重要组成部分，为判断营养状态提供有价值的信息，但由于一些技术因素和患儿因素可能会影响生化指标结果，因此，在分析结果时应结合临床情况。

对于长期接受静脉营养的早产儿，应定期评估动脉血气分析、电解质、钙、镁、磷、血糖、肝酶及三酰甘油，以便早期发现静脉营养相关并发症，并评估患儿对治疗的反应。在开始静脉营养或调整营养支持之后应每天监测酸碱状况、血糖、电解质、钙、镁、磷及三酰甘油，情况稳定后则每 7 ~ 14 d 监测 1 次。

对于接受肠内营养且达到理想生长状况的病情稳定的早产儿，可以适当减少实验室评估次数，主要检测血常规、蛋白质、微量元素、电解质及酸碱状态等。

（三）摄入评估

每天进行营养摄入评估，包括液体出入量、营养类型、热量摄入、热氮比、脂肪摄入量和主要营养素的量等，结果通常以 kg/d 为单位，与推荐量进行比较，以调整营养治疗方案。

（四）临床评估

1. 喂养耐受性

主要评估奶量完成情况、胃潴留、呕吐、腹胀、腹围、大便次数及性状等。小胎龄、低出生体重儿、小于胎龄儿、机械通气、脐插管、开奶延迟和胎粪黏稠等均可能引起喂养不耐受。

2. 吸吮—吞咽功能

评估经口喂养功能，选择合适的喂养方式或喂养制剂。

3. 影响营养治疗的主要疾病

某些疾病对于临床营养治疗有着特殊要求和限制，如慢性肺疾病、先天性心脏病、胃食管反流等，应熟悉此类疾病与营养之间的相互影响，制订个性化营养方案，促进早产儿疾病恢复和生长发育。

4. 营养缺乏相关症状及体征

摄入营养素不足或不合理可引起各种疾病症状，如皮肤弹性降低，出现水肿、贫血、生长发育迟缓及代谢性骨病等，应注意观察早产儿营养缺乏的临床症状及体征。

二、早产儿的营养需求

能量平衡可以用以下公式来表示：能量摄入 = 能量丢失 + 能量储备 + 能量消耗。能量消耗包括克服静息能量消耗、活动、体温调节、组织合成所需的能量和食物的特殊动力。能量储备指生长所储存的能量，能量丢失是由于营养素的不完全吸收所致。能量的需求量取决于日龄、体重、生长速率、环境温度、活动量、喂养状态和器官成熟等。研究表明，早产儿出生后第 1 周能量消耗较低，为 40 ~ 50 kcal/（kg·d），第 2 周增至 55 ~ 65 kcal/（kg·d），因此胎龄 30 ~ 34 周、无机械通气的早产儿出生后第 1 周达到能量平衡的能量摄入为 60 ~ 70 kcal/（kg·d），第 2 周增至 70 ~ 80 kcal/（kg·d），以后能量摄入进一步增加以满足体重稳定增长的需求。除由于疾病所致的氧耗增加或吸收不良而需要能量增加外，早产儿摄入能量 120 kcal/（kg·d）时体重可适当增加 10 ~ 15/（kg·d）。每增加 1 g 体重需额外的 18.8 kJ 能量，若要上调预期的体重增加 15 ~ 20 g/（kg·d），还需额外 10 ~ 15 kcal/（kg·d）的能量。需要指出的是，肠外营养和肠内营养的能量需求存在差异，肠内营养时有 10% ~ 16% 的能量从粪便丢失，因此，肠外营养时总能量供给可减少 10% ~ 15%。对于某些特殊疾病，如支气管肺发育不良、先天性膈疝、败血症和先天性心脏病患儿，应适当增加能量需求。积极的营养支持可以减少能量和蛋白质的累积缺失，促进生长发育，优化人体成分，改善神经发育预后。一项对出生体重小于 1 250 g 早产儿的研究表明，出生后第 1 天给予热量 50 kcal/（kg·d）、蛋白质 2.5 g/（kg·d），至出生后第 6 天热量 120 kcal/（kg·d）、蛋白质 4 g/（kg·d），稳定期给予热量 120 kcal/（kg·d）、蛋白质 4 g/（kg·d），实施积极的营养支持显著减少了出院时的生长受限。

三、早产儿营养治疗的目标

早期合理的营养对早产儿生长、疾病转归和远期预后有着非常重要的影响，应给予充足和均衡的营养素使早产儿的生长速率和体重增长的成分接近相同胎龄的正常胎儿。2010 年欧洲儿科胃肠、肝病与营养学会（ESPGAN）建议，早产儿营养支持目标不仅要达到相似胎龄的正常胎儿在宫内的生长速率，而且要达到与正常胎儿相似的体成分和功能状态。中华医学会儿科分会新生儿学组、儿童保健学组及《中华儿科杂志》编辑委员会共同制订了早产/低出生体重儿喂养建议，早产/低出生体重儿营养管理的目标应满足以下目的：①满足生长发育的需求；②促进各组织器官的成熟；③预防营养缺乏和过剩；④保证神经系统的发育；⑤有利于远期健康。制订早产儿营养支持目标时要基于"两个体重标准"和"三个年龄阶段"："两个体重"是指出生体重<1 000 g和>1 000 g，"三个年龄阶段"包括转变期、稳定—生长期和出院后时期。不同体重标准反映了出生前宫内营养储备差异，而不同年龄阶段则反映了随着生后成熟其生长和代谢的变化。

四、早产儿肠外营养

肠外营养（PN）指当人体不能耐受肠道喂养或肠内营养不能满足机体需要时通过静脉输入的方式供给热量、液体、碳水化合物、蛋白质、脂肪、维生素和矿物质等来满足机体代谢以及生长发育所需要的营养方式，是宫内经母体输送营养的延续，成为早产儿有效营养支持的重要手段。肠外营养分为全肠外营养（TPN）和部分肠外营养（PPN）。

（一）肠外营养适应证和禁忌证

1. 适应证

各种原因所致无法肠道喂养3 d以上或经肠道内摄入热量不能达到所需总热量的70%。

2. 禁忌证

休克患儿、严重水电解质紊乱、酸碱平衡失调时禁用营养支持为目的的补液。肝肾功能不全，脂肪、氨基酸代谢相对不足，氨基酸过量可加重肾脏负担，应慎用肠外营养支持。

（二）肠外营养支持方式

1. 脐静脉置管（UVS）

UVS于20世纪80年代后期开始应用于临床，为早产儿生后早期静脉营养供应提供了重要保障。由于存在发生静脉血栓及感染风险，通常在出生后1周左右拔管。

2. 外周短导管和中长导管

套管针留置时间为72~96 h，中长导管可保留2~4周，中长导管静脉炎发生率低于短导管，感染率及价格低于中心静脉导管。短导管和中长导管适用于短期或开始应用PN者。外周静脉营养支持的液体渗透压不应高于900 mOsm/L，碳水化合物浓度不可过高（葡萄糖浓度<12.5%）。有学者建议，外周静脉营养液体渗透压应低于500 mOsm/L。

3. 经外周中心静脉导管（PICC）

PICC置管利用导管从外周手臂静脉穿刺插入上腔静脉近右心房处，其留置时间大于3个月，成为中心静脉导管的一种安全、方便的替代品。1973年Show描述了PICC作为新的方法作为新生儿全静脉营养提供可靠静脉途径，近年来PICC作为中长期静脉通道广泛用于早产儿肠外营养支持。

4. 中心静脉导管（CVC）

中心静脉管腔粗、管壁厚，能耐受较高葡萄糖浓度和高渗透压液体。导管留置时间48 h至4周，缺点是操作复杂、并发症较多、感染率较高。

（三）肠外营养监测

1. 生长监测

每天监测体重，每周监测身长及头围。

2. 生化监测

定期监测钙、磷、碱性磷酸酶有利于发现与骨量减少相关的代谢紊乱。蛋白质营养不良监测包括血清总蛋白质、白蛋白、视黄醇结合蛋白、转铁蛋白、转甲状腺蛋白。生化监测对于避免 TPN 相关并发症十分重要。

3. 水电解质平衡

监测体重、皮肤弹性、前囟、出入量、电解质等。液体平衡的最佳指标：每天生理性体重下降 1%~2%，早产儿最大可达 20%，尿量 2~3 mL/（kg·h），尿比重 1.008~1.012。

新生儿肠外营养监测表见表 5-2。

表 5-2　新生儿肠外营养监测表

监测项目		第 1 周	以后
摄入量	能量［kcal/（kg·d）］	每天 1 次	每天 1 次
	蛋白质［g/（kg·d）］	每天 1 次	每天 1 次
临床体征观察	皮肤弹性、囟门	每天 1 次	每天 1 次
	黄疸、水肿	每天 1 次	每天 1 次
生长参数	体重	每天 1 次或隔天 1 次	每周 2~3 次
	头围	每周 1 次	每周 1 次
体液平衡	出入量	每天 1 次	每天 1 次
实验室检查	血常规	每周 2~3 次	每周 1~2 次
	电解质（Na⁺、K⁺、Cl⁻）	每周 2 次（或调整电解质用量后第 1 天）	每周 1 次（或调整电解质用量后第 1 天）
	血钙	每周 2 次	每周 1 次
	血磷、镁	每周 1 次	必要时
	肝功能	每周 1 次	每周或隔周 1 次
	肾功能	每周 1 次	每周或隔周 1 次
	血浆总三酰甘油、总胆固醇*	每周 1 次	必要时
	血糖	每天 1~4 次	必要时（调整配方后或临床出现低/高血糖症状）
	尿糖（无法监测血糖时）	同血糖	同血糖

注　*血脂测定标本采集前 6 h 内应暂停输注含脂肪乳剂的营养液。

（四）肠外营养液的组成

肠外营养液的基本成分主要包括氨基酸、脂肪乳、葡萄糖、电解质、维生素和微量元素。

1. 葡萄糖

葡萄糖是提供非蛋白质能量的主要来源，外周静脉输注葡萄糖浓度应低于 12.5%，中心静脉输注葡萄糖浓度可至 25%。葡萄糖输注速率（GIR）计算公式如下。

$$GIR［mg/（kg·min）］= \frac{葡萄糖（g/d）\times 1\,000}{1\,440（min/d）}/体重（kg）$$

静脉输注葡萄糖初始剂量 6 g/kg［4~6 mg/（kg·min）］，每天增加 1~2 g/kg，直至

12～18 g/（kg·d），血糖维持在 3～7 mmol/L。最初开始输注葡萄糖或改变输注时，每隔 4～6 h 监测 1 次血糖变化。葡萄糖输注计算见表5-3。

表5-3　葡萄糖输注计算

葡萄糖浓度	补液速度 [mL/（kg·h）]	补糖速度 [mg/（kg·min）]	补液总量 [mL/（kg·d）]	补糖量 [g/（kg·d）]	热量值 [kcal/（kg·d）]
10%	3	5	72	7.2	28.8
10%	4	6.7	96	9.6	38.4
10%	5	8.3	120	12	48
12.5%	3	6.25	72	9	36
12.5%	4	8.3	96	12	48
12.5%	5	10.4	120	15	60

2. 脂肪乳

出生后 24 h 给予脂肪乳，常用 20% 脂肪乳剂，由脂肪提供的能量不超过摄入总热量的 50%。起始剂量为 1.0～1.5 g/（kg·d），按 0.5～1.0 g/（kg·d）增加。超低出生体重儿起始剂量为 0.5～1.0 g/（kg·d），按 0.5 g/（kg·d）增加，总量为 2.5～3.0 g/（kg·d）。体重 <1 250 g 和胎龄 <30 周的早产儿处于高胆红素血症的最大风险，可能需要维持脂肪乳输注剂量 1 g/（kg·d）直至高胆红素血症开始消退。超低出生体重儿和 SGA 新生儿的脂肪组织较少，输注脂肪乳剂时脂肪廓清延迟，容易发生相关并发症，故而脂肪乳剂应 24 h 匀速输注以达到最低时速。使用肝素可以促进脂蛋白酯酶的释放，从而增强血浆脂肪廓清。输注脂肪乳剂时应同时使用碳水化合物以促进脂肪酸的氧化及清除。加入少量肝素钠可以增强脂蛋白酶活性，促进脂肪代谢。严重缺氧、血胆红素 >171 μmol/L、血小板低者不用中性脂肪，循环衰竭、肝肾功能不全、尿素氮 >35 mg/dL 禁用脂肪乳剂。

3. 氨基酸

推荐使用小儿专用氨基酸，外周静脉输注氨基酸浓度不应超过 2%，经中心静脉输注氨基酸浓度应低于 3%。目前主张出生后尽早（第 1 个 24 h）开始给予氨基酸，起始剂量 1.5～2.0 g/（kg·d），每天递增 1.0 g/（kg·d），最终目标量 3.0～4.0 g/（kg·d），热氮比（热量∶氮）=100 kcal∶2.5～3.6 g，以减少分解代谢，促进线性生长。早产儿蛋白质摄入和蛋白质—能量比例见表5-4。

表5-4　生长中早产儿的蛋白质推荐量

早产儿	不需追赶性生长	需要追赶性生长
26～30 周 PCA：16～18 g/（kg·d）	3.8～4.2 g/（kg·d）	4.4 g/（kg·d）
LBM 14% 蛋白质存留率	PER：±3.0	PER：±3.3
30～36 周 PCA：14～15 g/（kg·d）	3.4～3.6 g/（kg·d）	3.6～4.0 g/（kg·d）
LBM 15% 蛋白质存留率	PER：±2.8	PER：±3.0
36～40 周 PCA：13 g/（kg·d）	2.8～3.2 g/（kg·d）	3.0～3.4 g/（kg·d）
LBM 17% 蛋白质存留率	PER：2.4～2.6	PER：2.6～2.8

注　PCA：纠正胎龄；LBM：瘦体重；PER：蛋白质—能量比例。

4. 电解质

钠的正常需求量为 2 ~ 3 mmol/（kg·d）。胎龄小于 28 周者出生后 1 周除了通过静脉营养还可以从其他途径获取钠（如输血、药物），为了预防高钠血症，建议在出生后 1 周内密切监测钠的摄入。生长中早产儿的钾需求量为 1 ~ 2 mmol/（kg·d），鉴于极低出生体重儿可能因远端肾小管功能不成熟而发生非少尿性高钾血症，出生后 3 d 内不宜补钾。氯的推荐需求量为 2 ~ 3 mmol/（kg·d），维持摄入量不低于 1 mmol/（kg·d）。血清电解质是调整电解质输注量的重要依据。新生儿不同日龄的液体需要量见表5-5。

表5-5　新生儿不同日龄的液体需要量［mL/（kg·d）］

日龄	出生体重（g）			
	< 1 000	~ 1 500	~ 2 500	> 2 500
1	70 ~ 100	70 ~ 100	60 ~ 80	60 ~ 80
2	100 ~ 120	100 ~ 120	80 ~ 100	80 ~ 100
3 ~ 7	120 ~ 180	120 ~ 180	110 ~ 140	100 ~ 140
8 ~ 28	140 ~ 180	140 ~ 180	120 ~ 160	120 ~ 160

注　PDA、RDS、HIE、BPD、心力衰竭等情况需限制液量，EVLWI、使用开放暖箱、光疗、呕吐、腹泻等情况需增加液量。

5. 矿物质、维生素及微量元素

钙、磷、镁的需求量分别为 0.6 ~ 0.8 mmol/（kg·d）、1.0 ~ 1.2 mmol/（kg·d）、0.3 ~ 0.4 mmol/（kg·d）。静脉营养时需补充 13 种维生素，包括 4 种脂溶性维生素（维生素 A、维生素 D、维生素 E、维生素 K）和 9 种水溶性维生素（维生素 B_1、维生素 B_2、维生素 B_6、维生素 B_{12}、维生素 C、烟酸、叶酸、泛酸、生物素）。铁、铬、铜、碘、锰、钼、硒、锌是参与许多代谢过程的必需微量元素，如果 TPN 超过 2 周需在营养液中加入微量元素并定期监测。临床一般应用维生素混合制剂及微量元素混合制剂。目前使用的脂溶性维生素、水溶性维生素与微量元素制剂的推荐使用剂量为 0.5 ~ 1.0 mL/（kg·d）。早产儿肠外营养推荐需要量见表5-6。

表5-6　早产儿肠外营养推荐需要量

项目	需要量	项目	需要量
能量（kcal）	60 ~ 70	维生素 B_1［mg/（kg·d）］	0.1 ~ 0.5
钠［mmol/（kg·d）］	2.0 ~ 3.0	维生素 B_2［mg/（kg·d）］	0.15 ~ 0.30
钾［mmol/（kg·d）］	1.0 ~ 2.0	烟酸［mg/（kg·d）］	5 ~ 6
钙［mmol/（kg·d）］	0.6 ~ 0.8	泛酸［mg/（kg·d）］	0.40 ~ 1.5
磷［mmol/（kg·d）］	1.0 ~ 1.2	维生素 B_6［mg/（kg·d）］	0.10 ~ 0.35
镁［mmol/（kg·d）］	0.3 ~ 0.4	维生素 B_{12}［mg/（kg·d）］	0.30 ~ 0.60
铁［μg/（kg·d）］	100 ~ 200	叶酸［μg/（kg·d）］	50 ~ 200
锌［μg/（kg·d）］	300 ~ 500	维生素 C［mg/（kg·d）］	20 ~ 40
铜［μg/（kg·d）］	20 ~ 50	维生素 A［μg/（kg·d）］	300 ~ 500
硒［μg/（kg·d）］	0.25 ~ 2	维生素 D（IU/d）	160

续表

项目	需要量	项目	需要量
氟 [μg/ (kg·d)]	—	维生素 E [mg/ (kg·d)]	3~4
碘 [μg/ (kg·d)]	1~1.5	维生素 K [μg/ (kg·d)]	60~80
铬 [μg/ (kg·d)]	0.25~3	生物素 [μg/ (kg·d)]	6~8

（五）肠外营养常见并发症

1. 机械性并发症

主要发生在静脉导管放置过程中，如气胸、血胸、血管损伤、导管移位和断裂等。PICC 并发症主要包括导管堵塞、导管脱落、静脉炎、导管断裂、导管相关感染等。应由经过培训的人员进行插管。PICC 置管必须采用胸部 X 线摄片定位以确保位置正确，每天观察并记录导管位置及穿刺部位情况。

2. 感染性并发症

主要发生在应用中心静脉输注肠外营养液过程中。在众多与静脉导管相关感染的危险因素中，医源性因素对其影响很大。如置管操作人员的经验、操作时是否采取保护措施、导管材料和留置时间长短、置管部位以及肠外营养是否受污染等均可直接或间接导致导管相关感染的发生和发展。肠外营养过程中凡不明原因发热、白细胞数增高、核左移、奶量突然降低，均应考虑导管相关性感染。若血培养与导管培养有相同微生物生长，导管感染的诊断即成立。拔管后症状会减轻或消失，通常不需使用抗生素。定期更换导管插管处敷料，当高度怀疑导管感染时可拔出导管，同时做血培养和导管头培养，改用外周静脉途径进行营养支持数天。

3. 代谢性并发症

肠外营养代谢性并发症的原因是底物过量或缺乏。通过常规监测可以避免代谢性并发症的发生和恶化。

（1）糖代谢紊乱：高血糖主要发生在应用葡萄糖浓度过高（>20%）或短期内输注葡萄糖过快。临床表现开始时有多尿，继而脱水，严重时出现抽搐、昏迷等。发生高血糖时一般不需立即使用胰岛素，最简单且有效的方法是降低葡萄糖输注的量和速度，同时加用适量脂肪乳剂以保证热量摄入。葡萄糖输注应从小剂量开始，以后逐渐增加，采用循环输注方式能避免血糖波动。低血糖一般发生在静脉营养结束时营养液输注突然中断，主要是由于经过一段时间的肠外营养，体内胰岛素分泌增加以适应外源性高浓度葡萄糖诱发的血糖变化。此时若突然停止营养液输入，体内血胰岛素仍处于较高水平，极易发生低血糖。预防方法是停用 PN 应有 1~2 d 逐渐降低输注速度和浓度的过程，可用 5%~10% 葡萄糖注射液补充。输注营养液时应密切监测血糖和尿糖的变化。

（2）脂肪代谢紊乱：高脂血症主要在应用脂肪乳剂时剂量偏大或输注速度过快时发生，特别当患儿有严重感染、肝肾功能不全以及有脂代谢失调时更易发生。高脂血症时血三酰甘油大于 2.3 mmol/L，严重者出现脂肪超载综合征，主要特征有发热、呕吐、贫血、血小板下降、黄疸、出血倾向及肝功能损害等。为了防止高脂血症的发生，主张脂肪乳剂量应在 1~3 g/ (kg·d)，采用 16~24 h 均匀输注，严密监测血清三酰甘油。如果血三酰甘油大于 6.5 mmol/L 应减少或停用脂肪乳剂。高脂血症可用肝素治疗，10~25 U/kg。

（3）氨基酸代谢紊乱：高氨基酸血症和高氨血症均为与蛋白质代谢有关的并发症，其发生主要与使用氨基酸剂量偏大、氨基酸溶液配方不合理、提供非蛋白热卡不足等有关。如果输注过多氨基酸而同时非蛋白热量不足，可导致肾前性氮质血症。此时氨基酸被用于供能而非蛋白合成。氨基酸分解导致血尿素氮增加。由于尿素需经肾脏排出并需要大量水，因此氮质血症可造成脱水，甚至进行性昏睡和昏迷。应给予充足水分，选择新生儿专用氨基酸，提供合适比例的热量和氮。监测体重、液体平衡、血氨和血尿素氮有助于预防肾前性氮质血症。

（4）电解质失衡：可能原因在于肠外营养中电解质的补充未做到个体化治疗、疾病本身影响、早产儿电解质平衡调节功能差。常见电解质紊乱包括血钠、钾、氯的异常。密切监测电解质以满足个体化需求，对于长期使用全肠外营养的早产儿还应注意血钙、磷、镁变化。

（5）肝功能损害及胆汁淤积：肠外营养相关性肝胆并发症是最为严重的代谢并发症，临床特征是应用 PN 期间出现不能解释的黄疸或肝功能损害。其确切病因目前尚未阐明，多数学者认为由多种因素引起，如静脉营养过量及营养成分失衡，某些营养素缺乏、肠道细菌过度生长及移位等。肠外营养相关性胆汁淤积发生率随禁食时间的延长而增加，多数病例在肠外营养进行 2～10 周后发生。为预防胆汁淤积的发生，应使用多种能源供能，采用低热量肠外营养支持。积极预防和控制肠道感染，尽早进行肠内营养是避免许多肠外营养相关并发症最有效的措施。

（六）全合一肠外营养液

全合一（all-in-one）营养液是将患儿所需的蛋白质、脂肪、碳水化合物、维生素、微量元素、电解质和水分经过规范的配制方法注入静脉营养袋内，通过周围静脉或中心静脉输入体内以达到营养治疗的目的。早产儿推荐选用全合一输注方式，维持全合一营养液的稳定性尤为重要，主要是脂肪乳剂的稳定，影响脂肪乳剂稳定性的因素包括营养液的 pH、温度、渗透压、电解质浓度及放置时间等。

1. PN 常用营养成分的渗透压

各营养成分的渗透压见表 5-7。

表 5-7　各营养成分的渗透压

项目	渗透压（mmol/L）	项目	渗透压（mmol/L）
10% 脂肪乳剂	129～158	10% 氯化钾注射液	2 666
20% 脂肪乳剂	258～315	0.9% 氯化钠注射液	308
1% 氨基酸	100	10% 氯化钠注射液	3 180
6.74% 氨基酸	619	10% 葡萄糖酸钙	345
10% 氨基酸	875	多种微量元素注射液	1 140
20% 丙氨酰谷氨酰胺注射液	921	注射用水溶性维生素	529
5% 葡萄糖注射液	250	脂溶性维生素注射液	291
10% 葡萄糖注射液	500	多种微量元素	1 900
12.5% 葡萄糖注射液	631	13% 葡萄糖注射液 + 10% 氯化钠注射液 + 10% 氯化钾注射液	851
50% 葡萄糖注射液	2 500		

2. 全合一营养液的配制

（1）设置营养液配制室或超净工作台，严格按照无菌技术进行配制。

（2）将电解质溶液、微量元素、水溶性维生素制剂先后加入葡萄糖溶液或（和）氨基酸溶液。电解质不宜直接加入脂肪乳剂中，注意一价阳离子电解质浓度 <150 mmol/L，二价阳离子电解质浓度 <5 mmol/L。

（3）将脂溶性维生素加入脂肪乳剂中。脂肪乳剂只允许加入脂溶性维生素，不宜加入其他药物，以免影响脂肪乳剂的稳定性。

（4）充分混合葡萄糖溶液于氨基酸溶液后，再与经步骤（3）配制的脂肪乳剂混合。

（5）轻轻摇动混合物，排气后封闭备用。配制好的混合液最好现配现用，不宜长时间放置。注意避光、4 ℃保存。

（6）输注时建议 24 h 内输完。全合一营养液配制完毕后应常规留样，保存至输注完毕后 24 h。

（7）严格控制输液速度，保持 24 h 内均匀输入。注意监测血糖，观察呼吸，防止外渗。

五、早产儿肠内营养

肠内营养（EN）是经胃肠道提供代谢需要的营养物质及其他各种营养素的营养支持方式。合理的营养支持策略是影响早产儿存活和生存质量的关键环节。尽管肠外营养在早产儿早期营养支持方面起着举足轻重的作用，但在应用过程中存在诸多并发症，肠内营养更有利于保护内脏功能。

（一）喂养指征

无先天性消化道畸形及严重疾患、能耐受胃肠道喂养者尽早开始喂养。出生体重 >1 000 g、病情相对稳定者可于出生后 12 h 内开始喂养。有严重围生窒息、脐动脉插管或超低出生体重儿（出生体重 <1 000 g）可适当延迟开始喂养时间至 24 ~ 48 h。早产儿坏死性小肠结肠炎（NEC）及其他原因所致肠梗阻需禁食。

（二）乳品选择

1. 早产儿母乳

早产儿母乳中的成分与足月儿母乳不同，其营养价值和生物学功能更适合早产儿的需求。早产母乳中蛋白质含量高，利于早产儿快速生长的需求；乳清蛋白比例高，利于消化和加速胃排空；脂肪和乳糖量较低，易于吸收；钠盐较高，利于补充早产儿的丢失；钙磷易于吸收，利于骨骼发育。早产母乳中富含长链多不饱和脂肪酸（如 DHA）和牛磺酸，是成熟母乳的 1.5 ~ 2 倍，促进早产儿视网膜和中枢神经系统的发育。

2. 母乳强化剂（HMF）

对于胎龄小、出生体重低的早产儿而言，纯母乳喂养摄入包括蛋白质、矿物质等在内的营养成分不够其生长所需，生长速度较慢，有造成骨发育不良和代谢性骨病的危险，因此可以使用母乳强化剂以确保其快速生长的营养需求。添加时间是早产儿耐受 100 mL/（kg·d）的母乳喂养之后，将 HMF 加入母乳中进行喂哺。一般按标准配制的强化母乳可使其热量密度至 80 ~ 85 kcal/100 mL（2 kcal = 4.184 kJ）。如果需要限制喂养的液体量［不超过130 mL/（kg·d）］，例如患慢性肺部疾病时可增加奶的热量密度至 90 ~ 100 kcal/100 mL，

HMF 则应在达到 100 mL/（kg·d）前开始使用，以提供足够的蛋白质和能量。

3. 早产儿配方乳

适用于胎龄在 34 周以内或体重 <2 000 g 的低体重儿。早产儿配方奶保留了母乳的优点，补充母乳对早产儿营养需要的不足。各种早产儿配方奶的共同特点：①蛋白质含量高，乳清蛋白与酪蛋白比例为 60 ： 40 或 70 ： 30，供应足量的胱氨酸；②脂肪中中链脂肪酸占 40%，易于消化吸收，亚油酸含量高，利于促进婴儿脑细胞的生长发育；③碳水化合物中 60% 为多聚葡萄糖，供给所需要热量，不增加血渗透压；④钠含量增加，补充早产儿肾排钠量增加的需要；⑤钙含量为正常母乳含量的 3 倍，使钙磷比例接近 2 ： 1；⑥维生素和微量元素的强化。一般来说，适合体重 <2 000 g 早产儿的乳类是强化母乳或早产配方奶，而前者无论从营养价值还是生物学功能都应作为首选。

4. 早产儿出院后配方奶

为早产儿设计的专用出院后配方奶是目前推荐使用的出院后喂养的营养源，此种配方奶的蛋白质含量为 2.6 g/100 kcal，较足月儿配方奶高，同时还强化了维生素 A、维生素 D、铁、钙、磷、铜、多不饱和脂肪酸等比较全面的营养素，对今后的器官发育和智力发育均属必需。研究表明，早产儿出院后配方奶增加体重和身长的效果优于足月儿配方奶。

配方乳的配制与保存：①所有容器须经高温消毒；②设置专用配奶间；③病房内配制应即配即用；④中心配制应在配制完毕后置 4 ℃ 冰箱储存，喂养前再次加温；⑤常温下放置时间不应超过 4h；⑥若为持续输液泵肠道喂养或间歇输液泵输注，应每隔 8h 更换注射器，每 24h 更换输注管道系统。

（三）肠内营养需求

欧洲儿科胃肠病学、肝病学和营养学学会（ESPGHAN）是 WHO 和国际食品法典委员会在制订婴儿食品国际标准的权威机构，1987 年 ESPGHAN 发布了早产儿营养—喂养建议，2002 年美国营养科学会生命科学研究机构（LSRO）发布了早产儿营养需求，2005 年 Tsand 等出版了《早产儿营养手册——科学基础和实践指南》，这三个文件是当今早产儿营养—喂养的权威著作。合理的营养需求以每天每千克体重需多少单位营养素和每 100 kcal 热量含多少单位营养素来表达。以最低能量消耗 110 kcal/（kg·d）为基础，可推算每 100 kcal 热量含多少单位营养素。对于摄入高热量的个体而言，应避免摄入的营养素超过可接受的最高值。

早产儿生后控制液体摄入量在下限范围可以降低 BPD 及 PDA 发生率。肠内能吸收的液体量为 96～200 mL/（kg·d），这是可耐受的上下限，但在制订液体量标准时需考虑渗透压和肾脏溶质负荷，适宜的渗透压为 150～380 mOsm/（kg·H_2O）。因此，ESPGHAN 建议早产儿摄入液体为 135～200 mL/（kg·d）。通常情况下，以强化母乳或标准配方奶喂养的早产儿摄入 150～180 mL/（kg·d）可以满足其各种营养素的需求。早产儿的能量供应要考虑胎龄、累积营养损失量、机体成分改变及基础能量代谢水平。当蛋白：能量比值（protein to energy ration，P ： E）适宜（>3.0 g/100 kcal），摄入能量大于 100 kcal/（kg·d）可使体质成分接近宫内参照值。如果 P/E 比例恰当，早产儿合理的能量摄入为 110～135 kcal/（kg·d）。

（四）喂养方式

1. 经口喂养

早产儿营养以自吮为最佳喂养途径，尽早经口喂养不但可以减少管饲和肠外营养相关并发症，促进胃肠功能启动、激素形成及消化酶分泌，还能增强亲子感情交流，缩短住院天数，降低医疗费用。《中国新生儿营养支持临床应用指南》建议经口喂养适用于胎龄 > 34 周、吸吮和吞咽功能较好、病情稳定、呼吸 < 60 次/分的早产/低出生体重儿。然而近年的研究证实了更早开始经口喂养的可行性，有文献报道 31 周胎龄早产儿实现安全经口喂养。临床常用经口喂养方式包括：①按需喂养，不限制喂养时间或奶量，根据婴儿的饥饿征兆及饱足表现予以喂养；②按需定量喂养，根据婴儿的饥饿征兆进行喂养，完成规定奶量即结束喂养；③定时喂养，根据规定时间而非婴儿状况进行喂养，唤醒婴儿进行喂养；④改良按需喂养，由照护者而非婴儿决定喂养时机，定时评估饥饿情况。如果婴儿入睡，则于 30 min 后再次评估。如果婴儿仍然入睡，则予以管饲。如果评估时婴儿有饥饿表现则予以喂养，完成规定奶量即结束喂养。研究表明，对于健康的早产儿而言，按需定量喂养更有利于体重增长，改善行为状态，缩短住院时间。

在经口喂养 + 管饲阶段，每天给予早产儿经口喂养 7～8 次，并通过管饲补充热量以满足婴儿的营养需求。在完全经口喂养阶段则实行全部经口喂养，完全经口喂养指经口完成 24 h 规定奶量，且连续 48 h 无须管饲。实施半需求喂养的条件：达到纠正胎龄 32 周；吸吮反射及呕吐反射存在；房间空气能维持氧供；能耐受母乳或配方奶肠道推注喂养，提供体重增长所需热量 $[105～130\ kcal/(kg \cdot d)]$。

2. 管饲喂养

胎龄 < 34 周、吸吮和吞咽功能不协调或由于疾病因素不能直接喂养的早产/低出生体重儿可采用管饲喂养。选择经口腔或鼻腔插入胃管，不推荐采用鼻空肠管或鼻十二指肠喂养。胃管喂养方式如下。

（1）推注法：用注射器连接胃管依靠重力作用滴入或推入胃内，适用于较成熟、胃肠道耐受性好的婴儿，不适合胃食管反流、胃排空延迟。需要管饲喂养的患儿如果耐受良好应首选推注法。持续推注母乳时应注意推注末注射器内母乳脂肪浓度升高的问题，以及母乳中的脂肪附着于注射器及胃管壁而造成能量丢失，采用带有离心喷嘴的注射器并将注射器倾斜 25°～40°使乳头高于活塞可以减少此类现象的发生。

（2）间歇喂养法：根据肠道耐受情况间隔 1～3 h 进行管饲，此法可以监测胃残余，增强肠道激素周期性分泌，是较理想的营养输送方式。适用于胃食管反流、胃排空延迟和有肺吸入危险因素者。

（3）持续输注法：连续 20～24 h 用注射泵输注喂养，每小时 2～3 mL，仅建议用于上述两种管饲方法不能耐受者。持续泵入母乳时，注射器的位置应低于婴儿，否则可能造成脂肪堆积于连接管内而使婴儿无法获得脂肪。

管饲时通常选择 5F 胃管进行置管，置入长度测量是从鼻尖到耳垂，再从耳垂至剑突与脐部连线的中点。有研究采用以身高为基础的图表法测量置管长度，置管长度（cm）= 6.7 + [0.26 × 身高（cm）]。确定胃管插入位置的方法包括抽取胃液法、听诊气过水声、将胃管末端置于盛水的治疗碗内看有无气体逸出、用试纸测量胃液 pH 值等，研究表明，上述临床评估方法的一致性较差，采用超声或 X 线等影像检查较为可靠。有研究提出，管饲时采用

TAP 程序进行胃管位置再评估，即评估胃管长度、患儿喂养耐受情况和胃内容物的量、性状及 pH。

3. 微量喂养（MEF）

微量喂养指出生后早期以小于 20 mL/（kg·d）的奶量进行喂养，每天的奶量均匀分成 6~8 次，通常维持 5~10 d 不变，母乳或早产配方奶喂养，奶液不必稀释。如能耐受则逐渐加量，在 5~7 d 内（即转变期结束时）增加至 20 mL/（kg·d）以上。微量喂养方式旨在促进胃肠道功能成熟、帮助尽早从肠外营养过渡到经口喂养，适用于无肠道喂养禁忌证但存在肠道功能不良的早产儿和低出生体重儿。

4. 增加奶量

在稳定—生长期应循序渐进地增加奶量，以不超过 20 mL/（kg·d）为宜，否则容易发生喂养不耐受或坏死性小肠结肠炎。每天增加的奶量均匀分成 6~8 次，视耐受情况每 1~2 d 增加 1 次，大多至出院时喂养量可达 160~180 mL/（kg·d），能量摄入为 128~144 kcal/（kg·d）（按热量密度 80 kcal/100 mL 的强化母乳或早产配方奶计算）。一旦肠道喂养建立，以 10~20 mJ/（kg·d）的速度增加被认为是安全的。

（五）肠内营养的监测

（1）机械性体位、胃管位置及口鼻腔护理。

（2）肠道胃残留量，有无呕吐腹胀，腹围，大便（次数、性状、隐血等）。

（3）代谢液体入量（mL/kg）、热量摄入（kcal/kg）、蛋白质摄入（g/kg）、尿量 [mL/（kg·h）]、尿比重、血糖、电解质、血气分析、肝肾功能、血常规。

（4）生长参数体重、身长、头围。

新生儿肠内营养监测见表5-8。

表5-8 新生儿肠内营养监测

监测项目	监测内容	第1周	以后
摄入量	能量 [kcal/（kg·d）]	每天1次	每天1次
	蛋白质 [g/（kg·d）]	每天1次	每天1次
喂养管	喂养管位置	每8 h 1次	每8 h 1次
	鼻腔口腔护理	每8 h 1次	每8 h 1次
	胃/空肠造瘘口护理	每天1次	每天1次
临床症状/体征	胃潴留	每次喂养前	每次喂养前
	大便次数、性状	每天1次	每天1次
	消化道症状	每天1次	每天1次
体液平衡	出入量	每天1次	每天1次
生长参数	体重	每天1次或隔天1次	每周2~3次
	身长	每周1次	每周1次
	头围	每周1次	每周1次
实验室检查	血常规	每周1次	每周1次
	电解质	每天1次	必要时
	肝功能	每周1次	隔周1次

监测项目	监测内容	第 1 周	以后
实验室检查	肾功能	每周 1 次	隔周 1 次
	血糖	每天 1~3 次	必要时
	大便常规 + 隐血试验	必要时	必要时
	大便 pH	必要时	必要时
	尿比重	必要时	必要时

（六）肠内营养常见并发症

1. 喂养不耐受

喂养不耐受指进行母乳或配方奶喂养时发生消化和吸收不良，出现胃残余（GRV）＞50%、腹胀和（或）呕吐等情况导致喂养计划中断。

（1）喂养不耐受的诊断：若出现下列情况之一可考虑喂养不耐受。①呕吐；②腹胀，24 h 腹围增加 ＞1.5 cm，伴有肠型；③胃残留量超过上次喂养量的 1/3 或持续喂养时超过 1 h 的量；④胃残留物被胆汁污染；⑤大便隐血试验阳性；⑥大便稀薄，还原性物质超过 2%（乳糖吸收不良）；⑦呼吸暂停和心动过缓的发生明显增加。

（2）胃内残余的评估：在喂养初期，每次喂养量较小，此时胃内残余相当于前次喂养总量（2~3 mL）是正常的。重点是评估胃内残余的性状、婴儿的整体临床表现和残余量是否逐渐增加。如残余量 ＜喂养量的 50%（无黏液或血液），临床症状好转，注回残余量，可继续喂养。如果临床症状无好转或再次出现 ＞50% 胃内残余，应做更全面的评估。

（3）喂养不耐受的处理：积极进行母乳喂养，早产儿母亲的早期乳为首选乳类，其次为早产儿配方奶。在生命体征平稳的情况下，尽可能早期微量喂养〔微量 0.1~4 mL/（kg·d）、低热能、低容积〕，缓慢增加奶量，奶量从 0.1~4 mL/（kg·d）、浓度由 1/3 稀释开始，根据耐受情况逐渐增加至全奶浓度。每次管饲前回抽胃内残余奶量，如残余量 ＜喂养量的 50% 或 2~3 mL/kg，可将残余重新注入胃内，连同母乳或配方奶达到预期喂养量。若残余奶量 ＞喂养量的 50% 则减量或停喂 1 次。如果出现胃残余为胆汁样或有进行性腹胀则需禁食并摄腹部平片排除 NEC。监测腹围、腹胀、呕吐、大便性状等情况，若腹围较前增加 1.5 cm 应停喂 1~3 h 并查找病因。予以非营养性吸吮（NNS）训练，每次 10 min，直至患儿有吸吮和吞咽能力，建立起有规律的吸吮模式。喂养时婴儿头部抬高 ≥30°，右侧卧以促进胃排空。近年有研究认为，喂养后 30 min 将婴儿置于俯卧位可以减少胃内残余。行 CPAP 的婴儿可在喂养前 1 h 开放胃管将气体放出。胃肠动力不足是造成早产儿喂养不耐受的主要原因，胃肠肽和促胃动素可以促进胃排空和近端小肠的收缩活动，必要时给予多潘立酮每次 0.3 mg/kg，每 8 h 1 次。

2. 误吸

每次早产儿胃食管反流发生率高，易引起误吸，应做好预防措施，一旦发生及时处理。预防措施包括：①尽量在空腹安静时置胃管；②常规取头高脚低位，头偏向一侧；③及时清除口腔及呼吸道分泌物；④每次喂奶前监测胃内残余情况，胃管回抽奶量残余超过喂养量 1/3，应报告医生，遵嘱减量或停喂 1 次。

3. 胃食管反流（GER）

在早产儿较常见，尤其是 BPD 早产儿。改变体位、喂养增稠、使用抑酸剂和胆碱能药物可减少和避免胃食管反流的发生。

4. 坏死性小肠结肠炎（NEC）

缺氧缺血损伤、胃肠功能和宿主防御能力不成熟、肠内喂养和细菌增殖是 NEC 主要的病理生理因素。早期微量母乳喂养、内环境稳定（尤其是血气与血压的稳定）与感染的防治是预防 NEC 最关键的因素。

5. 其他

管饲解决了进食困难与早期肠道营养需求之间的矛盾，然而这种方法毕竟是一种非生理的喂养方式，它剥夺了早产儿吸吮和吞咽机会，可引起通气障碍、口腔感觉运动功能障碍、口腔厌恶、口腔刺激超敏反应及喂养延迟等不良影响。循证医学推荐的肠内营养策略，见表5-9。

表 5-9　循证医学推荐的肠内营养策略

项目	证据
母乳	首选早产儿母亲的母乳。母乳储存：室温下初乳 24 h，成熟乳 6 h，超过此时间须 3～4 ℃冷藏；超过 5 d 需要冷冻
母乳强化剂	适用于胎龄 <31 周和（或）体重 <1 500 g 的早产儿；当母乳喂养量达到 100 mL/（kg·d）时开始使用，每天摄入 180 mL/kg 的强化母乳（母乳加强化剂）能满足生长需要
配方奶	能母乳喂养者采用早产儿配方乳，开始时 60 kcal/100 mL，逐步加至 80 kcal/100 mL
喂养方法	置管方法：在机械通气时通过内置的鼻胃管喂养，拔除气管插管后使用内置的口胃管喂养。喂养方法：首选间歇经胃内管饲法，持续经幽门管饲法可用于严重的胃排空延迟及胃食管反流者
开始剂量	通常出生体重 <1 000 g 的新生儿 1 mL/h（出生体重 1 000～1 500 g 者每 2 h 予以 2 mL；出生体重 1 500～2 000 g 者每 3 h 予以 3 mL；出生体重 >2 000 g 的早产儿每 4 h 予以 4 mL）；有严重呼吸窘迫时，可减少喂养量并增加喂养次数；喂养不耐受时，开始剂量可减少为每 2 h 1 mL，甚至减少到每 4～6 h 1 mL。微量喂养应在出生后尽早开始，在出生后 1～2 d 必须开始
喂养加量	每天增加 10～30 mL/kg 是安全的。当建立每 4 h 1 次的全母乳喂养后可实行按需喂养。非营养性吸吮是有益的，无不良反应。完全经肠道喂养后开始补充多种维生素；出生后 4 周补充铁

六、经口喂养支持技术

（一）经口喂养相关理论

1. 统合发展理论

Als 于 1982 年提出统合发展理论，认为新生儿神经行为组织能力的统合会影响其与人互动及适应宫外环境的能力，进而影响生理稳定。新生儿体内存在 5 个子系统：①自主系统，指心率、呼吸、体温控制及消化排泄等方面的生理功能；②运动系统，可调节运动、肌肉张力与姿势；③行为状态系统，指调节意识清醒程度及状态转换能力；④注意—互动系统，指新生儿与环境互动的能力和对刺激的反应；⑤自我调节系统，指维持内在平衡与各子系统之间调节的能力。自主系统最早成熟，是其他系统成熟的基础，运动系统、行为状态系统、注意—互动系统、自我调节系统依次相继成熟。该理论为深入了解早产儿从管饲到经口喂养的转换机制提供了概念框架。根据统合发展理论，早产儿受到外界刺激后，会启动体内各子系统以维持平衡，其神经行为的组织状况可以反映发育成熟度，故而可以通过早产儿的意识状态、动作、自主系统等方面的反应来判断喂养的安全性和有效性，并依据早产儿的表现及需求来提供支持性护理和个体化喂养。

2. 早产儿奶瓶喂养效能模式

Hill 对早产儿奶瓶喂养的相关文献进行整合分析，提出早产儿奶瓶喂养效能模式。该模式将经口喂养准备的相关因素分为 3 大类别：①喂养活动，包括口腔运动功能和喂养表现；②干预因素，包括发育性干预、环境应激及其他外部因素；③个体因素，包括健康状况、生理特征及结局。其中，健康状况被认为是确定开始经口喂养的一个主要指标，健康状况对早产儿的口腔运动功能有着重要影响。另外，口腔运动功能与生理特征密切相关，随着出生胎龄、成熟度、相应胎龄及日龄的增长，口腔运动功能日趋完善。除健康状况和生理特征以外，乳液流速、奶嘴型号、奶孔大小等外部因素也会对口腔运动功能产生影响，改变吸吮型态及吸吮—吞咽—呼吸协调功能。喂养表现指摄入奶量、喂养效率、胃食管反流、呕吐及喂养频次等，反映了经口喂养准备的情况。口腔运动功能和健康状况得到改善，喂养表现随之增强。不良的健康状况、生理特征、环境应激及外部因素不仅损害口腔运动功能，降低喂养表现，还会导致生长发育延迟、住院天数延长等不良结局，而实施发育性干预可以促进口腔运动功能、提高喂养表现。早产儿奶瓶喂养效能模式中各要素之间错综交叠的关系充分说明了经口喂养的复杂性，为建立经口喂养评估方法和干预措施提供了理论框架。

3. 早产儿喂养准备模式

Pickler 于 2005 年在统合发展理论的基础上创建了早产儿喂养准备模式，系统阐述了喂养准备、喂养经验与喂养结局之间的关系。其核心观点是：奶瓶喂养准备可以预测喂养结局，喂养准备对喂养结局的影响受到喂养经验的调节作用。是否可以实施某次奶瓶喂养取决于早产儿的神经成熟度、疾病严重程度、喂养前的自主神经功能、运动功能及行为状态组织，这 5 个因素对喂养表现、吸吮—吞咽—呼吸协调性、喂养中和喂养后的自主神经功能、运动功能及行为状态组织等结局具有重要影响。在经口喂养过程中，喂养经验与喂养准备、喂养结局密切相关，即奶瓶喂养次数及成功喂养次数越多，则喂养准备和喂养结局越好。

（二）经口喂养的评估

1. 经口喂养准备的评估

经口喂养准备可分为两类：①开始经口喂养准备，即是否可以从管饲转换到经口喂养；②单次经口喂养准备，指建立经口喂养以后，评估是否可以进行某次经口喂养。前者的评估指标主要与成熟度相关，而后者的评估指标多与行为和生理因素相关。对经口喂养准备的评估是实施经口喂养的关键环节，临床常用病情、呼吸状况、胃肠道耐受、非营养性吸吮、喂养准备行为及成熟度等指标进行评估，这些指标大多基于临床经验，缺乏实证研究。开始经口喂养不当常引发呼吸暂停、误吸、心动过缓、低氧血症和激惹等不良后果。有研究将生物反馈技术应用于吸吮能力测评，电子吸吮测定仪是最常用的吸吮吞咽功能测量工具，该仪器为带有压力传感器的奶瓶，可将吸吮吞咽压力波传送到计算机，通过特定软件分析波形，从而了解吸吮吞咽型态。对吞咽功能的测评主要包括电视 X 线透视吞咽功能检查、纤维鼻咽喉镜吞咽功能检查和超声影像检查，这些技术使吞咽过程可视化，吞咽功能测评更为客观。

此外，也有一些研究探讨行为状态、疾病严重程度、口腔运动功能、喂养准备行为等对经口喂养准备的影响。

2. 经口喂养能力及喂养表现的评估

喂养表现指奶瓶喂养的有效性，包括：①熟练度，指进食初 5 min 摄入奶量占医嘱奶量的比例，是衡量早产儿口腔运动功能的一项重要指标，反映了疲乏出现以前的进食表现；②喂养速率，指一定时间内所摄入的奶量，即平均每分钟摄入奶量，反映了口腔运动功能和疲乏情况；③摄入奶量比，指经口摄入奶量占医嘱奶量的比例，反映了口腔运动功能和耐力状况。有研究表明，开始经口喂养时大多数早产儿能够耐受 5 min 的进食活动，对于不同出生胎龄的早产儿应实施个体化喂养速率评估。虽然喂养速率 3 mL/min 被视为判断经口喂养能力的标准，开始经口喂养时喂养速率 1.5 mL/min 可能更适合 26~29 周胎龄早产儿。

（三）经口喂养的干预方法

1. 非营养性吸吮（NNS）

NNS 指对无法经口喂养的早产儿，在胃管喂养的同时给予吸吮空奶嘴。NNS 有助于促进胃肠动力和胃肠功能的成熟，缩短管饲喂养到经口喂养的时间；促进新生儿胃肠激素和胃酸的分泌，帮助消化；改善早产儿的生理行为，增加安静睡眠时间，减少激惹和能量消耗，加快临床状态改善的进程。对于尚未开始经口喂养的早产儿，多在间歇鼻饲喂养的基础上进行 NNS 训练。处于喂养过渡期的早产儿，每次喂养前实施 NNS 不应超过 2 min，否则会降低觉醒程度。有一种 NNS 训练技术，采用带有气动装置的硅胶奶嘴，通过充气让奶嘴尖端产生脉冲来模仿 NNS 活动，帮助早产儿学习吸吮、吞咽及呼吸等一系列进食动作。

2. 口腔刺激/口腔按摩

口腔刺激/口腔按摩指对口周及口腔内结构进行叩击或按摩，有利于增强口腔感知觉及反馈，提高口咽部肌力和肌张力，促进原始反射建立，加快进食能力的发育。口腔刺激对早产儿进食能力发育有积极作用，使经口喂养时间提前。口腔刺激的方法较多，但大多数研究缺少干预方式类型及刺激强度的理论依据，其效应机制尚未阐明。

3. 感知觉刺激

White-Traut 等提倡对早产儿进行更广泛的感觉输入，如视听觉、触觉、本体觉、前庭觉和嗅觉等，以促进神经系统发育，通过调整喂养时良好的觉醒状态来提高经口喂养功能。BuLock 等通过早产儿腹部按摩以刺激膈肌发育，提高呼吸效率，加快吸吮—吞咽—呼吸动作之间交替和精密协作的发育。

4. 体位支持

Wolf 和 Glass 认为最佳体位是身体屈曲，双肩对称并前伸，手臂屈曲靠近身体中线，头颈与躯干呈直线是喂养体位的关键，头颈与躯干体位不当可导致进食失调。Arvedson 和 Brodsky 提出奶瓶喂养的恰当体位为半坐卧位，头颈与躯干呈直线，髋部和膝盖屈曲。也有研究建议喂养时将婴儿身体屈曲，放低下颌，手臂和肩部前伸。良好的体位支持有利于避免颈部和肩部受限，维持身体稳定和生理稳定，增加喂养的持久性。

5. 间歇喂养

间歇喂养指喂养者通过中断奶液而帮助早产儿调整呼吸。通常根据早产儿的行为暗示，每隔 3~5 次吸吮即拔出奶嘴暂停喂养，待早产儿休息数秒再继续进食。采用间歇喂养可以减少连续吞咽所致呼吸节律改变，有助于减少喂养期间心动过缓及血氧饱和度下降的发生。

间歇喂养不适用于已建立规则吸吮脉冲的婴儿，因其可扰乱进食节律而致喂养表现不良。

6. 下颌及面颊支持

有研究表明，喂养时通过拇指、示指和中指对早产儿颏部和面颊的支持可以增加奶瓶喂养摄入奶量。肌肉张力低下的婴儿进食时容易出现下颌移位（左移、右移或前移），喂养时将中指放在颏部，示指放于下颌与下唇之间可以稳定其下颌位置。下颌支持及面颊支持技术主要用于口腔闭合不良的婴儿。

7. 选择合适的喂养工具

使用特定的装置可以使婴儿奶瓶喂养和母乳喂养达到吸吮—吞咽—呼吸协调，如早产儿专用奶嘴、低流速奶嘴、压力可控型奶瓶等。乳头保护器可以让婴儿嘴唇在吸吮间歇期不会滑落，增加乳汁流速并且延长喂养的持续时间。当婴儿具有足够吸吮能力时即可逐渐停止使用保护器。

吸吮—吞咽—呼吸协调大约于纠正胎龄34周时形成，直至足月才发育成熟。在早产儿学会自己哺乳的过程中，吸吮—吞咽—呼吸三者之间的协调是实现安全经口喂养的前提条件，喂养时给予恰当的喂养支持对于促进安全的经口喂养具有重要意义。

8. 经口喂养的转换策略

经口喂养机制的复杂性及早产儿的生长发育存在较大个体差异，使早产儿从管饲转换到经口喂养较为困难，应采取个体化的综合评估方法及喂养策略，见表5-10。

表5-10 早产儿经口喂养转换策略

经口喂养困难	干预策略
喂养时病情不稳定	根据婴儿自身情况喂养
	选择低流速奶嘴
	减慢喂养速度
衔乳困难	使用乳头保护器
	合适的头部支撑和合适的体位
吸吮—吞咽—呼吸协调不良	包裹婴儿并调整到适宜姿势
	根据婴儿情况喂养
	减慢喂养速度
不会含住奶嘴、不会吸吮或吸吮较弱等发育不良的早产儿	下颌支持
	颊部支撑
	腭裂喂养模式
持久性较差	限制喂养时间
	限制非喂养时间的刺激、护理
	按需喂养
	包裹婴儿并置于合适体位
	帮助调整婴儿状态
	根据婴儿的提示情况喂养
	减慢喂养速度

早产儿营养支持流程，见图 5-1。

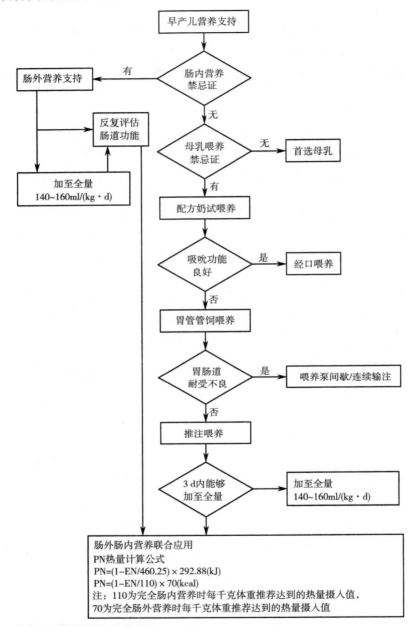

图 5-1　早产儿营养支持流程

（陈国庆）

第六节　早产儿出院后的营养支持

　　为早产儿提供充足、均衡的营养是保证其生命质量的物质基础，不仅关系到近期生长和
疾病转归，而且直接影响生长发育及远期预后。既往的营养支持策略偏重于对早产儿住院期

间的关注，而对出院后的营养支持缺少持续的随访关注和规范，使其不能顺利完成追赶性生长，出现生长落后、发育迟缓，导致远期预后不良，早产儿出院后的喂养日益受到关注。

一、早产儿出院后的生长发育问题

（一）不同程度的生长迟缓

早产儿出院时的生长状况可分为 4 类：①出生体重和出院体重均为适于胎龄儿（AGA）；②出生时适于胎龄儿（AGA）而出院时体重低于生长曲线图参数（宫外生长迟缓）；③出生时小于胎龄儿（SGA）且出院时体重低于生长曲线图参数（宫内生长迟缓）；④出生时 SGA 而出院时 AGA（出生后早期追赶性生长）。宫外生长迟缓（EUGR）是相对于宫内生长迟缓（IUGR）而言，指小儿出院时生长发育测量指标在相应宫内生长速率期望值的第 10 百分位水平以下（≤生长曲线的第 10 百分位），可影响体重、身长和头围。近年来，早产儿宫外生长迟缓现象引起广泛关注。目前的营养支持策略尚不能满足早产儿宫外生长发育的需求，早产儿在住院期间的营养状况不能达到最佳营养需求，出院时早产儿普遍存在营养摄入不足和生长发育落后。生长迟缓早产儿的追赶性生长关键期很短，如果在生命早期不能完成追赶性生长，其后出现追赶性生长的机会极为有限。

（二）精神运动发育落后

早产儿体内的糖原和脂肪储备很少，若无外源性蛋白质补充，体内蛋白质供给突然中断必将导致内源性蛋白丢失或组织蛋白分解以满足机体的基本代谢需要，从而影响头围生长。头围的生长情况反映了大脑的发育状况，对早产儿以后的运动、感知和智力等各方面均有重要影响。早产儿体重增长缓慢会导致认知发育（精神运动）较差，早产儿的脑更易受到体重增长缓慢的影响。动物实验显示，大脑发育阶段的营养可以永久地影响大脑的体积大小及脑细胞数目，并影响动物的行为、学习能力及记忆能力。全脑发育的关键期是从妊娠开始至生后 3 岁，尤其是妊娠期至出生后 6 个月，其结构发育的情况对以后的运动及智力发育非常重要。早产儿早期的生长问题与精神运动、神经发育异常显著相关，提示早期的追赶性生长可以促进更好的神经精神发育。

（三）骨发育不良

胎儿期 80% 的骨形成发生于妊娠晚期 3 个月，胎龄 24 周时胎儿体内骨矿物质含量仅为 5 g，到妊娠 40 周时可增加到 30 g。妊娠 24 周至足月期间获得大约 80% 的钙、磷和镁，早产导致部分或完全错过最好的矿物质沉积阶段。早产儿体内矿物质储备量较少，与其相关的维生素 D 也缺乏，加之出生后生长发育较快，对钙、磷的需要量较大，如果矿物质摄入不足，不但容易发生早产性代谢性骨病，出现骨质疏松、骨软化症、骨折及佝偻病等表现，而且会导致免疫系统功能紊乱，影响其生长发育及生存质量。早产儿尤其是极低出生体重儿与同龄婴儿相比骨强度极度偏低，以低骨矿化为特征，早产儿的骨矿化持续落后。对足月儿及早产儿出生后 6 个月内的骨矿物质含量进行监测，早产儿的骨矿物质含量明显低于足月儿。早产儿的骨矿物质含量直到 1 岁以后才逐渐接近正常，甚至在学龄期仍然存在骨矿化不良。除低骨矿化以外，早产儿发生代谢性骨病的风险也高于足月儿。出院后纯母乳喂养早产儿在相应胎龄 3 个月时的低骨矿物质发生风险是强化母乳喂养早产儿的 7 倍。接受纯母乳或足月儿配方奶喂养的早产儿若不补钙有一半会患早产儿代谢性骨病。出生后第 1 年（婴儿期）

骨的生长速度比人一生中其他任何时期（包括青春期）都快，婴儿期的合理喂养对早产儿的骨发育起到非常重要的作用。

（四）造血物质不足

由于早产儿各种生理功能发育不成熟，骨髓造血功能低下，早产使得其过早停止胎内的骨髓外造血，不能适应出生后机体的快速生长发育。此外，早产儿体内铁、铜、叶酸及维生素 E 等造血物质储备较少，故而早产儿容易发生贫血。约 50% 胎龄小于 32 周早产儿会发生有症状性贫血，多发生于出生后 4～10 周，出生体重越低则贫血程度越重。目前普遍认为，早产儿晚期发生的贫血中，营养因素起着重要作用，主要包括铁、维生素 E、铜和叶酸，尤以前二者更为重要。虽然营养缺乏不是早产儿贫血的主要原因，即使营养充足的早产儿，贫血仍可发生，但如果上述物质缺乏，可使贫血加重。大多数早产儿在出院时尚未足月，体重远远低于足月新生儿的出生体重，其体内铁、锌、钙、铜等物质储备均没有达到相应胎龄标准，故对早产儿出院后营养应予以特别重视，不能将他们与足月儿等同对待。

二、早产儿出院后的营养支持目标

关于早产儿营养强化的争论，现阶段大多数学者的观点仍然是早产儿恢复出生体重之后，营养支持的目标是维持其达到宫内生长速度，而出院后尤其是第 1 年帮助其完成追赶性生长。欧洲儿科胃肠病学、肝病学和营养学学会（ESPGHAN）、美国儿科学会（AAP）和美国医师学会（AAFP）均强调了早产儿出院后继续强化营养的重要性，旨在帮助早产儿达到理想的营养状态，满足正常生长和追赶性生长两方面的需求。

近年的一些队列研究发现，出生后给予积极强化营养、在住院期间或出院后生长迅速的低出生体重儿虽然会有较好的神经运动发育和骨骼健康，但将来发生胰岛素抵抗和心血管疾病的风险却有所增加。早产儿作为发育不成熟的、脆弱的特殊群体，对他们的营养需求不仅要考虑所有必需和条件必需营养素缺乏引起的健康问题，还要考虑营养素过多所致的可能风险；不仅要关注营养对早产儿体格发育的影响和血生化的改变，还要关注营养对促进早产儿成熟和人体功能的作用。体重或线性生长速率、体质结构、组织代谢状况、胃肠功能及神经心理发育等都是掌握营养平衡方面应重视的问题。

三、出院后强化营养的对象

根据我国早产儿喂养建议，出院后强化营养的对象是具有以下营养不良高危因素的早产儿：①极（超）低出生体重儿；②有宫内外生长迟缓表现；③出生后病情危重、并发症多；④出生体重 <2 000 g 而住院期间纯母乳喂养者；⑤完全肠外营养 >4 周；⑥出院前体重增长不满意［<15 g/（kg·d）］。对这些早产儿出院后必须强化营养支持，但如何强化应根据个体差异而定，不能一概而论。同样胎龄的早产儿，有宫内或出生后营养不良者需要强化的力度更大、时间更长，同样出生体重的早产儿，小于胎龄儿比适于胎龄儿追赶性生长更困难。

四、强化营养的时间

早产儿出院后强化营养是指以强化母乳、早产儿配方奶和早产儿出院后配方奶进行喂养的方法。关于出院后强化营养的时间尚无一致公认的国际标准。婴儿早期营养的关键时期是呈现追赶性生长阶段即生后第 1 年，尤其是前半年，提示强化营养的时间应着重于出生后第 1 年。根据目前循证医学的原则，出院后强化营养可以应用至校正年龄 3 ~ 6 个月，应根据早产儿体格生长各项指标在同月龄的百分位数，最好达到第 25 百分位，并且要监测个体增长速率是否满意。临床医生可根据早产儿出院后定期随访中营养状况及其体格发育监测的指标，包括体重、身长、头围的生长曲线是否正常等进行判断，充分考虑个体差异后予以调整和指导。在准备停止强化喂养时，应逐渐降低奶方的热量密度至 67 kcal/100 mL，即转换为纯母乳喂养或普通婴儿配方奶，其间应密切监测早产儿的生长情况，如出现增长速率和各项指标的百分位数下降，则酌情恢复部分强化，直至生长达到满意。在监测生长指标时，需注意身高别体重，以便粗略估计婴儿的体成分，避免过重或肥胖。

五、营养需求

为了避免出院后的营养缺失，早产儿应接受至少等同于相应胎龄婴儿的营养摄入，直至达到足月（39 ~ 41 周）。此外，应注意评估营养缺失并予以迅速纠正，一旦营养缺失得以纠正，应尽快恢复正常营养摄入，以避免营养过度。

六、喂养方式

既往的营养支持策略是当早产儿体重达 2 000 g 以上、达出院标准时即转为未经强化的母乳或足月配方奶喂养，这种营养方案不能填补早产儿出生后早期在能量和蛋白质方面的累积缺失，不能满足追赶性生长的需求，早产儿需要更高能量和营养的配方以满足其追赶性生长的需要。早产儿出院后有 4 种喂养品可供选择，即母乳、足月儿配方奶、早产儿出院后配方奶（PDF）及早产儿配方奶。

1. 母乳喂养

对于出生体重 >2 000 g、无营养不良高危因素的早产/低出生体重儿，母乳是出院后的首选。定期监测早产儿的各项生长发育指标，若母乳喂养体重增长不满意可采用足月儿配方奶混合喂养，作为母乳的补充。虽然母乳喂养对早产儿不能完全满足其营养需求，但对远期健康的保护作用早已得到公认，并且其益处与哺乳时间成正比，母乳喂养时间越长，将来发生代谢综合征的风险越低。对于出生体重 <1 800 g 或极（超）低出生体重儿，尤其是出院前评价营养状况不满意者，可以采用母乳 + 母乳强化剂，强化母乳喂养至胎龄 40 周。此后母乳强化的热量密度应较住院期间稍低，如半量强化（73 kcal/100 mL），可根据生长情况而定。经强化的母乳提供 >2.5 g/（kg·d）的蛋白质、120 kcal/（kg·d）的热量，并提供额外的维生素和矿物质（尤其是钙、磷）。针对母乳的多种营养补充剂可以改善早产儿的生长（增加体重、身长和头围）和营养状况。ESPGHAN 建议，若早产儿出院时为 AGA，应尽可能予以母乳喂养；出院时为 SGA 的早产儿，由于发生远期生长发育迟滞的风险较高，母乳喂养应适当增加营养摄入，如使用母乳强化剂。

2. 混合喂养/人工喂养

母乳喂养不足或不能进行母乳喂养的极（超）低出生体重儿可选择母乳喂养和（或）早产儿出院后配方奶，出生体重 >2 000 g、无营养不良高危因素、出院后体重增长满意的早产/低出生体重儿可选用足月儿配方奶进行喂养。ESPGHAN 建议，出院时体重不达标的早产儿采用配方奶喂养应使用 PDF 至少到相应胎龄 40 周，可以延续至 52 周。PDF 是为满足出院早产儿的特殊营养需求而设计的，适用于早产儿出院后 12 个月以内使用。PDF 的能量（73 kcal/100 mL）介于早产儿配方奶（80 kcal/100 mL）和足月儿配方奶（67 kcal/100 mL）之间，可以提供较高的蛋白质及充足的热量，同时强化钙、磷、锌、多不饱和脂肪酸、多种维生素和多种微量元素等比较全面的营养素，以促进早产儿的快速生长。PDF 使早产儿的体重、身长及头围增加方面均优于足月儿配方奶。美国儿科学会（AAP）建议，使用 PDF 至相应月龄 9 ~ 12 个月，或身长/体重维持在第 25 百分位以上，可改为足月儿配方奶喂养。PDF 喂养期间不需额外添加维生素和铁，这种营养支持方法没有明显不良反应，但使用时需在儿科医生指导下应用，定期随访生长发育情况及营养学检验指标，便于制订个体化的喂养方案。PDF 的推出在早产儿喂养策略发展中具有重要意义，一方面可以防止早产儿营养缺乏并支持追赶性生长，另一方面可以避免早产儿出院后因营养过剩而带来对远期营养的不良影响。

七、其他食物的引入

因为早产儿胎龄存在个体差异，所以引入时间不同。胎龄小的早产儿引入时间相对较晚，不宜早于校正月龄 4 个月，不能迟于 6 个月。引入的第一种食物应是强化铁的谷物，既易消化又不易过敏；其他食物如水果泥、菜泥等；可补充少量维生素及矿物质营养。7 ~ 8 月龄后逐渐添加肉类食物直至过渡到成人食物。6 月龄以内乳量维持在 500 mL/d，7 ~ 12 月龄的婴儿应维持乳量在 800 mL/d 左右，摄入其他食物以不影响乳量为限。新食物应由少到多，一种到多种，使婴儿逐渐适应；食物的转换应逐渐增加密度，以达到协调口腔运动，练习吞咽及咀嚼能力，为转换至成人食物奠定基础。添加辅食会降低奶量摄入，如果辅食质量不佳，将导致整体营养物质水平下降，从而影响生长发育。

（孟庆云）

第六章

新生儿黄疸的救治

第一节　新生儿胆红素代谢及特点

新生儿黄疸是新生儿时期常见症状之一，尤其是早期新生儿，它可以是新生儿正常发育过程中出现的症状，也可以是某些疾病的表现，严重者可致脑损伤。因此，新生儿出生后需要监测胆红素水平，出院前评估发生重症高胆红素血症的风险，并在出院后定期随访，给予适时的干预，是预防重症高胆红素血症及胆红素脑病的关键。

成人血胆红素 >34 μmol/L（2 mg/dL）时，巩膜和皮肤可见黄染。新生儿早期由于胆红素的代谢特点所致，血胆红素可高于成人。新生儿毛细血管丰富，血胆红素 >85 μmol/L（5 mg/dL）时，才能觉察皮肤黄染。正常情况下，足月儿中约50%、早产儿中约80%肉眼可观察到黄疸。新生儿出现黄疸，应辨别是正常情况下的生理性黄疸还是因存在某些病理因素所致的病理性黄疸，这对新生儿黄疸的诊断和处理十分重要。因此，正确识别新生儿黄疸必须掌握新生儿胆红素的代谢特点。

一、新生儿胆红素代谢

人体内胆红素代谢是在一系列的酶作用下进行的，受诸多因素影响。如果胆红素代谢发生障碍，临床可出现黄疸，在新生儿时期尤为常见。

1. 胆红素的形成

胆红素是血红素降解的最终产物，其来源有以下3个方面。

（1）衰老红细胞的血红蛋白：衰老红细胞可被肝、脾和骨髓的单核细胞、吞噬细胞系统（网状内皮细胞）所吞噬和破坏，将血红蛋白分解成血红素、铁和珠蛋白。血红素又名亚铁原卟啉IX，在网状内皮细胞微粒体血红素加氧酶催化下，同时有还原型辅酶II、细胞色素 P450 还原酶的参与，释放出游离铁和一氧化碳，形成胆绿素，胆绿素又很快在胆绿素还原酶和 NADPH 作用下转变为胆红素。1 g 血红蛋白可递解为 34 mg 胆红素。由此部分来源的胆红素，约占体内总胆红素来源的80%。根据血红素转变为胆绿素的过程中产生内源性 CO，可通过检测呼出 CO 的产量来评估胆红素的产生速率。

（2）旁路胆红素：是骨髓内一部分网织红细胞和幼红细胞尚未发育到成熟阶段，即被分解，其血红蛋白的血红素再转变为胆红素。在正常情况下，这部分来源的胆红素很少，约占总胆红素的3%以下。

（3）其他：肝和其他组织内含血红素的血色蛋白，如肌红蛋白、过氧化物酶、细胞色素等。由这部分来源的胆红素，约占总胆红素的20%。

根据血红素加氧酶（HO）在胆红素代谢中作用机制所进行的研究取得一些进展。哺乳动物体内存在有两种不同基因来源的HO，即HO-1和HO-2。HO-1主要生物学功能是调节体内血红素代谢的平衡及催化胆绿素生成，某些外源性刺激如X线辐射、应激、发热、饥饿等均能诱导HO-1活性，促进血红素转化为胆红素。HO-2则不受上述外源性刺激的诱导。体外研究发现，HO同工酶组织分布有差异，脾HO-1为主，睾丸HO-2为主，肝HO-1与HO-2呈1∶2结合，脑组织只有HO-2。目前认为在脑组织中HO-2催化血胆红素分解代谢产生的CO是类似一氧化氮（NO）的神经递质，对其确切的作用机制在进一步研究中。而金属原卟啉化合物作为HO抑制剂，可竞争结合HO而阻断血红素降解作用，使血红素转变成胆绿素的过程被抑制，从而减少胆红素的形成。

2. 胆红素的化学结构

胆红素的化学结构有4个吡咯环，但在人体血浆中并不呈线形排列，而呈内旋形式，分子内B、C吡咯环上的丙酸基有氢键分别与其他A、D吡咯环相连，呈嵴瓦样结构，称为Z型胆红素，由于亲水的氢键基团被包裹在分子内部，而疏水的碳氢基团暴露在分子表面，使Z型胆红素成为有亲脂、疏水性，从而具有易透过生物膜、血脑屏障及肝细胞膜的生物特性，造成对组织细胞的毒性作用，对富含磷脂的神经系统尤为严重。Z型胆红素在适宜波长的光照下发生光化学反应可形成两种异构体。

（1）E型胆红素：是在Z型胆红素双键碳原子的位置上向外旋转180°，造成氢键与烃键失去联结，发生结构改变。这种胆红素易溶于水，在未与白蛋白结合的情况下，极不稳定，它可较快的逆转为Z型胆红素。

（2）光红素：是在Z型胆红素的化学结构中，原子内部发生重组，即第3个碳原子上的乙烯基与第7个碳原子形成一个新键。光红素比E型胆红素更易溶于水，它不再回逆为Z型胆红素。

3. 胆红素在血清中存在的形式及其生理特性

（1）未结合胆红素：从网状内皮细胞释放的胆红素进入血液循环后，大部分与人血白蛋白呈可逆性的结合，是血清中的主要部分，在血液中运输，每分子白蛋白可结合15 mg胆红素，在正常白蛋白浓度时，结合胆红素浓度为350~425 μmol/L（20~25 mg/dL）。这些结合部位也可被血中的有机阴离子占据，而影响与白蛋白的结合，致使胆红素呈游离状态，从而增加了血清中游离胆红素的浓度。极少部分未与人血白蛋白结合的胆红素，称为蛋白非结合型胆红素，即游离胆红素，有毒性。在多种病理因素下，游离胆红素产生增加，可通过血脑屏障，引起脑损伤。已有研究显示，当以不同抗氧化剂加入脂质过氧化的体系中，胆红素显示出最强的抗氧化作用，且与加入的胆红素剂量成正比。结果提示，胆红素是生理性的抗氧化剂，出生后适度的黄疸可能对机体有利。

（2）结合胆红素：主要为胆红素单葡萄糖苷酸和胆红素双葡萄糖苷酸，为亲水性，可经肾与胆道系统排出，与重氮还原剂产生"直接反应"，故又称直接胆红素；而未结合胆红素则呈"间接反应"，又称间接胆红素。

（3）与人血白蛋白共价联结的结合胆红素：又称delta胆红素。delta胆红素在出生后2周内不容易测出，新生儿后期或年长儿达正常量，因肝疾患所致的迁延性高结合胆红素血症时，delta 胆红素明显增加。

4. 胆红素在肝内代谢过程

胆红素在肝内代谢过程包括以下 3 个方面。

（1）肝细胞对胆红素的摄取：胆红素进入肝细胞的速度很迅速，认为肝细胞内有一种特殊载体，可能有利于胆红素进入肝细胞。胆红素进入肝细胞后即被胞浆内的 Y 蛋白和 Z 蛋白两种受体蛋白所结合。Y 蛋白是一种碱性蛋白，在肝内含量较多，也能结合其他有机阴离子，但不能结合胆汁酸。Z 蛋白是一种酸性蛋白，它与胆红素的亲和力次于 Y 蛋白，而是优先结合游离脂肪酸。

（2）肝细胞对胆红素的转化。

1）结合胆红素的形成：胆红素通过特异性分布于肝细胞基底膜上的有机阴离子转运多肽 2（OATP2）摄取进入肝细胞，肝细胞将摄取的胆红素转移到肝细胞内质网，首先在尿苷二磷酸葡萄糖醛酸转移酶催化下，生成胆红素单葡萄糖苷酸，然后又在葡萄糖苷酸葡萄糖醛酸转移酶催化下，生成胆红素双葡萄糖苷酸。经上述生物转化结合反应生成的胆红素葡萄糖苷酸为结合胆红素，溶于水，易随胆汁排出至肠道，但不能通过脂膜，故不能在肠黏膜被吸收，也不能透过血脑屏障。OATP2 和（或）UGT 的缺陷，均可影响胆红素的代谢。

2）UGT 和 OATP2 的基因背景与胆红素代谢：随着分子生物学技术的发展，已知 UGT 是动物体内重要的生物代谢酶，是多种同工酶组成的酶家族。根据其 cDNA 序列同源性分为 UGT1 与 UGT2 两个亚族，参与胆红素代谢的 UGT1 又称 B-UGT。UGT1 的基因编码位于第 2 号染色体 2q37 位点上，其基因复合物有可变外显子 1 分 13 个编码为 A1 ~ A13 和 4 个共同外显子编码第 2、第 3、第 4、第 5。现已明确 13 个可变外显子中的 A1（UGT1A1）和 4 个共同外显子的基因突变可使 UGT 的活性降低或缺如，从而影响胆红素的代谢。UGT1A1 酶活性降低可引起先天性非溶血性高未结合胆红素血症。此酶主要分布在肝等组织中，外周血中不能直接测定酶活性。酶活性降低的本质是 UGT1A1 基因突变，且基因突变在人群中有种族和地域差异。中国、日本及韩国等亚洲国家新生儿高胆红素血症的发生多与 G7IR 突变有关，其中以（TA）7 插入突变最常见；而欧美、非洲国家则与 TATA 盒插入突变有关。因此，我们可结合种族及地区特点，通过检测 UGT1A1 基因突变类型来推测其与高胆红素血症的相关性，从而得出可能的病因。

国内多个地区的临床研究提出 UGT1A1 基因 Gly71Arg 和 OATP2 基因 Gly388Arg 突变可能参与了汉族新生儿母乳喂养性黄疸的发病，携带这些突变基因型的新生儿发生高未结合胆红素血症的危险性明显增大。

（3）胆红素的排泄与肠肝循环：结合胆红素经胆道排泄到肠内，通过小肠到达回肠末端和结肠后，被肠道内 β-葡萄糖醛酸苷酶解除其葡萄糖醛酸基形成未结合胆红素，由肠黏膜吸收，重新回到肝。部分结合胆红素在肠道细菌作用下还原成胆红素原类包括粪胆红素原、尿胆红素原等。其中绝大部分（约 80%）随粪便排出；小部分（10% ~ 20%）在结肠被吸收，经门静脉回到肝，与上述经 β-葡萄糖醛酸苷酶作用形成的未结合胆红素共同在肝由肝细胞重新转化形成结合胆红素，再经胆道排泄，此即肠肝循环。未被肝重新转化的少量胆红素原经血液循环运到肾，由尿排出，即尿胆原，每天尿内含量不超过 4 mg。

二、胎儿胆红素代谢特点

1. 羊水内胆红素

胎儿早期已开始合成和分解血红蛋白,妊娠 12 周时正常羊水中可以有胆红素,36～37 周时消失。羊水胆红素增高可见于严重溶血病或肠道闭锁(Vater 壶腹部),胆红素进入羊水的机制尚不清楚,有几种解释:①气管和支气管分泌液的排出;②上消化道黏膜分泌液或胎儿尿液、胎粪的排出;③通过脐带、胎儿皮肤直接渗透;④从母循环转运经胎盘入羊水。羊水中胆红素可用光密度技术对胎儿羊水进行测定,随着胆红素增加,光密度出现膨出部分。

2. 胎儿胆红素代谢

妊娠晚期胎儿已具有分解红细胞产生胆红素的能力,胆红素的生成,按每千克体重计算约为成人的 150%。这提示胎儿时期已有血红素加氧酶和胆绿素还原酶的存在,血红素通过酶的催化,降解为胆红素,已十分活跃。胎儿胆红素主要经胎盘进入母体循环,靠母亲肝和胎儿本身肝进行代谢。胎儿脐动脉血中胆红素平均(86.6 ± 31.2)$\mu mol/L$,脐静脉为(45.6 ± 12.6)$\mu mol/L$,母血循环中胆红素为(8.6 ± 2.8)$\mu mol/L$,与胎儿血胆红素存在梯度差,使胎儿血胆红素进入母循环,经母肝进行代谢。胎儿脐动脉中胆红素浓度是脐静脉的 2 倍,说明经胎盘能有效清除胆红素。胎儿血浆蛋白浓度比母亲约低 1 g/dL,而胎儿血循环内含有较多甲胎蛋白,它与胆红素有较高亲和力,因此,它作为胆红素的载体,参与胆红素运输。胎儿肝虽能代谢胆红素,但由于胎儿肝内 Y、Z 蛋白含量少,葡萄糖醛酸转移酶活力极低(妊娠 30 周前约为成人的 0.1%,足月时达 1%),肝胆红素的结合能力差。胎儿期存在着静脉导管,使来自静脉的血液直接进入下腔静脉,不经过肝,减少胆红素在肝代谢的机会。胎儿时期肠黏膜已能分泌 β-葡萄糖醛酸苷酶,能将结合胆红素水解形成未结合胆红素,通过肠壁重吸收进入循环。胎儿肠道无菌,不能将结合胆红素分解为胆红素原。

三、新生儿胆红素代谢特点

新生儿胆红素代谢与成人不同,其特点如下。

1. 胆红素生成增多

成人每天每千克体重产生胆红素为(64.6 ± 10)$\mu mol/L$,而新生儿为(144.5 ± 39)$\mu mol/L$。新生儿胆红素生成增多的原因。

(1)红细胞寿命短:新生儿为 70～90 d,成人为 120 d。有学者认为红细胞寿命短,并不与新生儿早期出现高胆红素的时期一致,故并不是新生儿生理性黄疸的主要原因。

(2)旁路和其他组织来源的胆红素增多:新生儿出生后短期内停止胎儿造血,使此部分胆红素来源增多。有报道,足月新生儿旁路系统来源的胆红素占总胆红素的 20%～25%,早产儿为 30%,而成人仅为 15%。

(3)红细胞数量过多:胎儿在宫内处于低氧环境,刺激促红细胞生成素的产生,红细胞生成相对较多;出生后新生儿建立呼吸,血氧浓度提高,故过多的红细胞被破坏。

2. 肝细胞摄取胆红素能力低

新生儿出生时肝细胞的 Y 蛋白含量极微,仅为成人的 5%～20%,不能充分摄取胆红素。出生后 5～10 d,Y 蛋白达到正常水平。

3. 肝细胞结合胆红素的能力不足

新生儿初生时肝酶系统发育不成熟，尿苷二磷酸葡萄糖醛酸转移酶含量不足，只有成人的 1% ~ 2%，使胆红素结合过程受限，以后逐渐成熟，12 周后接近正常水平。

4. 肝细胞排泄胆红素的功能不成熟

新生儿肝细胞排泄胆红素的能力不足，胆红素生成过多或其他阴离子增加都会引起胆红素排泄发生障碍，早产儿尤为突出，可出现暂时性肝内胆汁淤积。

5. 肠肝循环的特殊性

在肝内形成的结合胆红素，无论是胆红素单葡萄糖醛酸酯还是胆红素双葡萄糖醛酸酯均为不稳定性，随胆汁排出后，在十二指肠或空肠 pH 偏碱情况下，通过非酶性的水解过程；或经肠腔内较高浓度的 β-葡萄糖醛酸苷酶的作用，使部分结合胆红素分解为未结合胆红素，迅速被肠黏膜吸收回到肝进入血液循环，增加了肠肝循环。也有部分从粪便排出，新生儿肠腔内的胎粪含胆红素 80 ~ 100 mg/dL，如胎粪排出延迟，也可加重胆红素的回吸收，使肠肝循环的负荷增加。出生新生儿肠道内无细菌，不能将结合胆红素还原成尿胆素原类化合物随粪便或经肾脏排出，也增加了胆红素的回吸收。

总之，新生儿胆红素生成增多，肝脏功能不成熟，肠肝循环的特点，都容易导致血胆红素浓度增高，临床易出现黄疸。

四、生理性黄疸与病理性黄疸

1. 生理性黄疸

新生儿生理性黄疸是新生儿早期，由于胆红素代谢的特点，血清未结合胆红素增高到一定范围内的新生儿黄疸，是新生儿正常发育过程中发生的一过性胆红素血症。新生儿由于毛细血管丰富，血清总胆红素 > 85 μmol/L（5 mg/dL）时方在皮肤上察觉黄染。肉眼观察，足月儿中约有 50%、早产儿约有 80% 可见黄疸。由于新生儿生理性黄疸的程度与许多因素有关，且有些病理因素难以确定，致使生理性黄疸的正常 TSB 值很难有统一的标准。

生理性黄疸的临床特点为：足月儿生理性黄疸多于出生后 2 ~ 3 d 出现，4 ~ 5 d 达高峰，黄疸程度轻重不一，轻者仅限于面颈部，重者可延及躯干、四肢和巩膜，粪便色黄，尿色不黄，一般无症状，如总胆红素（TSB）超过 136.8 μmol/L（8 mg/dL），也可有轻度嗜睡或纳差。黄疸持续 7 ~ 10 d 消退。早产儿由于肝功能更不成熟，黄疸程度较重。早产儿黄疸多于生后 3 ~ 5 d 出现，5 ~ 7 d 达高峰，可延迟到 2 ~ 4 周才消退。血清胆红素主要是未结合胆红素增高，其增高的生理范围随日龄而异，血清总胆红素值尚未达到相应小时龄的光疗干预标准，或尚未超出小时胆红素列线图的第 95 百分位。红细胞、血红蛋白、网织细胞都在正常范围。尿中无胆红素或过多的尿胆原。肝功能正常。

2. 病理性黄疸

新生儿病理性黄疸或称为非生理性高胆红素血症。相对生理性黄疸而言，病理性黄疸是指血清胆红素水平增高或胆红素增高性质的改变，某些增高属于生理性黄疸的延续或加深，而更重要的是要积极寻找引起其增高的病因。目前国际上已不再强调确定新生儿黄疸是生理性还是病理性，更重视确定黄疸的干预值。新生儿黄疸出现下列情况时需引起注意：①出生后 24 h 内出现黄疸，TSB > 102 μmol/L（6 mg/dL）；②足月儿 TSB > 220.6 μmol/L（12.9 mg/dL）早产儿 > 255 μmol/L（15 mg/dL）；③血清直接胆红素 > 26 μmol/L（1.5 mg/

dL）；④TSB 每天上升 >85 μmol/L（5 mg/dL）；⑤黄疸持续时间较长，超过 2 周，或进行性加重。

（孟庆云）

第二节　新生儿黄疸的诊断和鉴别诊断

新生儿黄疸是新生儿时期常见症状之一，它可以是新生儿正常发育过程中出现的症状，但也可为某些疾病的表现，严重者可致脑损伤。因此，需要给予高度重视。由于其产生原因及机制是多方面的，做好诊断和鉴别诊断包括如下方面。

一、病史

要仔细询问与黄疸发生发展相关的病史，询问母亲妊娠史（胎次、有无流产、死胎和输血史，妊娠期并发症，产前有无感染和羊膜早破史）；同胞兄妹有无黄疸史或家族史；是否为早产儿、低出生体重儿或糖尿病母亲的婴儿；父母血型；分娩过程（分娩方式，有无难产史，是否用过催产素、镇静药或麻醉药、输注葡萄糖等）；用药史（母婴双方有无用过特殊药物）。注意询问喂养方式（母乳或配方奶喂养），新生儿食欲、呕吐、粪便排出情况、尿和粪便颜色、出生早期体重下降幅度。对黄疸出现时间应详细询问，极为重要，出生后24 h 即有明显黄疸，应考虑新生儿 Rh 或 ABO 血型不合溶血病；出生后 2～3 d 出现黄疸，超过生理性黄疸范围，多由各种围产因素所致；出生后出现或 4～5 d 后明显加重，多考虑有感染或胎粪排出延迟。无以上原因如为母乳喂养者应考虑母乳喂养性黄疸。生理性黄疸期已过，若黄疸持续不退或加深，应考虑晚发性母乳性黄疸、感染性疾病、球形红细胞增多症、甲状腺功能低下等。如尿黄、粪便发白，应考虑新生儿肝炎、遗传代谢性肝病、胆道闭锁或狭窄、胆汁黏稠综合征等。

二、体格检查

评估黄疸必须在光线明亮的环境下进行，用手指压一下新生儿皮肤使之变白，更易于辨认皮肤和皮下组织黄染的深浅。①观察黄疸的色泽，如色泽鲜艳并有光泽，橘黄或金黄色，或偶可稍显苍白，应考虑为高未结合胆红素血症所致的黄疸。若黄疸色泽呈灰黄色或黄绿色，则为高结合胆红素血症的特点；②观察黄疸分布情况，可助粗略估计血胆红素水平，在无条件即测胆红素时可助参考。但也有认为肉眼观察评估黄疸不可靠，易误导，尤其是对皮肤较黑的新生儿，尤为困难。应同时检查小儿一般情况，有无病态；是否有皮肤苍白、出血点或脓疱疹；有无呼吸困难、肺部啰音；肝脾是否肿大、脐周有无红肿、脐部有无分泌物；对重度黄疸患儿应特别注意有无神经系统症状，如精神萎靡或激惹、前囟是否紧张、有无凝视、肌张力有无减低或增高、新生儿各种生理反射是否减弱或消失等。

三、实验室检查

1. 胆红素检测

胆红素检测是新生儿黄疸诊断的重要指标。目前临床上常用检测胆红素的方法有静脉血（或动脉血）自动生化分析仪测定、微量血胆红素仪测定和经皮胆红素测定。精确测定胆红素还可用高效液相色谱法（HPLC），但不常用于临床。几种测定胆红素的方法所得的结果有一定的相关性，又各有其特点。①静脉血（或动脉血）自动生化分析仪测定法：该方法一直是诊断新生儿高胆红素血症的金标准，具有准确、干扰因素少的优点。常用偶氮法检测血清总胆红素值（TSB），且同时检测血清间接胆红素、直接胆红素及转氨酶水平，有助于黄疸性质的判断和病因分析。由于新生儿静脉采血较困难，不易做到反复取血，随时监测，影响及时诊断和临床监测；②微量血胆红素仪测定法：该方法所测得的胆红素值与静脉血（或动脉血）自动生化分析仪测定法所测得数值相关性高。现国际已公认，微量血胆红素值可以代替静脉血胆红素值，作为诊断指标用。因为其直接反映血胆红素的浓度，不受皮肤表面因素的干扰，避免了经皮胆红素仪的误差，可用于光疗过程中的监测，且可以快速获得检测结果。采血时应注意避光（日光、蓝光），光疗患儿应在光疗后 8 h 采血，血标本宜立即检测；③经皮胆红素仪测定法：经皮胆红素仪测定时常同时取两个测定部位，即前额眉心正中和胸骨正中，取其平均值。不同的仪器显示的单位值不同，一般为 $\mu mol/L$ 或 mg/dL，两者之间换算为 1 $mg/dL = 17.1$ $\mu mol/L$。经皮胆红素仪测定法对新生儿无损伤，快捷简便，可适时动态监测胆红素水平，尤其是可进行大规模筛查。研究发现在一定胆红素水平时，经皮胆红素水平（TCB）与 TSB 有很好的相关性。不同的经皮胆红素仪之间也有较好的相关性。经皮胆红素仪是一种筛查方法，所得的结果与血中的胆红素不完全一致，可能低于 TSB 水平，尤其在光疗后，由于蓝光作用在皮肤的浅层组织，光疗后皮肤黄疸的测量数值并不反映血清胆红素水平实际的下降程度。因此，为防止遗漏高 TSB 情况，当 TCB 超过 Bhutani 列线图的第 75 百分位时，应进行 TSB 测定。或对接受光疗的新生儿进行经皮胆红素测定时，检测部位应选在遮盖避光的部位，或在检测部位贴上 BiliChek 附带的 BilEclipse 贴片，保护皮肤不受光线的影响；④高效液相色谱法：该测定胆红素的方法相对于其他方法精确性更高，所以应用于实验研究。HPLC 可定量分离血清胆红素的 4 种组分，也可分析光疗后胆红素各异构体的成分。但由于其仪器昂贵，操作复杂，一般不用于临床常规检测。

直接胆红素和结合胆红素临床常作为同义词而通用。但实际上直接胆红素是指胆红素与重氮化对氨基苯磺酸起直接反应而得出的胆红素值。而结合胆红素是指未结合胆红素在肝脏内与葡萄糖醛酸结合的水溶性结合胆红素。两者值在临床评估时意义略有不同。如 TSB $\geqslant$ 85.5 $\mu mol/L$（5 mg/dL），直接胆红素 >20% TSB，属不正常；如 TSB < 85.5 $\mu mol/$ dL（5 $mg/$ dL），直接胆红素 > 17.1 $\mu mol/L$（1 mg/dL），属不正常。如用结合胆红素评估，则无论 TSB 是多少，只要结合胆红素 >17.1 $\mu mol/L$（1 mg/dL）即属不正常。国内临床多采用传统测直接胆红素的方法。国外有用 Kodak Ektachem 700 方法可测得结合胆红素值。

另外，应用葡萄糖氧化酶、过氧化酶方法测定血清游离胆红素，有助于胆红素脑病的监测和诊断。但游离胆红素的临床或实验室测定均不普遍。

2. 其他辅助检查

（1）血常规及网织红细胞：红细胞、血红蛋白、网织红细胞、有核红细胞，在新生儿黄疸时必须常规检测，有助于新生儿溶血病的筛查。有溶血病时红细胞减少，血红蛋白降低，网织红细胞增多，可达 40% ~ 50%，特别是 Rh 溶血病时；有核红细胞可超过 10 个/每100 个白细胞。必要时可做血涂片观察红细胞形态。

（2）血型：包括父母及新生儿的血型（ABO 和 Rh 系统），特别是可疑新生儿溶血病时，非常重要。必要时进一步做血清特异性抗体检测以助确诊。

（3）红细胞脆性试验：怀疑黄疸由于溶血引起，但又排除了 Rh、ABO 溶血病，可做本试验。若脆性增高，考虑遗传性球形红细胞增多症、自身免疫性溶血症等。若脆性降低，可见于地中海贫血等血红蛋白病。

（4）尿常规：正常尿不含胆红素，若尿胆红素阳性提示血清结合胆红素增高。

（5）高铁血红蛋白还原试验：通过测定高铁血红蛋白还原速度间接反映葡萄糖-6-磷酸脱氢酶（G-6-PD）的活性。一般认为正常还原率 >75%，中间型为 31% ~ 74%（杂合子型），显著缺乏者 <30%（纯合子型）。此方法有假阴性，对女性杂合子的检出率低，须进一步检测 G-6-PD 活性，以明确诊断。

（6）感染相关检查：疑为感染所致黄疸，应做血、尿、脑脊液培养，血清特异性抗体，C 反应蛋白和降钙素原（明显增高）及红细胞沉降率（增快）检查。血常规白细胞增多或减少，有中毒颗粒及核左移。

（7）肝功能检查：测血总胆红素和直接胆红素，丙氨酸氨基转移酶是反映肝细胞损害较为敏感的方法，碱性磷酸酶在肝内胆道梗阻或有炎症时均可升高，如同时有 5′-核苷酸酶、γ-谷氨酸转移肽酶的增高，则更有助于诊断。甲胎蛋白升高提示肝功能受损。重症肝功能异常时血浆白蛋白降低，凝血酶原时间延长。

（8）UGT 基因检测：基因检测用聚合酶链反应、等位基因特异性寡核苷酸探针杂交法、限制性片段长度多态性法等检测基因的方法，了解与胆红素代谢有关的 UGT 基因突变情况，有助于新生儿黄疸的基因诊断。

（9）呼气末一氧化碳测定：根据血红素降解为胆红素过程中，在血红素加氧酶等作用下释放出 CO 的原理，通过测定气道中释放的 CO（即 ETCO）可以早期预测血胆红素生成的速度，因此，测定 ETCO 可作为溶血的标志。可用非分散型紫外线分析法或 CO 气体微量法测定。若没有条件测定 ETCO，检测血液中碳氧血红蛋白水平也可作为胆红素生成情况的参考。

四、影像学检查

1. 超声检查

腹部 B 超为无损伤性诊断技术，是持续性黄疸鉴别诊断的首选无创检测方法。胆道系统疾病时，如胆管囊肿、胆管扩张、胆结石、胆道闭锁及胆囊缺如等都可显示病变情况。

2. 放射性核素肝扫描

用 ^{99m}Tc 标记的氢亚胺乙酸化合物扫描，具有半衰期短（6 h）、肝所受辐射剂量小等优点。用 γ 照相机观察肝胆系统的功能状态，肝炎时在 1.5 ~ 3 h 内可见胆囊内出现放射性物质，胆道闭锁时 24 h 内不出现，但严重肝实质病变时可有类似表现，提示胆汁淤积可能。

3. 计算机断层摄影（CT）

对胆道系统疾病显示的图像优于腹部 B 超，脂肪肝和肝内糖原累积病 CT 可鉴别，脂肪肝显示密度低，糖原累积病密度高。

五、其他

1. 肝活检

通过经皮肝穿刺取少量肝组织进行电镜检查。肝炎时可见肝小叶结构紊乱，有多核巨细胞，胆管增生不明显，可见胆汁淤积。胆管闭锁时肝小叶结构正常，胆管增生和胆汁淤积明显，也可见多核细胞。也可通过肝组织的组织化学、超微结构、免疫病理及病毒学检查，必要时可做特异性酶等的检查，对肝脏疾病的诊断和鉴别诊断有较大帮助，但新生儿期一般很少做此项检查。

2. 听、视功能电生理检查

包括脑干听觉诱发电位（BAEP）和闪光视觉诱发电位，可用于评价听觉、视觉传导神经通道功能状态，早期预测胆红素毒性所致脑损伤，有助于暂时性或亚临床胆红素神经性中毒症的诊断。

（吕　莹）

第三节　新生儿黄疸的治疗

出生时胆红素产生量大于胆红素排泄量，几乎我国所有足月新生儿都会出现暂时性总胆红素增高。游离胆红素增加过高过快会造成急性胆红素脑病。多数足月健康新生儿黄疸无须干预，但应密切观察。出生后 6 ~ 7 d，胆红素峰值会逐渐下降。治疗目的是防止胆红素进一步升高，减少胆红素脑病的危险性。尤其对早期新生儿，发病早、进展快的高胆红素血症应采取积极的防治措施。

光疗是最常用的有效又安全的方法。换血疗法可以换出血液中的胆红素、抗体及致敏红细胞，一般用于光疗失败、溶血症或已出现早期胆红脑病临床表现者。另外，还有一些药物可以起到辅助治疗作用。鉴于血清游离胆红素在胆红素的神经毒性中起决定作用，且国内尚无条件普及血清游离胆红素的定量检测，因此，当新生儿存在游离胆红素增高的因素，如低人血白蛋白、应用与胆红素竞争白蛋白结合位点的药物或感染时，建议适当放宽干预指征。总胆红素（TSB）与白蛋白（Alb）比值（B/A）可作为高胆红素血症干预决策的参考。

一、干预治疗的指征

胆红素浓度达到什么水平就需干预尚无统一标准。确定干预标准需进行高质量随机对照研究，仅依据血清胆红素水平单一指标预测远期行为发育后果欠可靠。新生儿生后血脑屏障的发育和胆红素水平是一个动态发展的过程，胎龄及日龄越小，出生体重越低，血清胆红素超过一定限度对新生儿造成脑损害的危险性越大。所以，不能用一个固定的界值作为新生儿黄疸的干预标准。美国儿科学会（AAP）于 1994 年制定了首个新生儿高胆红素血症（简称高胆）干预指南。根据发达国家 20 世纪 90 年代后防治急性胆红素脑病的经验，2004 年 AAP 修订了新生儿高胆诊治指南。其中特别强调以患者安全为原则，促进和支持成功的母乳喂养，出院前评估重症高胆的危险性，对高危儿提供早期和严密随访，适时治疗以预防发生严重高胆和胆红素脑病。另外，对黄疸干预的胆红素标准进行了修订，由日龄胆红素值修订为小时胆红素值。

新生儿生理性黄疸的水平受种族、地区、遗传、喂养方式等许多因素的影响，AAP 指南不完全适用于我国。中华医学会儿科学分会新生儿学组在 2001 年曾经起草制定《新生儿黄疸干预推荐方案》，2009 年又在此基础上进行修订，提出了《新生儿黄疸诊疗原则的专家共识》。针对近年来新生儿在产科住院时间的普遍缩短及常规胆红素随访监测普及不够，新生儿胆红素脑病及核黄疸仍时有发生等情况，于 2014 年对 2009 年《新生儿黄疸诊疗原则的专家共识》进行了补充和修订。此次修订，既参考美国儿科学会（AAP）2004 年发表的《胎龄≥35 周新生儿高胆红素血症处理指南》，又更适合我国实际情况。根据 2014 年《新生儿高胆红素血症诊断和治疗专家共识》，对胎龄≥35 周的早产儿和足月儿，根据 Bhutani 小时胆红素列线图，TSB 超过第 95 百分位值作为光疗标准，或可参照 AAP 推荐的光疗标准和换血标准，或在尚未具备密切监测胆红素水平的医疗机构可适当放宽光疗标准。出生体重 <2 500 g 的早产儿的光疗和换血标准也应放宽。在极低出生体重儿或皮肤存在瘀斑、血肿的新生儿，可以给予预防性光疗，但对于出生体重 <1 000 g 的早产儿，应注意过度光疗的潜在危害。光疗和换血标准除参照不同小时龄的 TSB 之外，还需考虑是否存在胆红素脑病的高危因素，包括同族免疫性溶血、葡萄糖-6-磷酸脱氢酶缺乏、窒息、显著的嗜睡、体温不稳定、败血症、代谢性酸中毒、低白蛋白血症等。因此，光疗和换血标准曲线的应用需考虑 TSB 水平以及胎龄、出生小时龄、是否存在高危因素等多方面因素来决定。

二、光照疗法

光照疗法（简称光疗）通过转变胆红素产生异构体，使胆红素从脂溶性转变为水溶性，不经过肝的结合，经胆汁或尿排出体外。光疗作用的确切过程尚不清楚，但可能不是作用在皮肤细胞，而在浅层毛细血管或间隙中作用于胆红素白蛋白联结物。

胆红素能吸收光线，以波长 450~460 nm 的光线作用最强，由于蓝光的波长主峰在 425~475 nm，故认为是人工照射的最好光源。绿光波长主峰在 510~530 nm，由于皮肤的光学特性，波长较长的光易于穿透皮肤，绿光较蓝光更易穿透皮肤。有研究报道，光疗最有效的光源是波长较长的蓝—绿光（490~510 nm），能对胆红素转变成光红素起到联合效应。

1. 光疗指征

光疗标准很难用单一的数值来界定，不同胎龄、不同日龄的新生儿都应该有不同的光疗标准，另外，还需考虑是否存在发生胆红素脑病的高危因素。根据 2014 年《新生儿高胆红素血症诊断和治疗专家共识》，对出生胎龄 35 周以上的晚期早产儿和足月儿可参照 2004 年美国儿科学会推荐的光疗参考标准，或将 TSB 超过 Bhutani 曲线 95 百分位数作为光疗标准。在尚未具备密切监测胆红素水平的医疗机构可适当放宽光疗标准。

2. 停止光疗指征

2014 年《新生儿高胆红素血症诊断和治疗专家共识》中明确了停止光疗标准：对于 >35 周新生儿，一般当 TSB < 222 μmol/L（13~14 mg/dL）可停光疗。具体方法可参照：①应用标准光疗时，当 TSB 降至低于光疗阈值胆红素 50 μmol/L（3 mg/dL）以下时，停止光疗；②应用强光疗时，当 TSB 降至低于换血阈值胆红素 50 μmol/L（3 mg/dL）以下时，改标准光疗，然后在 TSB 降至低于光疗阈值胆红素 50 μmol/L（3 mg/dL）以下时，停止光疗；③应用强光疗时，当 TSB 降至低于光疗阈值胆红素 50 μmol/L（3 mg/dL）以下时，停止光疗。

3. 光疗设备与方法

光源可选择蓝光（波长 425~475 nm）、绿光（波长 510~530 nm）或白光（波长 550~600 nm）。光疗设备可采用光疗箱、荧光灯、LED 灯和光纤毯。光疗方法有单面光疗和双面光疗。光疗的效果与暴露的面积、光照的强度及持续时间有关。光照强度以光照对象表面所受到的辐照度计算，标准光疗光照强度为 8～10 μW/（cm²·nm），强光疗为 30 μW/（cm²·nm）。胆红素水平接近换血标准时建议采用持续强光疗。

近年来，普遍存在新生儿出院时间提早的情况，在出生后 72 h 内出院，使新生儿黄疸的高峰时段在医院外渡过，家长大多缺乏新生儿黄疸的知识以及对黄疸轻重的识别，因此存在发生严重高胆红素血症的潜在风险。现国外已广泛使用家庭光疗，国内也有部分地区开展。光纤毯治疗安全、便于护理，适于在家庭中使用，减少了母婴分离，又可不中断母乳喂养。但因光纤毯疗效有限，家庭光疗适用于高胆红素血症的预防而不是治疗。

4. 光疗中应注意的问题

光疗时采用的光波波长易对视网膜黄斑造成伤害，且长时间强光疗可能增加男婴外生殖器鳞癌的风险。因此，光疗时应用遮光眼罩遮住双眼，对于男婴，用尿布遮盖会阴部，尽量暴露其他部位的皮肤。光疗过程中不显性失水增加，应注意补充液体，保证足够的尿量排出。监测患儿体温，避免体温过高。光疗时可出现腹泻、皮疹等不良反应，依据其程度决定是否暂停光疗。轻者暂停光疗后可自行缓解。光疗过程中应加强巡视，注意患儿全身情况，有抽搐、呼吸暂停及青紫者及时采取措施；并密切监测胆红素水平的变化，一般 6～12 h 监测一次。对于溶血症或 TSB 接近换血水平的患儿需在光疗开始后 4～6 h 内监测。光疗结束后 12～18 h 应监测 TSB 水平，以防反跳。

三、换血疗法

换血是治疗高胆最迅速的方法。主要用于重症母婴血型不合的溶血病，可及时换出抗体和致敏红细胞、减轻溶血；降低血清胆红素浓度，防止胆红素脑病；同时纠正贫血，防止心力衰竭。换血偶有心脏停搏等危险，并有继发感染可能，所以必须严格掌握指征。

1. 换血指征

（1）各种原因所致的高胆红素血症达到换血标准时均应进行换血。

（2）产前诊断明确为新生儿溶血病，出生时脐血胆红素 >76 μmol/L（4.5 mg/dL），血红蛋白低于 110 g/L，伴有水肿、肝脾大和心力衰竭者。

（3）凡有早期急性胆红素脑病症状者，不论血清胆红素浓度是否达到换血标准，或 TSB 在准备换血期间已明显下降，都应换血。

（4）胆红素/白蛋白可作为考虑换血的附加依据。如胎龄≥38 周新生儿 B/A 值达 8.0，胎龄≥38 周伴溶血或胎龄 35～37 周新生儿 B/A 值达 7.2，胎龄 35～38 周伴溶血新生儿 B/A 值达 6.8，可作为考虑换血的附加依据。

（5）在准备换血的同时先给予患儿强光疗 4～6 h，若 TSB 水平未下降甚至持续上升，或对于免疫性溶血患儿在光疗后 TSB 下降幅度未达到 34～50 μmol/L（2～3 mg/dL）立即给予换血。

2. 换血方法

（1）血源的选择：Rh 血型不合时，选择 Rh 血型同母亲，ABO 血型同患儿，紧急情况下也可选择 O 型血。ABO 血型不合时，母亲 O 型血、子为 A 型或 B 型时，首选 O 型红细胞和 AB 型血浆的混合血。紧急情况下也可选择 O 型血或同型血。建议红细胞与血浆比例为（2～3）：1。

（2）换血量：为新生儿血容量的 2 倍（150～160 mL/kg）。

（3）换血途径：可选用脐静脉或其他较粗的外周静脉，也可选用外周动脉和外周静脉同步换血。

3. 换血中应注意的问题

（1）换血过程中应注意监测生命体征（体温、心率、血压和氧饱和度），并做好记录。注意严格无菌操作。

（2）注意监测血气、血糖、电解质、血钙、血常规。

（3）换血时需等容量匀速地抽出和输入血液。一般控制全程在 90~120 min 内。

（4）换血后可发生血清总胆红素（TSB）反弹，应继续光疗，并每 4 h 检测 TSB。如果 TSB 超过换血前水平应再次换血。

四、药物治疗

1. 减少胆红素产生

（1）静脉注射免疫球蛋白：有报道用大剂量免疫球蛋白静脉注射（IVIC）治疗新生儿溶血病。血型不合引起的新生儿同族免疫溶血性高胆红素血症主要是由于网状内皮系统吞噬细胞破坏致敏红细胞所致。IVIG 可通过阻断网状内皮系统 Fc 受体发挥作用，阻断溶血过程，减少胆红素的形成。用法：多采用一次大剂量疗法，1 g/kg，于 6~8 h 内持续静脉滴注。一次大剂量注射法疗效优于每天 400 mg/kg 连续注射 3 d 的疗法。

（2）金属卟啉：血红素加氧酶（HO）将血红素转化为胆绿素，胆绿素还原酶再将胆绿素转化为胆红素。金属卟啉是血红素加氧酶的强力竞争性抑制剂，使血红素转变成胆绿素的过程被抑制，从而减少胆红素的形成。锡—中卟啉应用治疗高胆红素血症，包括 G-6-PD 缺乏、血型不合溶血病等，对降低胆红素水平、减少光疗及换血取得很好的效果。锡—原卟啉的血浆半衰期为 3.7 h，抑制血红素加氧酶的活性可维持 7 d。该药从胆汁排泄，是体内排泄的主要途径，毒理学试验毒性很低。金属卟啉的应用前景良好，已获得美国 FDA 的批准。有纳入 3 项小样本研究的 Meta 分析结果表明，SnMP 可降低新生儿胆红素水平，减少光疗需要及缩短住院时间。临床不良反应小，可引起皮肤对光过敏，停止光疗后一般可自然消退。由于缺乏足够的证据来证明这些药物的长期安全性，金属卟啉尚未被推荐用于高胆红素血症的常规治疗。

2. 诱导肝酶增加胆红素的结合和排泄

（1）氯贝丁酯：是降脂药物，可提高 UCT1A1 活性，从而增加胆红素的结合和排泄。有临床研究结果显示，氯贝丁酯减轻了新生儿高未结合胆红素血症，并减少了光疗的需要。然而，长期使用氯贝丁酯与非心血管原因的死亡率增加有关。虽然短期的氯贝丁酯治疗未出现严重的不良反应，但在其临床应用前须考虑安全性，尚无充分的证据支持氯贝丁酯联合光疗治疗新生儿高胆红素血症。

（2）苯巴比妥：是抗癫痫药物，能提高 UCT1A1 的活性。自 20 世纪 60 年代以来，苯巴比妥在新生儿黄疸的治疗中得到了广泛的应用，剂量 5~10 mg/（kg·d），分 2~3 次服，连服 4~5 d；或肌内注射 10 mg/kg，每天 1 次，使用天数根据黄疸情况决定。不良反应：有时嗜睡，反应略差，影响观察病情。许多临床试验表明，给孕妇或新生儿服用苯巴比妥可减轻新生儿高胆红素血症，并减少输血次数。苯巴比妥目前并未作为治疗新生儿黄疸的常规用药，主要是因为酶诱导剂需用药 2~3 d 开始生效，而且在用药后的数天内，相比较镇静等不良反应而言，其治疗效果并不明显。在克里格勒—纳贾尔（Crigler-Najjar）综合征Ⅱ型患者中，UDPGT 活性降低了 95%，苯巴比妥能增加残余酶活性，有效地阻止严重的高未结合胆红素血症。苯巴比妥治疗 Crigler-Najjar 综合征Ⅰ型无效，因为这些患者缺乏残余的可诱导的 UDPGT 酶的活性。对 Crigler-Najjar 综合征最有效的治疗方法是修复或替换肝中有缺陷的 UGT1A1，这需要通过肝移植或肝细胞移植及未来的基因治疗来实现。

3. 降低肠肝循环的治疗

胆红素重吸收可通过与肠腔内色素结合的药物来预防。考来烯胺是一种已知的胆汁黏结剂，琼脂是一种凝胶状物质，动物实验证实可降低高胆红素血症大鼠的血清胆红素水平，但在新生儿中效果不明显。使用活性炭能有效地降低血清胆红素水平，但可能获取必需的营养，故限制其临床适用性。口服非晶态磷酸钙可降低血清胆红素水平，但仅用于 Crigler-Najjar 综合征Ⅰ型患者。锌盐也是一种未结合胆红素结合剂，可降低吉尔伯特（Gilbert）综合征患者体内的血浆胆红素水平，但锌盐可能致血浆锌的含量增加，使其临床使用受限。

4. 减少游离的未结合胆红素

游离的未结合胆红素升高可能发生胆红素脑病，1 g 白蛋白可与 16 mg 胆红素联结，因此，用白蛋白增加与未结合胆红素的结合，预防胆红素脑病的发生，但不能减轻黄疸。白蛋白主要适用于早期新生儿，尤其早产儿或重度黄疸儿，剂量 1 g/kg 加 5% 葡萄糖注射液 10～20 mL 滴注，心力衰竭者禁用。如无白蛋白可用血浆，每次 10 mL/kg 静脉滴注。白蛋白或血浆一般每天用 1 次，可根据胆红素高低，可用 1～2 次。

五、新生儿重度高胆红素血症的预防

新生儿高胆红素血症防治宗旨是减少重症高胆红素血症和防止胆红素脑病。而严重高胆红素血症和胆红素脑病绝大多数是可预防的。新生儿黄疸的监测和管理需要产科、新生儿科和地段保健医师及家长共同参与。具体预防措施可分为 3 个方面：出生后胆红素水平的监测、出院前高胆红素血症的风险评估以及出院后随访，在任何阶段胆红素水平达干预标准给予及时干预。

1. 出生后监测胆红素

在出生后 24 h 内开始，每天监测 TSB 或 TCB，注意动态变化趋势。肉眼评估黄疸程度可存在视觉误差，尤其对肤色较暗的新生儿，因此，不推荐目测。对尚缺乏 TSB 或 TCB 监测条件的医疗机构，在新生儿随其母出院前至少测定 1 次血或经皮胆红素浓度。当 TSB 达到光疗标准时及时给予干预，未达干预标准者出院后适时随访。

2. 促进母乳喂养

出生后早期母乳喂养不足，可通过增加胆红素的肠肝循环而使黄疸加重。因此，积极促进充足的母乳喂养，鼓励频繁的喂养，在出生头几天每天喂养 8 次以上。因糖水无益于降低胆红素浓度，避免喂糖水。

3. 出院前评估

对出院前的新生儿需进行出院后高胆红素血症的风险评估，尤其对出生后 72 h 内出院者，因黄疸的高峰期在家中，存在遗漏重症高胆红素血症的风险。出院前评估包括两方面：高胆红素血症的危险因素和胆红素水平的评估。

（1）高危因素评估的内容：出生后 24 h 内出现黄疸，合并有同族免疫性溶血病或其他溶血病（如 G-6-PD 缺陷），胎龄 37 周以下的早产儿，头颅血肿或皮肤明显瘀斑，单纯母乳喂养且因母乳喂养不当导致体重丢失过多等。

（2）胆红素水平评估：每例新生儿出院前都应测定 TSB 或 TCB，若胆红素水平处于 Bhutani 小时胆红素列线图的第 75 百分位以上，建议延长住院时间，继续留院监测胆红素水平的动态变化。出院前胆红素水平处于第 75 百分位以下者可以出院，但需根据住院日龄或出院前胆红素制订出院后随访计划。

4. 出院后随访

根据美国儿科学会（AAP）指南，我国 2014 年的专家共识中明确提出了出院后随访方案。根据我国目前大部分产科阴道分娩出生的新生儿于出生后 48～72 h 出院，剖宫产儿在 96～120 h 出院。对存在高危因素者，出院后随访时间可考虑提前。

5. 出院前对家长宣教

出院前应对新生儿的家长进行口头和书面宣教，内容包括黄疸知识的介绍、出院后如何监测黄疸、何时到医院随诊。

6. 重视家庭访视

保健机构对出院后新生儿的家庭访视，应由有资质并具备专业知识的人员承担，访视时了解新生儿是否存在高胆红素血症的高危因素，观察和评估黄疸程度（TCB 或目测），根据胆红素水平或黄疸程度及时嘱家长到医院就医。

（吕　莹）

第四节　新生儿胆红素脑病

早在 1847 年 Hervieux 就描述了重度黄疸的新生儿尸检时发现脑基底核黄染，1875 年 Orth 观察到临床上的脑病与胆红素的升高和病理上中枢神经系统特殊区域黄染有关。1904 年，Schmorl 将这种脑基底核和不同脑干核的黄染命名为核黄疸，并描述脑部黄染有两种形式：一种是在脑膜、脑脊液及脑室周围弥散性黄染，另一种是黄染完全局限在脑核区域。

胆红素脑病是描述胆红素毒性所致的基底核和不同脑干核损伤的中枢神经系统表现，以往习惯将胆红素脑病与核黄疸名词互换应用。2004 年美国儿科学会（AAP）修订新生儿高胆红素血症临床诊疗指南，为避免在文献中混淆及取得一致性，AAP 建议"急性胆红素脑病"用于描述出生 1 周内的新生儿由于胆红素毒性所致的急性临床表现，"核黄疸"用于描述胆红素毒性的慢性和永久性表现。

除了典型的胆红素脑病，胆红素还可以引起其他形式的轻型神经系统损伤，表现为一个或多个系统功能障碍，称为胆红素诱导的神经功能障碍（BIND），可以表现为认知、学习、运动障碍或者仅表现为耳聋或听觉障碍如听神经病，高胆红素血症所致的认知障碍可能与其听觉障碍相关。

一、病理生理

胆红素脑病死亡的足月儿尸检证实胆红素在脑的沉积有特定的分布，最常受累的区域是基底节，尤其是苍白球和丘脑下核、海马沟、红核、动眼神经核、膝状体，还可累及一些脑干核，包括下丘、前庭、耳蜗及下橄榄体核，小脑尤其是齿状核和蚓部核。其他如脊髓前角、延髓、大脑半球的白质、灰质均可受累。黄疸婴儿尸检还显示主动脉、胸腔积液、腹腔积液甚至整个内脏黄染。除非发现细胞学变化，否则黄染通常不被认为是组织损害的征象。胆红素可与成熟神经元的神经节苷脂和磷脂相结合，损害神经元。神经元坏死是出生 7～10 d 后组织病理学主要特征，绝大多数坏死分布与胆红素沉积分布一致。神经元损伤严重的区域包括基底核、脑干动眼神经核、听神经核，这些区域受累可解释胆红素脑病的某些临床后遗症。病变部位的选择性可能与神经细胞的酶系统成熟度有关。未结合胆红素对脑细胞有毒性作用，特别是生理上最活跃的神经细胞，因为此种细胞的能量代谢较大。新生儿期在生理及生化代谢方面以基底核神经细胞最为活跃，耗氧量及能量需要均最大，故基底核最易受损。

1. 胆红素进入脑内

未结合胆红素进入脑并造成脑损伤的机制尚不清楚。目前认为有多种机制：①胆红素的产生超过血液与组织间的正常缓冲能力；②胆红素联结白蛋白或其他蛋白的能力发生改变；③血脑屏障（BBB）的完整性被破坏增加了其对胆红素的通透性；④其他因素。

（1）游离胆红素与白蛋白结合：未结合胆红素是无极性和脂溶性的，在血浆中的溶解性极低，与人血白蛋白紧密但可逆地结合和运输，未结合或松散结合的部分即游离胆红素更容易穿过 BBB，与脑细胞联结，聚集并通过生物膜，引起细胞损伤，因而理论上患者脐血中游离型胆红素（Bf）水平是胆红素毒性最直接且最敏感指标。然而，检测未与白蛋白结合的血浆 Bf 几乎是不可能的。尽管，过氧化物酶氧化法理论上可用来检测 Bf，但其检测结果准确性和临床应用可靠性仍有待进一步验证。血浆白蛋白与胆红素结合能降低胆红素对神经细胞的毒性，因而胆红素与白蛋白的比值已成为评估胆红素毒性的危险性高低的指标。一个白蛋白分子有一个高亲和力和两个低亲和力胆红素结合位点；当 B/A < 1，胆红素白蛋白结合牢固；B/A > 1，部分胆红素与白蛋白结合疏松；B/A > 3，部分胆红素游离成 Bf，B/A = 1 代表每克白蛋白约结合 8.5 mg 胆红素。因此，正常情况下足月儿无内源性或外源性竞争物质竞争白蛋白同一位点，当人血白蛋白浓度为 3～3.5 g/dL 时能结合胆红素 25～28 mg/dL。然而在体内，由于内源性竞争性结合物的存在，血清中实际每克白蛋白所能结合胆红素的量少于理论值，尤其是早产儿和低出生体重儿白蛋白结合能力较足月儿显著降低，且其人血白蛋白水平常较低，因此，极少能够有效结合胆红素。任何增加 Bf、降低白蛋白浓度或其联结能力的因素均可增加脑组织内 Bf 水平，Bf 进入脑并与细胞膜结合产生胆红素毒性，而增加白蛋白可减轻胆红素的毒性。降低胆红素与白蛋白结合的药物可增加胆红素脑病的危险性。

（2）胆红素与白蛋白结合的影响因素：未结合胆红素在血浆中主要以与白蛋白结合胆红素形式（AB^{2-}）存在，仅有很少部分以 Bf 形式存在。Bf 包括二价阴离子（B^{2-}）、单价阴离子（BH^-）及胆红素酸（BH2）。在体内 AB^{2-}、BH^-、BH2 之间维持着动态平衡，这种动态平衡的移动方向与白蛋白水平、未结合胆红素水平、白蛋白胆红素结合力及 H^+ 水平相关。当白蛋白与胆红素结合力降低（如低出生体重儿、低氧血症、低血容量、高渗血症、高热、高碳酸血症等病理状态下）时，或白蛋白胆红素结合量减少（如游离脂肪酸、水杨酸盐、磺胺类、吲哚美辛、苯甲醇及某些头孢类等竞争性结合物在体内增多），均可影响白蛋白胆红素结合力，使体内 Bf 水平增高。国外有学者认为 Bf > 20.0 μmol/L（1.17 mg/dL）是发生胆红素脑病的危险临界值。还有学者在进行体外细胞培养时发现白蛋白可以保护脑细胞免受胆红素的毒性作用。患病的足月儿和早产儿的胆红素与白蛋白的结合能力降低，且这些患儿的人血白蛋白浓度常较低,因此,与健康足月儿相比,患病的足月儿和早产儿即使胆红素水平较低,其发生胆红素脑病的危险性也较高。组织摄取胆红素的速率依赖于胆红素与白蛋白的结合力和pH,已知酸性增加时胆红素的溶解性降低,组织摄取和沉淀增加。但当pH<7.4时,胆红素与白蛋白的结合能力是否降低仍有争议。

(3)血脑屏障通透性:BBB是存在于脑毛细血管内皮和脑实质间的屏障,它限制了某些物质进入中枢神经系统。脉络丛是血液与脑脊液之间的屏障。BBB由紧密连结的内皮细胞连续排列组成,限制细胞间弥散。正常BBB阻止大量水溶性物质、蛋白质和大分子的渗透,但可渗透低分子量的、未与白蛋白紧密结合的脂溶性物质。大分子如白蛋白不能透过BBB,但当输注高渗溶液时BBB可以渗透。在未成熟儿、足月儿缺氧、脱水、高热、高渗血症、高碳酸血症和脑膜炎、败血症等病理状态下,BBB开放,此时不仅Bf可以通过BBB,白蛋白结合胆红素复合物也可通过BBB。

(4)细胞保护作用:研究提示,P-糖蛋白(P-gp)是脑毛细血管内皮细胞和BBB的星形细胞上的ATP依赖的血浆膜转运蛋白,广泛作用于各种底物穿过生物膜。未结合胆红素是P-gp的一个作用底物,P-gp能限制亲脂性物质的通过,可在限制胆红素进入中枢神经系统中起保护作用。

2. 胆红素在细胞水平的毒性

胆红素如何产生细胞水平的毒性作用存在争议。有几种假说:①经细胞膜的脂质穿过到亚细胞器(如线粒体)的脂质,干扰能量代谢;②与特异的膜、细胞器或细胞质蛋白结合,抑制其功能;③损伤和直接干扰DNA功能。

胆红素对神经细胞有毒性作用,早已证实线粒体功能障碍在胆红素脑病发病机制中起重要作用。有研究假定胆红素酸沉积在磷脂膜上,解离线粒体氧化磷酸化作用,引起显著的急性能量代谢紊乱,能量负荷下降,葡萄糖、糖原下降,乳酸升高,乳酸/丙酮酸比值升高,表明糖的有氧氧化受抑制,无氧酵解增强。国外有学者在体外试验中发现,胆红素能抑制神经细胞膜生物功能,降低细胞内核酸与核蛋白合成,并影响线粒体氧化活力及能量代谢。也有学者发现胆红素抑制酶的磷酸化,这对神经递质的释放起关键作用。胆红素使神经末梢突触膜去极化反应减弱,对多巴胺合成与释放和对酪氨酸摄取减少,细胞膜Na^+-K^+-ATP酶、Ca^{2+}-Mg^{2+}-ATP酶、蛋白辅酶A和C活性受抑制,细胞核酸与蛋白质合成受阻。这些毒性作用与神经细胞暴露于一定浓度胆红素下的时间相关。暴露时间短,这些抑制作用能被等摩尔白蛋白纠正,但暴露时间较长,则其抑制作用难以逆转。国外有的学者在体内检测中揭示了胆红素能抑制脑细胞能量代谢水平,并降低机体脑内电活动(包括脑电幅度低平,传导时间延长),降低脑内磷酸肌酸及ATP含量、腺苷酸能量负荷,且脑细胞能量代谢及脑电活动变化,程度与脑内胆红素浓度一致。胆红素能阻滞脑细胞膜电位传导,影响脑细胞功能状态,降低脑细胞能量代谢水平,因而,检测高胆红素血症新生儿脑电变化,脑神经核相关感觉与行为变化,脑能量代谢水平,可以直接反映胆红素对脑的损伤程度。

胆红素脑病是多因素作用的过程,Bf极度升高,通过BBB进入脑内,产生神经细胞损害。高胆红素血症的严重性和持续时间,所累及的中枢神经系统结构的成熟度,白蛋白联结能力,生理环境,细胞膜的组成和代谢情况均可促进神经功能障碍的发展。仅依据血清总胆红素或未结合胆红素水平来判断神经毒性过于简单,还需考虑其他因素。增加胆红素神经毒性和高胆红素血症的危险因素包括酸中毒、窒息、溶血、低体温、低白蛋白血症或减少白蛋白与胆红素的有效结合、颅内出血、低出生体重、脑膜炎、早产儿及败血症。

二、临床表现

胆红素脑病患儿的黄疸多较严重，全身皮肤黏膜呈重度黄染，血清胆红素一般在342.2 μmol/L（20 mg/dL）以上，早产儿可发生在较低的胆红素水平时，尤其是有高危因素者。

胆红素神经毒性的临床表现与胆红素对特定区域损伤有关，如特殊脑干核（听觉、前庭和动眼神经）、小脑普肯野细胞及基底核（即苍白球和丘脑下部）、海马对胆红素神经毒尤为易感。

胆红素脑病多见于出生后1周内，最早可于出生后1~2 d内出现神经系统症状。溶血性黄疸出现较早，多发生于出生后3~5 d。未成熟儿或其他原因所致者大多见于出生后6~10 d。先天性葡萄糖醛酰转移酶缺乏症所致的胆红素脑病多发生于出生后2~5周。发生胆红素脑病的血清胆红素阈值依日龄而异，足月儿多在342.2 μmol/L（20 mg/dL）以上。当早产、窒息、呼吸困难或缺氧、严重感染、低白蛋白血症、低血糖、低体温、酸中毒或体重低于1 500 g时，血清胆红素低于临界值也可发生胆红素脑病。一般可于重度黄疸高峰后12~48 h出现症状。

胆红素脑病的典型症状，以往将胆红素脑病分为警告期、痉挛期、恢复期和后遗症期4期，现多将前三期称为急性胆红素脑病，第四期称为慢性胆红素脑病。

1. 急性胆红素脑病

典型的急性胆红素脑病经历3个临床阶段。第一阶段在出生后前几天，反应略低下，嗜睡，轻度肌张力减低，活动减少，吸吮弱，轻微高调哭声。此阶段胆红素水平若能迅速降低，上述表现是可逆的。第二阶段表现为易激惹、哭声高调，拒乳，呼吸暂停、呼吸不规则、呼吸困难，嗜睡和肌张力增高。肌张力增高累及伸肌群，可呈角弓反张，可伴有惊厥，或有发热，系由于间脑受累所致。重症者可深度昏迷，甚至中枢性呼吸衰竭而死亡。此阶段出现肌张力增高者可发展为慢性胆红素脑病，如紧急换血可能逆转中枢神经系统改变。第三阶段通常在1周后，肌张力增高消失，转为肌张力减低。随即吸吮力和对外界反应渐渐恢复，继而呼吸好转，1~2周后急性期症状可全部消失。

2. 慢性胆红素脑病

急性胆红素脑病到慢性胆红素脑病即核黄疸的后遗症期有一个演变过程。慢性胆红素脑病的典型表现通常在1岁前，婴儿喂养困难，进而高调哭声和肌张力减低，但深腱反射增强，持续颈强直，运动发育迟缓。一般在7岁之前安静时肌张力低下，直到学龄期，转为肌张力增高。

典型的核黄疸后遗症由四联症组成。①锥体外系运动障碍，表现相对持久或持续终身，主要表现为手足徐动，可早在出生后18个月出现，也可晚至8~9岁。严重时手足徐动可妨碍四肢功能的发育。严重受累的儿童可有发音困难、表情怪异、流涎以及咀嚼和吞咽困难。②听力异常，听力损害是胆红素神经毒性的一个突出表现，脑干听觉通路对胆红素的毒性作用尤其敏感。通过病理研究及听性脑干反应（ABR）发现脑干损伤，特别是耳蜗核损伤，是听力丧失的主要原因。通常高频听力丧失最严重，在极低体重儿可引起感觉神经性听力丧失。听神经病是指第Ⅷ对脑神经受损引起的特殊感觉神经性耳聋，客观检查的特点为耳声发射（OAE）正常而ABR异常，是BIND的一个重要临床表现。这说明内耳或耳蜗正常，但神经或脑干的上行听觉通路异常；③眼球运动障碍，表现为眼球转动困难，特别是向上凝视受限，常呈"娃娃眼"，提示神经损害发生在动眼神经核的上一水平；④牙釉质发育异常，有绿色牙或棕褐色牙，门齿有弯月形缺陷，由于釉质发育不全所致。

胆红素毒性的这些后遗症也可发生在新生儿期从未出现过急性胆红素脑病的婴儿。

3. 胆红素诱发的神经功能障碍

早期流行病学研究提示，有些新生儿可有亚临床型胆红素脑病的后遗症，如仅表现轻度运动功能障碍和（或）认知功能异常，称为胆红素诱导的神经功能障碍（BIND）或胆红素相关的神经功能障碍（BAND）。累及的听神经功能障碍可导致感觉神经性听力损失或耳聋，也可发生听神经病（AN）或听同步不良（AD）。AN 或 AD 可通过内耳的神经生理学测试确定，表现为耳蜗微音电位反应和耳声发射正常，而听性脑干反应异常或缺失。AN 或 AD 临床表现为声音定位和语言辨别障碍。

4. 早产儿胆红素脑病的特点

尸检已证实，低胆红素水平的早产儿也可有核黄疸的病理改变，但在随访中少有典型的核黄疸表现。在新生儿期也无胆红素脑病的特异表现。以往研究证实，听觉损害是胆红素神经毒性最敏感的指标，是低胆红素的早产儿胆红素脑病的主要表现。与足月儿不同，早产儿锥体外系异常少见。主要原因是早产儿很轻的高胆红素血症即得到了积极的治疗；另外，可能与早产儿中枢神经系统发育不成熟有关。与足月儿相比，早产儿对胆红素的通透性和代谢存在差异，早产儿的脑可通过重塑或修复来代偿。

三、诊断

目前新生儿胆红素脑病的诊断一般基于临床诊断，即根据出生后 1 周内的新生儿，有重度高胆红素血症，尤其存在早产、溶血病、缺氧、酸中毒、感染等高危因素，在黄疸高峰期出现神经系统异常表现时，考虑胆红素脑病。了解相关病史非常重要，如胎龄、高胆红素血症史、高胆红素血症持续时间、危险因素、急性期神经系统异常表现，以及是否接受过治疗是诊断的关键资料。结合辅助检查进一步确诊，包括 TSB、Bf、B/A、ABR 及 MRI。

鉴于临床上尚不能常规进行游离胆红素浓度的测定，B/A 可作为替代参数来代表 Bf 浓度。需要注意的是，血浆中可能存在胆红素置换剂，即干扰胆红素与白蛋白结合的药物，Bf 可能比 B/A 计算值更高。此外，还应考虑胆红素与白蛋白亲和力的个体差异。

神经听觉通路对胆红素毒性很敏感，导致神经性听力丧失或听神经病变或听同步不良。ABR 是常用的一种无创检测方法，对确定胆红素的神经毒性非常敏感。ABR 由一系列的正波（波 I ~ V）组成，代表从内耳到脑干的听觉通路，波 I 和 II 表示周围的听觉神经通路，波 III ~ V 代表听觉中枢在脑干水平通路的活动（耳蜗核和外侧丘系）。胆红素诱导的 ABR 变化主要涉及波 III 和 V，损害程度轻则可逆性波间期延长，进展可至振幅的消失。ABR 的变化可为暂时性的，也可发展成永久的变化。现有简便的床旁检测方法即自动听性脑干反应（AABR）。AABR 测量是简化 ABR 测量，能够识别婴儿每只耳的耳蜗或听觉功能异常。

另一个确定急性和慢性胆红素神经毒性的辅助检查是磁共振成像（MRI）。MRI 的变化包括在早期阶段（出生前 3 周）在 T_1 加权扫描（T_1WI）上的双侧苍白球高信号，弥散加权成像（DWI）等信号或稍高信号。慢性胆红素脑病即核黄疸期显示好发部位 T_2WI 高信号，而 T_1WI 无明显信号异常。双侧苍白球 T_2WI 对称性高信号是核黄疸的特征性改变。需注意，

新生儿期苍白球 T_1WI 高信号并不一定与胆红素脑病的临床表现相平行，例如患儿具有典型的胆红素脑病表现，但 MRI 缺乏苍白球的特征性改变；或患儿缺乏临床表现，而 MRI 显示苍白球高信号。有学者发现，新生儿期苍白球 T_1WI 高信号仅为一种瞬态改变，1~3 周后消失，可能与髓鞘化有关，是一发育过程，与疾病的远期预后无必然联系。另有研究认为，如仅出现急性期 T_1 高信号，而相应部位在慢性期并未出现 T_2 高信号，则提示预后良好。因此，若新生儿期苍白球 T_1WI 高信号消失预后良好，但在相同部位经数周或数月后若转变成 T_2WI 高信号（即慢性胆红素脑病）则提示预后不良。

四、预防和治疗

早期预防和早期干预治疗是防止重症新生儿高胆红素血症的发生和预防胆红素脑病的要点。光照疗法、换血疗法和药物疗法均能降低血清胆红素。输注白蛋白或血浆可减少游离胆红素。及时治疗窒息、低血糖、酸中毒和感染可减少未结合胆红素发展成胆红素脑病的危险性。对出生后 72 h 内出院的新生儿及时随访（出院 48 h 或黄疸高峰日龄）是预防重症高胆红素血症的关键环节。宫内诊断和治疗新生儿溶血病是防止胆红素脑病发生的方法之一。

1. 产前预防

做好产前检查和宣教工作，尽量预防早产和难产。预防孕妇感染，治疗孕妇疾病，对疑有溶血病史者，可监测孕妇血清抗体滴定度、置换血浆、服用苯巴比妥、做好换血应有准备。临产前不可滥用维生素 K 及磺胺类等药物。

2. 产后预防

（1）新生儿尤其是早产儿不宜使用维生素 K_3、磺胺类、水杨酸盐、吲哚美辛等药物。因此，当早产儿需应用吲哚美辛治疗动脉导管未闭时，应确保胆红素在安全水平下使用。预防新生儿感染不宜用磺胺异噁唑或某些头孢类药物等。

（2）对于黄疸发生早、进展快者，密切监测血清胆红素水平，达光疗标准应及早给予治疗，必要时给予血浆或白蛋白以减少游离胆红素通过 BBB 的危险性。

（3）并发症的诊治：当存在低氧血症、低血糖、酸中毒时，可增加 BBB 的通透性，需及时纠正，避免或减少因高胆红素血症发展成胆红素脑病。

（4）药物疗法：酶诱导剂（如苯巴比妥、尼可刹米等）能激活葡萄糖醛酰转移酶，使未结合胆红素转化成结合胆红素，并能改善毛细胆管的通透性，有利胆作用，但作用较慢，自普遍应用光疗后，已经较少应用。

（5）换血疗法：在严密监测新生儿高胆红素血症发展的同时，做好换血的一切准备，如配血、换血前应用白蛋白等措施。对严重的高胆红素血症要进行换血治疗，以挽救患儿生命。

（6）对 BBB 功能尚未完善的早产儿、低出生体重儿或 BBB 开放的黄疸患儿，凡出现嗜睡、反应迟钝、张力低下、凝视时，即使血清胆红素不太高，也要引起足够重视，进行严密监测及干预。有报道，对极低出生体重早产儿，出现皮肤黄染即给予预防性光疗，可减少高胆红素血症和低胆红素水平的胆红素脑病的发生率。

3. 治疗

已发生胆红素脑病者，根据各期表现给予对症治疗。后遗症期可指导早期干预智能和运动发育。

（王　娇）

第七章

新生儿颅内出血的处置

新生儿颅内出血（ICH）是严重的新生儿临床问题，因其可导致神经系统后遗症甚至死亡。新生儿颅内出血有 5 种主要的临床类型（表 7-1）：①硬膜下出血（SDH）；②原发性蛛网膜下腔出血；③小脑出血；④脑室内出血（IVH）；⑤各种脑实质出血（除小脑外）。由于产科质量的提高，因损伤引起的新生儿颅内出血（如硬膜下出血）发生率明显减少；同时，由于现代 NICU 的发展，早产儿尤其是极低出生体重儿和超低出生体重儿存活率明显提高，早产儿颅内出血（主要为生发层基质—脑室内出血）的发生率明显升高，是新生儿颅内出血最常见的类型。

表 7-1　新生儿颅内出血的主要类型

出血类型	新生儿成熟度	相对发生频率	临床严重程度
硬膜下出血	足月儿 > 早产儿	少见	严重
原发性蛛网膜下腔出血	早产儿 > 足月儿	常见	预后好
小脑出血	早产儿 > 足月儿	少见	严重
脑室内出血	早产儿 > 足月儿	常见	严重
其他：脑实质出血等	足月儿 > 早产儿	少见	不定

足月儿和早产儿发生颅内出血的部位及发生率有不同，且足月儿颅内出血较早产儿少见，足月儿有明显临床表现的颅内出血见于硬膜下出血、脑室内出血、脑实质出血或多部位出血，但发生率低。早产儿颅内出血可发生于室管膜下生发层基质，脑室周围，脉络膜丛，脑室系统，大脑实质和小脑，最常见的为室管膜下生发层基质出血，小脑出血较少见。

第一节　硬膜下出血

多因损伤使大脑镰及小脑幕撕裂引起，多见于足月儿，常发生于巨大儿、胎位异常、难产、产钳助产、吸引产时。目前随着产科水平提高，在发达地区硬膜下出血发生率已明显下降，但在边远地区仍然是新生儿颅内出血的主要类型。早期诊断对治疗有重要意义，可挽救生命。

一、神经病理

大脑深部静脉回流到脑幕与脑镰交界处的大脑大静脉，即 Galen 静脉。Galen 静脉和下矢状窦（位于脑镰下缘）汇合形成直窦，直窦再向后行与上矢状窦连接（位于脑镰上缘）形成横窦。横窦位于脑幕侧缘，最终汇入颈静脉。颅后窝的静脉部分回流到枕窦，然后汇入窦汇。大脑表面的血流引流到大脑表面的桥静脉，然后汇入上矢状窦。这些静脉或静脉窦撕裂常伴硬膜撕裂，可导致硬膜下出血。硬膜下出血类型主要包括：大脑镰撕裂引起直窦、横窦、Galen 静脉或幕下静脉破裂出血，枕骨分离引起枕窦破裂出血，小脑幕撕裂引起下矢状窦破裂出血，大脑表面静脉破裂出血。

（一）大脑镰撕裂

大量出血最常见于幕下出血，尤其是 Galen 静脉（大脑大静脉）、直窦、横窦破裂出血，可引起死亡。出血进入颅后窝迅速压迫脑干（大量颅后窝出血可因 Galen 静脉破裂所致，但无大脑镰撕裂，如 Galen 静脉畸形）。影像学检查发现轻度大脑镰撕裂引起出血较上述严重出血更常见。

（二）枕骨分离

见于臀位分娩，枕骨分离引起颅后窝硬膜下出血和小脑撕裂，可引起死亡。

（三）小脑幕撕裂

单独存在的小脑幕撕裂较大脑镰撕裂少见，常发生于小脑幕与大脑镰连接处。出血来源于下矢状窦，血块位于胼胝体上方的大脑纵裂池。

（四）脑浅表静脉破裂

引起大脑凸面出血，即通常所说的硬膜下血肿。血肿常位于大脑侧面，较邻近上矢状窦的部位多见。多为单侧，也可为双侧。常伴有蛛网膜下腔出血。这类出血在尸检中常见，可合并脑挫裂伤。

二、发病机制

硬膜下出血常发生于下列情况：①胎儿大，产道相对小；②颅骨较脆弱，见于早产儿；③骨盆结构过硬，如初产妇或年龄较大的经产妇；④产程过短，以至于骨盆结构扩张不足，或产程过长，使胎儿受压时间过长；⑤头颅经过未适应其娩出的产道，如足位或臀位分娩时；头颅被不正常地过度挤压，如面先露或眉先露；⑥产钳或吸引产。

在上述情况下，头颅于垂直位被过度塑形，在枕前方向被拉长，或倾斜，使小脑幕或大脑镰伸长，尤其在大脑镰与小脑幕交界处。即使未撕裂，Galen 静脉回流处的静脉窦可被牵拉引起 Galen 静脉撕裂。同样小脑桥静脉也可被撕裂。小脑幕撕裂常发生于前枕向的过度拉长，尤其与面先露、眉先露有关。垂直位过度塑形是引起大脑浅表静脉破裂、凸面硬膜下血肿的主要原因。臀位分娩时，如胎儿被过度伸展，头被阻于耻骨联合处可致枕骨分离，导致硬膜、枕窦、小脑撕裂。

随着医疗水平的提高，在大多数医疗中心，上述很多病因已被消除。实际上产伤并非引起硬膜下出血的唯一病因，在某些患儿凝血功能障碍也是主要原因。而且随着胎儿脑影像技术的应用，还发现产前因素也可引起胎儿发生硬膜下血肿。

三、临床表现

（一）大脑镰撕裂、枕骨分离、颅后窝硬膜下血肿综合征

伴幕下大量出血的大脑镰撕裂出生时即有神经系统功能紊乱，为迅速进展的严重致命性综合征。大多数严重病例为巨大儿，最初表现为桥脑受压，如反应迟钝或昏迷、眼斜视、不出现"娃娃眼"运动、瞳孔不等大、对光反射减弱；这类幕下出血常早期出现颈强直、角弓反张。如同时伴心率减慢，要考虑脑干受压。随着凝血块增大，数分钟到数小时，可由反应迟钝进展到昏迷，瞳孔固定或扩大，出现低位脑干受压的表现，呼吸不规则，最终出现呼吸停止。枕骨分离引起的严重的临床表现类似上述严重大脑镰撕裂，枕骨分离发生于臀位分娩时，出生时 Apgar 评分低，在 7 ~ 45 h 死亡。

（二）较轻的颅后窝硬膜下血肿

常见于较小的大脑镰撕裂、桥静脉破裂、轻微的枕骨分离。临床表现包括 3 个阶段：①出生后（通常为臀位分娩或产钳助产）数小时至 4 d 可无神经系统临床表现，大多数病例间隙期小于 24 h，随后因血肿逐渐增大而出现临床表现；②颅内压增高的各种表现，如前囟饱满、易激惹、嗜睡，主要与颅后窝脑脊液循环受阻、脑积水有关；③脑干功能紊乱的表现，包括呼吸节律异常、呼吸暂停，心率减慢，眼球运动异常，面神经麻痹。除脑干体征外，大多数病例可有惊厥，可能因伴蛛网膜下腔出血。约 50% 病例在数小时或数天出现恶化，出血可进展使脑干受压。

（三）小脑幕撕裂

在出血延及幕下之前可无临床表现，但如发生幕下出血临床表现同大脑镰撕裂和颅后窝出血，如上所述可迅速出现严重的临床表现。

（四）大脑凸面的硬膜下出血

大脑凸面硬膜下出血的特征包括：①轻度出血最常见，有轻微或无临床表现，可表现出易激惹、兴奋性增高；②局部脑功能障碍的表现，最常见于出生后第 2 ~ 3 天，常出现惊厥并可伴其他局灶性脑部体征，偏瘫、双眼斜向对侧，这些表现可不明显，但通常发生。最明显的神经系统体征是损伤侧第Ⅲ对脑神经功能障碍，通常表现为瞳孔对光反射减弱或消失，瞳孔扩大。后者继发于大脑镰切迹疝压迫第Ⅲ对颅神经；③新生儿期无症状性硬膜下出血，在随后的数月发生慢性硬膜下积液，大多数患儿在出生后 6 个月出现头围增大。

四、诊断

依据临床表现和影像学检查可诊断。

（一）临床表现

与出血程度有关，大量出血表现为中脑受压迫的症状，如反应迟钝、昏迷，随后出现脑干受压迫的表现，如瞳孔散大、固定，心率减慢，呼吸不规则等。少量出血可表现为激惹和惊厥。主要与脑干有关的神经体征提示为幕下血肿；与大脑半球有关的体征提示为凸面的硬膜下血肿。如出现这些表现要立即进行有关检查明确诊断。腰椎穿刺可引起小脑扁桃体疝或大脑镰切迹疝。

（二）影像学检查

CT 检查安全，可明确出血程度和范围。MRI 较 CT 容易发现颅后窝出血。B 超不易发现颅后窝出血。头颅 X 线可发现枕骨分离。

五、治疗

（一）大脑镰、小脑幕撕裂、枕骨分离、颅后窝硬膜下血肿

理论上迅速的外科手术可挽救生命，但在严重病例由于进展迅速，出现脑干受压表现，因此不可能立即进行手术。有研究显示，早期诊断及手术对这类患儿有价值，但也有颅后窝血肿不进行手术者预后正常。因此，适宜的处理方法为密切观察神经系统表现，尤其是脑干症状或恶化的神经系统表现，如出现这些表现应即刻手术治疗。

（二）脑凸面的硬膜下出血

需进行仔细的临床观察，如患儿神经系统稳定可不手术治疗。但出血范围大、有颅内压增高和神经系统功能障碍表现，尤其出现脑疝早期表现时，需进行手术治疗。如稳定的硬膜下出血发展为硬膜下积液，可行硬膜下穿刺降低颅内压。但如患儿无症状、头围无进行性增大，可不必反复行穿刺。

六、预后

大量硬膜下出血预后差，几乎全死亡；存活者由于脑脊液受阻出现脑积水。严重枕骨分离和其并发症常导致不良预后。

颅后窝血肿可经 CT 或 MRI 检查发现，其预后有赖于早期发现和干预。在一项研究中，需要手术治疗的患儿 80% 经随访表现正常或仅有轻度神经系统异常，约 15% 的患儿手术后出现交通性脑积水需进行分流手术。在不需要进行手术治疗的患儿中，近 90% 预后好。

大脑凸面的硬膜下出血预后相对较好，经随访 50%～90% 患儿发育正常，其余的表现为局灶性体征，偶尔出现脑积水。

（王　娇）

第二节　脑室内出血

脑室内出血是新生儿颅内出血的重要类型，主要见于早产儿，出血部位为脑室内生发层基质。足月儿较少见，出血部位主要为脉络膜。

一、早产儿生发层基质—脑室内出血

生发层基质—脑室内出血是新生儿颅内出血最常见的类型，多见于早产儿。近年来，虽然脑室内出血的发生率有下降趋势，但由于其发生与成熟度直接相关，随着 NICU 救治水平和超未成熟儿存活率的不断提高，生发层基质—脑室内出血仍然是现代 NICU 的重要问题。

（一）发生率

在孕周 < 30 周的早产儿中，生发层基质—脑室内出血发生率为 10%～20%，其中重度出血的患儿中 30%～50% 发生出血后脑室扩大（PHVD），脑室扩大的患儿中 20%～40% 需

要进行永久性脑室—腹腔引流，是导致神经发育不良结局的重要原因。近年来，极低和超低出生体重早产儿生发层基质—脑室内出血发生率并无明显降低。

（二）神经病理

1. 室管膜下生发层基质动脉血供

由大脑前动脉（经 Heubner 动脉）、大脑中动脉（经纹状分支、来自脑膜分支的穿通支）及颈内动脉供血。这些血管的末梢组成毛细血管网，提供室管膜下生发层基质血液供应，因此易发生缺血损伤。

2. 室管膜生发层基质的静脉回流

上述的毛细血管网与发育完善的脑深静脉系统联系，这一静脉系统终止于脑 Galan 静脉。除生发层基质外，此静脉系统还通过髓静脉、脉络丛静脉、丘脑纹状体静脉及终末静脉引流大脑白质、脉络膜丛、纹状体及丘脑的血液，实际上走行于生发层基质内的终末静脉为髓静脉、脉络丛静脉、丘脑纹状体静脉的终末端，后 3 种静脉向前行汇集到尾状核头部水平，形成终末静脉，然后回流到大脑内静脉，再向后行进入 Galan 静脉。因此，生发层基质为最易发生出血的部位（尾状核头部），血流方向呈特异性的 U 形改变，这一血管特征与出血及脑室周围出血性梗死的发生均有关。

3. 出血部位

出血起始部位位于室管膜下生发层基质（SGM），这一部位在妊娠 10 ~ 20 周时为大脑神经元前体细胞的发源地，并分化成各种功能的神经元；妊娠 20 ~ 32 周时主要提供神经胶质细胞前体细胞，最终发育为少突胶质细胞和星形胶质细胞。该组织在妊娠期最后 12 ~ 16 周开始逐渐退化，足月时消失，因此，随胎龄增加该组织面积进行性减少，胎龄 23 ~ 24 周时横径为 2.5 mm，32 周为 1.4 mm，36 周前基本退化。此部位的薄壁血管为出血的来源，胎龄 28 ~ 32 周时，该组织在丘脑纹状体沟处（尾状核头部，Monro 孔后方）显著，为最易出血的部位，28 周前也可见尾状核体部出血，50% 的早产儿可合并脉络丛出血，后者在足月儿是主要的出血部位。约 80% 病例出血可进入侧脑室并扩展到全脑室系统，通过马氏孔和路氏孔，聚集在颅后窝基底池，导致蛛网膜炎，数天或数周后可阻塞脑脊液通路，中脑导水管和蛛网膜绒毛也为较易发生梗死的部位。

4. 脑室内出血的神经病理结局

（1）生发层基质破坏：该区域内胶质细胞前体最易受累，出血后形成血肿和囊腔，囊壁见反应性星形胶质细胞及充满含铁血黄素的巨噬细胞。胶质细胞前体破坏将严重影响随后的脑发育。

（2）脑室周围出血性梗死：有 15% 的生发基质—脑室内出血患儿合并脑实质（脑室周围白质）出血坏死，多在侧脑室外角背外侧，其发生率随胎龄降低而增加，在出生体重 < 1 000 g 或孕周 <28 周的早产儿脑室内出血患儿中，有 15% ~ 20% 发生出血后梗死。坏死区显著不对称，大多数为单侧，1/2 病变广泛分布于脑室周围白质，从额叶到顶枕部区域。80% 病例伴重度脑室内出血，通常认为是脑室内出血扩展到脑白质，但研究已证实这种脑室周围病变为出血性梗死，往往伴髓静脉呈"扇形"分布，且多位于近脑室角进入终静脉处，故主要为终末静脉回流阻塞和髓静脉回流障碍导致的出血性静脉梗死，累及额叶和顶叶，随后的神经病理演变可在损伤部位发生脑穿通囊肿或小囊腔融合。此与脑室周白质软化的发生常同时存在，因此难于鉴别，尤其在 B 超上不易区分。

（3）出血后脑室扩张和脑积水：在脑室内出血的患儿中，50%发生出血后脑室扩张（PHVD），其中半数为进行性的，如不治疗，部分患儿最终导致严重的脑积水。脑积水除表现为出血后进行性脑室扩张外，并伴头围增大。大量脑室内出血可在出血后数天引起急性脑积水，较少的出血量也可在数周后发生亚急性脑积水。急性脑积水常伴血凝块形成，可阻塞蛛网膜绒毛从而影响脑脊液吸收，这一发病机制主要见于新生儿，因新生儿蛛网膜在显微镜下仅见绒毛形成，尚未形成蛛网膜颗粒。此外，在这些早产儿的脑脊液中纤维蛋白溶解酶原水平很低，新近发生的脑室内出血患儿纤溶酶原激活抑制剂水平较高，提示脑脊液中通过纤维蛋白溶解酶原激活介导的纤溶机制尚缺乏，所有这些使早产儿发生脑室内出血后凝血块溶解能力较差。亚急性—慢性脑积水的发生与颅后窝蛛网膜炎有关，也可因血凝块、破坏的室管膜及胶质细胞阻塞导水管引起。

（4）其他伴随的病理结局：严重脑室内出血导致的缺血可引起选择性神经元坏死，主要累及桥脑、丘脑、基底节和海马等结构。

（三）发病机制

1. 血管内因素

主要为影响生发层基质微血管床的血流、压力和容量的因素，部分与凝血机制有关。

（1）脑血流波动：脑血流的波动与随后发生脑室内出血密切相关。研究发现，脑血流轻度波动（脑血流速度波动小于10%）与脑室内出血发生无关。出生后第1天可观察到两种脑血流表现：稳定型脑血流与波动型脑血流，脑血流的变化趋势与经脐动脉监测的动脉血压变化趋势一致。体循环与脑循环的血流波动主要受机械通气的影响，发生于人机对抗时，应用肌松机可减轻脑血流的波动。此外，高碳酸血症、低血容量、低血压、动脉导管开放（PDA）、吸入高浓度氧等均可引起脑血流波动。

（2）脑血流增加：与早产儿脑血流增加有关的重要因素为压力被动型脑循环，研究显示，在机械通气的极低出生体重早产儿中，50%发生严重的脑血管自动调节功能损害。此外，在早产儿，高碳酸血症、血细胞比容降低、低血糖等均可使脑血流明显增加，引起脑室内出血。临床情况稳定的早产儿其脑血管自主调节功能正常，疾病状态下，早产儿表现出压力被动型脑循环并与脑室内出血发生有关。研究观察到，在机械通气的患儿中，脑血管自主调节功能正常的早产儿无或仅发生轻度脑室内出血，而发生严重脑室内出血的早产儿均在出血前有压力被动型脑循环的表现。但在脑血管自主调节功能正常的早产儿，突然发生的动脉血压升高也可引起脑室内出血。引起新生儿动脉血压升高的原因有快速眼动睡眠、不良刺激、活动（自发或被动）、气管内吸引、滴扩瞳药、气胸、快速扩容（包括使用血液、晶体液及高渗性溶液、交换输血）、PDA结扎动脉导管、惊厥等，其中最主要的是气胸，气胸可引起早产儿体循环血压和脑血流速度的突然升高，然后在数小时后发生脑室内出血。

在某些早产儿高碳酸血症引起脑血流增加参与脑室内出血发病，在机械通气的早产儿进行的研究显示，出生24 h后高碳酸血症可引起明显的脑血流增加，在出生24 h内这种反应性升高不明显，因此推测在出生后24 h内轻、中度高碳酸血症可能与脑室内出血发生无明显相关性。但明显高碳酸血症（$PaCO_2 > 60$ mmHg）与脑室内出血发生有关。此外，高碳酸血症（$PaCO_2 > 45$ mmHg）与脑血管自动调节功能损害有关。因此，临床上在机械通气的早产儿使用"允许性高碳酸血症"的策略时，要综合考虑患儿是否存在发生脑室内出血的其他危险因素。

（3）脑血流降低：某些情况下脑血流降低与脑室内出血发生有关，主要影响生发层基质血管，再灌注后引起血管破裂。早产儿脑血流降低主要与围生期窒息、出生后各种原因引起体循环低血压有关，由于疾病状态下脑血管自主调节功能丧失，低血压可直接导致脑血流降低。研究显示，早产儿出生后前 5 d，95% 存在压力—被动脑循环，发生压力—被动脑循环的平均时间占 20%。

此外，血细胞比容明显降低时，为提供脑氧供，心输出量明显增加，引起脑血流增加，明显增加的脑血流在有其他发生脑室内出血危险因素同时存在时，可增加脑室内出血发生风险。低血糖（<1.7 mol/L）可明显增加脑血流量，其在早产儿发生脑室内出血中的作用需要进一步研究。

（4）脑静脉压升高：主要与分娩、窒息和呼吸系统并发症有关。正常分娩可使静脉压增高，同时早产儿头颅未发育完善，分娩过程中的头颅变形可使主要的静脉窦受压阻力增大，脑静脉压进一步升高，这一作用在臀位分娩时更明显。目前有关分娩因素、阴道分娩、剖宫产与早产儿脑室内出血发生关系的报道结果尚不一致，但有研究显示，早产儿经阴道分娩较剖宫产脑室内出血发生率高；无论何种分娩方式，分娩时间大于 12 h 可增加早产儿脑室内出血发生率；如剖宫产前已启动分娩机制，则早产儿脑室内出血发生率可增加 2~4 倍。因此认为分娩过程与早产儿脑室内出血发生有关，剖宫产可预防早产儿脑室内出血发生。严重窒息缺氧引起心脏功能减退，导致静脉压升高。此外，呼吸系统疾病及治疗与静脉压升高有关，如正压通气使用较高的吸气峰压时、气胸、气管内吸引等。

（5）血小板减少和凝血功能障碍：血小板减少是脑室内出血的独立发病因素。有学者观察到 40% 的极低出生体重儿血小板计数小于 100×10^9/L，大多数出血时间异常。在超低出生体重儿，血小板减少者脑室内出血发生率为 78%，而血小板正常者脑室内出血发生率为 48%。研究显示，极低出生体重早产儿出生后第 1 周如存在中度血小板降低（50×10^9 ~ 99×10^9/L）时，使用布洛芬治疗动脉导管开放可增加发生脑室内出血的风险。

此外，由于极低和超低出生体重早产儿出生后常存在凝血功能异常，有关凝血功能异常在早产儿脑室内出血发病中的作用尚未明确，也无研究结果显示临床上使用酚磺乙胺、维生素 K_1、新鲜冰冻血浆和重组的活化因子Ⅶ及凝血酶原等药物早期纠正凝血功能障碍对脑室内出血的预防作用。

2. 血管因素

早产儿室管膜下生发层基质血管为纤细的血管床，随胎龄增长而逐渐退化，血管较毛细血管大，仅有内皮细胞，无胶原和肌肉组织，因此容易破裂出血。通过电镜检查发现，在胎龄为 25~33 周的早产儿室管膜下生发层基质血管直径较大，可能与脑室内出血发生有关。此外，室管膜下生发层基质血管容易发生缺血再灌注损伤，从而导致脑室内出血发生。

3. 血管外因素

室管膜下生发层基质为胶状结构，缺乏周围组织的支持，研究显示，星形胶质细胞的标志物胶质纤维酸性蛋白（GFAP）在妊娠 27 周时仅有微量表达，而妊娠 31 周时可见明显增加，胶质纤维对维持血管稳定性至关重要，因此缺乏胶质纤维支持使早产儿容易发生脑室内出血。脑室周围和生发层基质具有较高的纤维蛋白溶解活性，参与生发层基质发育重塑过程，可使生发层基质毛细血管少量出血进展为明显的脑室内出血。

4. 脑室内出血早产儿发生脑损伤的机制

早产儿可发生与室管膜下生发层基质—脑室内出血相关的其他脑损伤，主要机制有缺氧缺血引起脑室周围白质软化和桥脑选择性神经元坏死，生发层基质胶质细胞破坏导致髓鞘发育障碍，脑室周围出血性梗死引起脑白质损伤，脑室内出血后血液中成分可通过收缩血管使脑血流降低或产生自由基引起脑室周围白质损伤，颅内压升高引起脑灌注障碍，动脉痉挛引起脑缺血，出血后脑积水。

研究显示，遗传因素在早产儿发生重度脑室内出血中的作用，凝血因子 V Leiden 基因多态性与重度脑室内出血的关系，胶原蛋白基因 4A1（COL4A1）突变在脑室内出血中的作用。

（四）临床表现

早产儿脑室内出血有 50% 发生于出生后第 1 天，约 90% 发生于出生后 72 h 内。可表现为 3 种类型。

1. 急剧恶化型

发生于大量出血时，临床少见，但病情危重，进展快，数分钟到数小时迅速恶化，神经系统表现有木僵、昏迷、呼吸不规则、呼吸暂停、全身强直、惊厥、瞳孔对光反射消失、脑干前庭反射消失、四肢软瘫。同时伴其他临床表现，如血细胞比容降低、低血压、心率减慢、前囟饱满、体温不稳定、代谢性酸中毒、血糖紊乱等，因抗利尿激素异常分泌可出现体液代谢紊乱。惊厥常见于重度脑室内出血，如发生出血后梗死的病例。

2. 继续进展型

较常见，临床表现较隐匿，数小时到数天内病情呈跳跃式进展，主要的神经系统表现有意识改变、活动减少、肌张力低下、腘窝角异常、眼部活动异常、呼吸功能紊乱。

3. 临床稳定型

最常见、最有价值的临床表现为不明原因的血细胞比容下降或输血后不上升。仔细进行神经系统检查可发现约 75% 的患儿有神经系统异常体征，25%～50% 的脑室内出血早产儿可无任何异常表现。

出血后脑室积水的临床表现有激惹，腱反射增强，颅缝增宽（>5 mm），头围增大，前囟饱满。但因早产儿的特点，在出现上述临床表现前常已发生脑室扩张，因此需要密切进行头颅 B 超检查，动态观察脑室增大情况。

（五）诊断

主要根据临床表现和对早产儿常规头颅 B 超筛查进行诊断。

1. 头颅超声检查

为早产儿脑室内出血首选的检查方法，可在床旁进行，动态随访观察病变的进展情况，并根据出血严重程度进行分级。

生发层基质—脑室内出血超声分级如下。Ⅰ级：生发层基质出血，或极少量脑室内出血（旁矢状面出血量小于脑室面积的 10%）。Ⅱ级：脑室内出血（旁矢状面出血量占脑室面积的 10%～50%）。Ⅲ级：脑室内出血（旁矢状面出血量大于脑室面积的 50%，侧脑室扩张）。Ⅳ级（脑室内出血 + 脑室周出血性梗死）：脑室内出血，伴脑室周围回声增强（常为单侧，位于额叶或顶叶）。

根据系列的头颅超声检查可估计脑室内出血发生的时间并指导临床进行定期检查。约50%的早产儿脑室内出血发生在出生后第1天，25%发生在出生后第2天；15%发生在出生后第3天。因此，在出生后第4天进行检查可发现90%的早产儿脑室内出血，其中20%~40%的脑室内出血患儿在3~5 d内病变可进展，故第5天后必须复查。出生后第1天内发生脑室内出血多见于极低出生体重和超低出生体重儿。

发生大量脑室内出血的患儿应动态进行超声检查，以明确是否发生出血后脑室扩张。可以根据以下指标诊断：①侧脑室前角宽度>4 mm；②丘脑—枕部宽度>26 mm，第三脑室宽度>3 mm，双侧侧脑室指标均超过上述范围。

2. 磁共振（MRI）检查

对发现与脑室内出血有关的其他脑损伤病变有价值，尤其对脑室内出血合并脑室周白质损伤时，可早期发现病变。

（六）治疗

1. 急性期

（1）维持脑灌注压：脑灌注压＝平均动脉压－颅内压，纠正低血压，维持适当的动脉压，可监测颅内压，但不主张用降低颅内压的药物。

（2）避免脑血流动力学紊乱：避免动脉血压波动和血压升高；避免缺氧、高碳酸血症、酸中毒；避免快速扩容或输入高渗溶液；防止气胸发生；如有惊厥需积极止惊；有研究显示，机械通气的早产儿用肌松剂可维持脑血流稳定，并可避免静脉压波动，从而使早产儿严重脑室内出血发生率降低。此外，采用新的机械通气模式，如同步间隙指令通气等可减少脑血流波动，从而降低早产儿脑室内出血发生。

（3）支持治疗：维持适当通气、循环、体温、水电解质平衡，纠正血小板减少、凝血功能异常、低血糖、贫血。

（4）定期头颅B超检查：新生儿脑积水的临床体征如头围增大、骨缝分离、前囟饱满往往在脑室扩大发生后数天到数周后才出现，因此需定期进行B超检查，观察出血进展情况及脑室大小，有无脑积水和出血后脑室扩大发生等。

（5）预防出血后脑积水：目前尚无资料显示对重度脑室内出血患儿早期进行腰椎穿刺放脑脊液可预防脑室内出血后脑积水发生。有关纤维蛋白溶解药物在预防早产儿脑室内出血后脑积水中的作用尚无定论。

2. 出血后脑室扩张的处理

由于出血后脑室扩张可由脑积水、脑室周围白质软化或出血后梗死等病变引起，因此临床上需要密切进行动态监测，以明确是哪种病变为主，以指导临床处理。通常以脑室周围白质病变为主的脑室扩张在再出血后数周缓慢发生，不伴颅内高压和头围迅速增大等表现，脑室测量显示较稳定。而出血后脑积水，如果为暂时性，则扩张的脑室逐渐缩小；如果为严重脑积水，则脑室进行性增大。

（1）出血后自然病程：有学者对出生体重小于1 500 g的早产儿脑室内出血后的自然病程进行总结，脑室内出血后约50%不发生出血后进行性脑室扩大，主要见于轻、中度脑室内出血和极少数严重的脑室内出血，大多数未发生出血后脑室扩大的患儿脑室大小正常。约25%脑室内出血患儿发生脑室扩张，但非进行性增大，部分是因脑室周围白质软化引起。其余25%的患儿可发生缓慢进行性脑室扩张，这些患儿可出现脑室中度扩大，如监测颅内压可有升高，但临床情况稳定，头围生长正常，也称"颅内压正常的脑积水"。在这部分发生缓慢进行性脑室扩张的患儿中约 40% 在 4 周内可自发缓解；其余 60% 的患儿中约 50% 在 4 周内仍然进展，发生持续缓慢进行性脑室扩张，最终发生严重脑室扩张；10% 在 4 周内发生迅速进展的脑室扩张，这些患儿可出现颅内高压的临床表现，且头围迅速增大（每周增加 2 cm 以上）。中度脑室内出血常在 10 ~ 14 d 发生缓慢进行性脑室扩张，大多数可自然缓解。而重度脑室内出血常在数天内发生脑室扩大，通常不能自然缓解。在发生 Ⅰ ~ Ⅱ 级脑室内出血的患儿中，<1% 需要进行 V-P 分流。

（2）出血后脑室扩张分类：①缓慢进行性脑室扩张，中度扩张，头围增长速度正常，颅内压稳定，病程小于 2 周；②持续进行性脑室扩张，上述改变持续时间大于 2 周；③迅速进行性脑室扩张，头围每周增长 2 cm 以上，B 超矢状面侧脑室体部深度 >1.5 cm，前囟张力增高，骨缝增宽，反复呼吸暂停，中重度脑室扩张，头围增长迅速，颅内压升高；④脑室扩张停止，脑室扩张自发或经腰椎穿刺放脑脊液治疗后停止。

（3）处理：治疗的目的是减轻颅内压升高引起的脑损伤，尽可能避免放置永久性脑室腹腔引流。

1）密切观察 4 周。

2）腰椎穿刺放脑脊液：仅在脑室系统与蛛网膜下腔之间脑脊液通路通畅，未发生堵塞时有效。腰椎穿刺前后进行 B 超检查，每次放液 10 ~ 15 mL/kg，不应超过 20 mL/kg，且应控制速度，超过 1 mL/（kg·min）可引起呼吸暂停、心率减慢、氧饱和度降低。开始可每天进行，随后密切观察患儿临床表现，进行动态 B 超检查观察脑室大小，如脑室扩张停止则延长间隔时间，一般需进行 2 ~ 3 周。并发症有感染、硬膜下脓肿、骨膜炎、脊髓内表皮样瘤、低钠血症。有研究结果显示，治疗组和对照组比较，最终需要进行外科干预、死亡、残疾的发生率并无差异，在进行反复穿刺的患儿有增加中枢感染的危险。

3）外科治疗：应在出现颅内高压临床表现前进行，取决于临床表现、体格检查及超声检查结果。经内科腰穿放脑脊液治疗 5 ~ 10 d 无好转，脑室扩大进行性加重的患儿，需要进行外科干预：①Ommaya 囊，引流量为脑脊液 10 mL/kg，分两次进行，速度为 1 mL/min；②脑室引流，放置脑室—腹腔引流（V-P 分流），经过 Ommaya 囊放脑脊液 4 ~ 6 周，脑室增大无好转可考虑。

4）密切随访 1 年，有的患儿在出生后 3 ~ 6 个月可出现脑积水。

关于脑室内注射纤维蛋白溶解剂，目前研究较少，且有增加中枢感染和继发性出血的危险。有研究显示，脑室内注射纤溶酶原激活抑制剂后脑脊液中 TGF-β₁ 水平持续升高，可能会加重脑积水发生。

（七）预防

多数的生发基质—脑室内出血发生于出生后 6 h 内，应重视产前和产时的干预措施。

1. 产前预防

使用子宫收缩抑制剂预防早产，仅能短暂延迟分娩，但可及时将产妇转运到围产医学中心分娩。Canterino 等对 975 例早产儿进行研究显示，母亲用硫酸镁对早产儿脑室内出血发生无预防作用。治疗产妇细菌性阴道炎、产前糖皮质激素促进肺成熟、减轻呼吸窘迫综合征的严重程度，可减少脑室内出血及重度脑室内出血发生率。

2. 产时预防

如早产不可避免，应避免分娩时间≥10 h，避免阴道分娩。即使在分娩前24 h内使用糖皮质激素也可降低脑室内出血发生。研究显示，苯巴比妥和维生素 K_1 不能预防早产儿脑室内出血。

3. 出生后预防

避免脑血流动力学改变，应用表面活性物质预防早产儿肺透明膜病及其并发症。研究显示，按循证医学的原则逐步改进 NICU 医护质量可降低早产儿脑室内出血发生，如在救治极低出生体重儿时提高出生时复苏水平、避免低体温、应用肺表面活性物质时维持心肺功能稳定、采取镇痛和减少应激的措施、保持头部正中位、不进行常规气道吸引、使用同步呼吸机、避免不必要的扩容和碳酸氢钠的使用、输注碳酸氢钠的时间不少于 30 min 等。机械通气患儿使用肌松剂可降低脑室内出血发生率，但其对远期神经发育的影响尚不明确，不推荐常规使用。苯巴比妥不能降低脑室内出血发生。研究显示，在极低出生体重早产儿，出生后早期使用消炎痛不能降低脑室内出血发生率。

二、足月儿脑室内出血

尽管脑室内出血主要见于早产儿，但足月儿也可发生，事实上在无症状的足月儿中发生少量脑室内出血伴或不伴室管膜下及脉络膜出血并不少见。在一项对 1 000 例健康足月儿进行头颅 B 超的观察结果显示，颅内出血发生率为 3.5%，室管膜下出血占 2.0%，脉络膜出血占 1.1%，脑实质出血占 0.4%。

（一）神经病理

足月儿脑室内出血发生于新生儿早期，出血部位为脉络膜，尤其常见于脉络膜丛，少数来源于室管膜下生发基质，主要在丘脑尾状核沟（尾状核头部稍后方），该部位在人类新生儿是室管膜下生发基质最后退化的部位。然而在出生后第 1 天对正常足月儿进行头颅 B 超检查的研究结果发现，室管膜下生发基质出血是足月儿常见的脑室内出血的部位，如 Heibel 等对 1 000 例正常足月儿进行研究发现 20 例足月儿脑室内出血，其中脉络膜丛出血 9 例，11 例为室管膜下生发基质出血。另一项采用头颅 CT 对 19 例足月儿脑室内出血进行的研究结果发现，63% 患儿显示丘脑高密度影，提示丘脑出血或出血性梗死，这类出血常发生较晚，于出生 3 d 后发生，出血可穿过室管膜进入脑室系统形成脑室内出血。

（二）发病机制

引起早产儿脑室内出血的病理因素，如脑血流、静脉压、血管完整性、凝血功能等因素均与足月儿脑室内出血有关，但足月儿与早产儿脑室内出血有不同之处，主要表现在：损伤因素在足月儿更重要，约有 1/3 有产钳倒转、吸引产、臀牵引等病史，出血可能与静脉压升高有关，产伤后脑血流自主调节功能受损可能也参与发病机制。约 25% 的足月儿脑室内出血无明显病因，无产伤及窒息史，在发病前一般情况好。

（三）临床表现

临床表现与病因有关。窒息、产伤引起者，出生后第 1~2 天即有明显异常表现，而无明显病因的患儿常在后期（出生后 2~4 周）出现异常表现，临床表现常见激惹、木呆、呼吸暂停、惊厥等，惊厥见于 65% 的患儿，其他表现有发热、惊跳、颅内压增高表现（如前囟饱满、呕吐等），约 50% 的患儿发生脑积水需进行脑室腹腔分流手术，约 20% 出现脑室扩大，未经治疗好转。约 50% 的患儿在 2~3 周完全恢复，部分有后遗症。

（四）诊断

头颅超声或 CT 可明确脑室内出血，MRI 对发现丘脑来源的出血及静脉血栓敏感。

（五）治疗

治疗同早产儿脑室内出血，出血后脑积水发生的处理同早产儿。

（六）预后

与病因有关。产伤或窒息引起者可有神经系统后遗症，无明显病因者预后好。因丘脑出血引起者预后较差，一项对足月儿脑室内出血的研究显示，伴丘脑出血的患儿中 83% 发生脑瘫，而无丘脑出血者仅 29% 发生脑瘫。

（何　霞）

第三节　小脑出血

NICU 死亡新生儿尸检发现小脑出血发生率为 5%~10%，早产儿较足月儿多见，胎龄 <32 周或出生体重 <1 500 g 的早产儿中发生率为 15%~25%。然而，与神经病理报道不同，很多对存活早产儿进行头颅 CT 的研究并未报道小脑出血。一项神经病理研究发现 19 例小脑出血，均为早产儿，仅 1 例在 CT 上有小脑出血的表现。因此，神经病理与 CT 表现的不一致说明小脑出血在活体中诊断困难。

一、神经病理

有 4 种主要的损伤类型：①原发性小脑出血；②静脉（出血性）梗死；③脑室或蛛网膜下腔出血或两者同时进入小脑；④小脑撕裂伤或大的静脉窦或枕窦破裂。前 3 种类型出血占早产儿小脑出血的大多数。其他部位出血扩展到小脑很重要，出血可从第四脑室进入小脑蚓部或由蛛网膜下腔进入小脑半球，在这些病例大量的侧脑室出血为血液的来源。第 4 类常见于枕骨分离时，足月儿较多见。在小早产儿出血位于小脑半球和蚓部。出血量较大时往往破坏小脑实质及脑白质，少量出血累及室管膜下。大多数足月儿小脑出血为蚓部出血。

二、发病机制

小脑出血的病因较多，但多数与损伤或早产有关的循环功能障碍有关。在早产儿发病机制与脑室内出血相似，足月儿多与损伤有关。

1. 血管内因素

（1）静脉压升高：在早产儿颅骨可随外力作用而移位，如压力作用于枕骨，枕骨可发生前移、静脉窦形状改变、枕窦变形致静脉压升高，这些骨移位常发生在臀位牵引或产钳助产时。而小的早产儿在枕部受压时也可发生。临床上常因诊疗需要使枕部受压，如护理时头部放置于仰卧位，气管插管、面罩加压吸氧、头皮静脉穿刺等。

（2）压力被动性小脑循环：多见于患病早产儿，此时血管可因压力增加发生破裂，见于血压突然升高、扩容等。

（3）凝血功能紊乱：少见，可发生于维生素 K 缺乏和血小板减少时。

2. 血管因素

（1）血管完整性：小脑毛细血管很脆弱，软脑膜下丰富的毛细血管床及小脑中心处于持续的重塑过程，尤其在早产儿，这些血管很容易破裂发生出血。

（2）室管膜下生发层血管：为存在于小脑的丰富的血管结构，在早产儿存在于第四脑室周围的室管膜下区域，在早产儿和足月儿都可见于软脑膜下、外颗粒层。围生期室管膜下区域提供胶质细胞前体，然后迁移到小脑白质，外颗粒层提供神经元前体迁移到内颗粒细胞层，这些结构及血管处于不同的阶段，可发生破裂出血。

3. 血管外因素

（1）小脑实质及血管撕裂：直接的外力作用可损伤小脑及血管。

（2）血管周围缺乏组织支持（室管膜下或软脑膜下生发基质）。

（3）脑室内出血累及小脑：严重脑室内出血，颅后窝第四脑室及蛛网膜下腔明显出血可累及小脑。与 3 个因素有关：小脑发育程度（如小脑白质未完全髓鞘化及外颗粒细胞层存在）；与脑室内出血有关的大量出血；颅内压升高，尤其在第四脑室及颅后窝蛛网膜下腔。

三、临床表现

有臀位、产钳助产或窒息缺氧病史，但少数患儿可无这些病史。发病时间可以在出生后第 1 天到出生后 2 ~ 3 周，足月儿最常见于出生后 24 h。起病早的早产儿多见于死亡病例。神经系统主要表现为：①脑干受压迫的临床表现，尤其是呼吸暂停或呼吸不规则，有时可见心率减慢；②脑脊液通路受阻表现，前囟张力明显增高，颅缝分离，CT 及 B 超显示中度脑室扩张。体格检查还可发现其他脑干异常表现，如眼部活动受限、面神经麻痹、阵发性肢体强直、斜视、肢体瘫痪等。严重患儿病情进展迅速，多见于早产儿，常在发病后 36 h 内死亡。也有部分足月儿表现为缓慢进展、稳定型。

四、诊断

临床上如出现脑干功能受损和颅内高压表现时要警惕小脑出血发生，应进行仔细的头颅 B 超检查。但应注意小脑，尤其是小脑蚓部正常情况为强回声，仔细观察若两侧回声强度不对称，有助于诊断小脑出血。颅后窝硬膜下出血与小脑本身出血很难通过超声鉴别。CT 可明确出血范围，头颅 B 超阴性不能除外诊断，如 B 超已明确诊断可不进行 CT 检查，仅在 CT 不能明确诊断时方进行 MRI 检查。

五、治疗

早期经头颅 B 超、CT、MRI 进行诊断至关重要，是否进行手术很难决定，取决于患儿的神经系统损伤的严重程度及心肺功能。在足月儿经颅后窝手术已取得成功，但也有报道保守治疗好转。早产儿往往同时伴其他严重疾病，预后差，手术效果不佳。

六、预后

早产儿预后差。最初的诊断均为死亡后尸检明确，以后通过 CT 和 B 超在活体进行诊断，但均死亡，并伴全身多系统疾病。但也有存活者报道。

足月儿预后较早产儿好，多数存活，但有后遗症，尤其是运动障碍，伴有不同程度的智力障碍，约有半数发生脑积水需进行脑室腹腔引流。后遗症主要与小脑功能障碍有关，主要因小脑受损及损伤后发育障碍导致，如可发生震颤、辨距障碍、共济失调、肌张力降低等。

（何　霞）

第四节　其他新生儿颅内出血

其他各种少见的新生儿颅内出血与损伤、出血性梗死、凝血功能障碍、颅内肿瘤等有关。

一、创伤

尽管创伤引起的新生儿颅内出血多为硬膜下出血或原发性蛛网膜下腔出血，但也可发生脑室内、脑实质出血。损伤引起的脑实质出血很少见，但一旦发生常为颅内出血的严重表现，出血部位及范围可通过 CT 明确。

二、出血性梗死

当缺血梗死部位的动脉发生阻塞（如血栓形成）、静脉压升高引起毛细血管损伤破裂，或损伤的毛细血管发生少量出血，但凝血功能不完善而不能控制出血时即可发生出血性梗死。新生儿出血性梗死常见于血栓形成伴动脉闭塞，静脉压升高引起静脉血栓形成，以及凝血功能紊乱引起动脉栓塞。病因包括栓子形成、弥散性血管内凝血、红细胞增多症、高凝状态等。事实上很多脑实质出血及足月儿发生的Ⅳ级脑室内出血为出血性梗死。

单侧的丘脑出血也可为出血性梗死，见于早产儿或足月儿，常有窒息缺氧史，以及持续胎儿循环伴低血压。头颅 B 超易于诊断。

三、凝血功能障碍

最常见的原因为血小板减少和凝血因子缺乏。

（一）新生儿血小板减少症

严重者可导致颅内出血。但大多数引起新生儿血小板减少的病因，如免疫性血小板减少、新生儿感染、母亲服药、先天骨髓造血功能障碍等常引起神经系统外的临床表现，如各部位出血。事实上除免疫性血小板减少外，其他原因引起的新生儿血小板减少很少引起严重的颅内出血。

新生儿同族免疫性血小板减少是少见的但可引起宫内胎儿出血的重要原因，发生率为0.02% 活产儿，因母婴血小板抗原不同，母亲产生的血小板抗体进入胎儿体内使胎儿或新生儿血小板破坏。约50%的白种人中抗原为 HPA-1a（人类血小板抗原1a），日本人为 HPA-4a。已有报道宫内发生明显颅内损伤的患儿是因新生儿同族免疫性血小板减少引起。尽管这些损害常归于颅内出血，但常见损伤部位与血管分布一致，有囊腔形成，并与血管栓塞有关，这提示损伤还同时有缺血因素的作用。而且 HPA-1a 抗体还可与血管内皮细胞表面抗原作用损伤内皮细胞，引起缺血，因此缺血常同时参与损伤机制。严重脑穿通畸形患儿常伴视神经萎

— 143 —

缩或发育不良。宫内损伤的预防很困难，因其常发生于妊娠早期，再次妊娠发生率高达80% ~90%，因此胎儿期处理很重要。目前推荐定期检测母亲抗体滴度、胎儿血小板计数、胎儿超声、产前每周给母亲应用静脉免疫球蛋白、选择性剖宫产等。新生儿同族免疫性血小板减少引起的颅内出血也可与分娩有关，常同时发生硬膜下、蛛网膜下腔、脑实质等多部位出血。出生后处理包括输注不含抗原的血小板及使用静脉丙种球蛋白。

（二）凝血因子缺乏

凝血因子缺乏也可引起新生儿颅内出血，可为先天性缺陷，如血友病 A、严重肝脏疾病、弥散性血管内凝血，维生素 K 缺乏等。除先天性缺陷外，其他常有颅外出血的表现。严重肝脏疾病常有肝衰竭的其他表现，弥散性血管内凝血可引起各种颅内出血。

1. 先天性凝血因子缺乏

血友病最常见，凝血因子Ⅷ缺陷（血友病 A）或凝血因子Ⅸ缺陷（血友病 B）均可引起新生儿颅内出血。尽管可发生硬膜外、脑实质、小脑出血，但硬膜下出血最常见。大多数患儿有神经系统后遗症，因此在不明原因的新生儿颅内出血，尤其是足月儿硬膜下出血，要考虑此病，以早期诊断和治疗。其他凝血因子缺乏包括先天性凝血因子 X 缺乏、先天性纤维蛋白原缺乏等。

2. 维生素 K 缺乏

新生儿期可有 3 种临床表现，早发型（出生后24 h 内发生）、经典型新生儿出血症（出生后1 ~7 d）、晚发型出血（出生后第 2 个月）。早发型常伴全身出血，见于母亲使用抗癫痫药物时，因可加速维生素 K 降解。经典型新生儿出血症常表现全身出血，但很少发生颅内出血，见于出生时未使用维生素 K 的患儿。晚发型主要表现为颅内出血，见于母乳喂养儿或出生时未使用维生素 K 的患儿，其他因素有腹泻或肝脏疾病时脂溶性维生素吸收不良、使用抗生素、母亲服药等。有研究显示，颅内出血发生的时间平均为 56 d，主要表现为惊厥、意识障碍和颅内压增高。仅有 10% ~30% 的患儿随访中发育正常。

四、血管缺陷

先天性动脉瘤和动静脉畸形可引起新生儿颅内出血，体循环血管异常如主动脉缩窄也与新生儿颅内出血有关。

（一）脑血管瘤

先天性动脉血管瘤破裂引起颅内出血可发生于生后第 1 天，临床表现为急性大量的蛛网膜下腔出血和颅内高压，进展迅速，约 1/2 发生惊厥，临床表现与动脉瘤部位有关，如中脑动脉瘤引起偏瘫，椎基底动脉瘤可引起脑干受压迫的表现。CT 表现为蛛网膜下腔出血或脑实质出血，MRI 可证实为动脉瘤。血管造影可明确动脉瘤特征，对手术有帮助。预后与动脉瘤的大小和部位有关。

（二）动静脉畸形

动静脉畸形少见，在所有新生儿动静脉畸形中以累及 Galen 静脉最常见。但 Galen 静脉畸形很少发生颅内出血。动静脉畸形可发生颅内出血，但在新生儿约一半为心脏表现，尤其是充血性心力衰竭，颅内出血发生于脑实质或脑室内，往往发生于血管畸形的部位，如大脑半球、丘脑、第三脑室、脉络膜丛等，占 70%，其他临床表现有惊厥、充血性心力衰竭

（继发于心脏高输出量）、脑积水（继发于高静脉压或脑脊液阻塞）、脑干损伤表现。当出现不明原因的颅内出血伴上述临床表现时要怀疑动静脉畸形，彩色多普勒超声有助于诊断，血管造影可明确畸形部位。

（三）主动脉缩窄

与其有关的颅内出血有蛛网膜下腔出血、脑实质出血和脑室内出血。出血被认为与体循环高血压有关。在这些患儿有发生颅内出血的危险，即使在体循环血压中度升高时也可发生，可能与这些患儿存在脑动静脉畸形有关。

（陈斌斌）

第八章

新生儿脑梗死的处置

脑梗死是指各种原因所致的脑主要动脉或分支动脉供血发生障碍，局灶或多灶神经组织因缺血或出血而发生的坏死，曾称为脑梗塞。新生儿脑梗死是指出生后 28 d 内新生儿的脑血管一个或多个分支因各种原因发生阻塞或出血，导致脑组织相应供血区域的损伤。新生儿脑梗死分为出血性和缺血性脑梗死两类，临床以缺血性脑梗死多见。部分患儿在新生儿期即出现神经系统的异常，如惊厥、肌张力异常、嗜睡、呼吸暂停、喂养困难等，后期遗留严重的后遗症，称为急性期梗死；部分患儿在新生儿期没有被发现，新生儿期后才被诊断，称为推测性新生儿脑梗死。既往由于诊断手段有限，对此类疾病认识不足，常延误诊治。现代医学影像技术的发展，提供了新生儿脑梗死早期诊治的条件，对减少、减轻小儿残疾起了极大的作用。

一、病因

新生儿脑梗死的危险因素很多，与这一特殊阶段脑的发育特点、围生期各种疾病以及母亲妊娠期的合并症有直接关系，目前有 25% ~ 50% 的新生儿脑梗死病因不明。单一危险因素并不一定导致疾病，多个危险因素可能导致新生儿脑梗死的发生（表 8-1）。危险因素越多，新生儿脑梗死发生的可能性越大。

表 8-1　新生儿脑梗死常见病因

母亲因素	胎儿和（或）新生儿因素	非特异性因素
血栓异常形成	骨原胶原 IVa1 突变	种族因素（黑种新生儿中发病率更高）
不孕不育治疗	遗传性血栓形成倾向	性别（男孩中发病率更高）
子痫前期	双胎输血综合征	
胎膜早破 >24h	新生儿红细胞增多症	
绒毛膜羊膜炎	先天性心脏病	
母亲自身免疫病	新生儿低血糖症	
抗磷脂综合征	持续胎儿循环和体外膜肺	
	宫内生长受限	
	感染和脑膜炎	

1. 血液因素

各种遗传性或围生期高危因素可使血液处于高凝状态，从而导致血栓形成，最终引起新生儿脑梗死的发生。

（1）遗传性高凝状态：在凝血生理过程中，血液凝固、抗凝与纤溶系统相互配合，既有效防止失血，又保持了血管内血流通畅。遗传性高凝状态，即遗传性血栓前状态，是一种止血、凝血、抗凝及纤维溶解系统失调的病理过程，具有容易导致血栓形成的多种血液学变化。在新生儿脑梗死的病因中，高凝危险因素所占比例为 28.6% ~ 68.1%。美国半数以上的新生儿和脑梗死患儿存在遗传性高危因素。

1）凝血因子基因突变：V 因子突变是最常见的造成遗传性高凝的原因，该因子突变后，激活的蛋白质 C 不能灭活 Va，导致凝血酶产生增加，增加血液凝固性。

2）先天性抗凝物缺乏：主要指抗凝血酶Ⅲ、蛋白质 C、蛋白质 S 缺乏。抗凝血酶Ⅲ抑制活化的凝血因子如因子Ⅱa、Ⅸa、Ⅹa、Ⅺa 和Ⅻa 等并使其失活。活化的蛋白质 C 抑制 V 因子及Ⅷ因子，蛋白质 S 则与其有协同作用。蛋白质 C、蛋白质 S 及抗凝血酶Ⅲ的缺乏，使凝血因子增加，造成体内高凝状态，与全身及脑血栓形成有关。蛋白质 C、蛋白质 S 缺乏是引起新生儿脑梗死的独立高危因素。

3）纤溶过程中酶的异常：纤溶酶原激活因子缺乏及纤溶酶原激活抑制因子增加均导致血液高凝状态。有研究表明，纤溶酶原活化抑制因子突变，一般发生于家族性脑梗死患儿。

目前认为 V 因子突变、Ⅱ因子 G20210A 突变和脂蛋白 a 升高、抗凝血酶Ⅲ缺乏、蛋白质 C 及蛋白质 S 缺陷、亚甲基四氢叶酸酯还原酶 C677T 多态现象等是常见的导致血栓形成的因素，从而引起新生儿脑梗死的遗传性因素。脑梗死患儿常同时存在几种凝血或抗凝血机制的遗传缺陷，因此目前的观点认为，与血栓形成有关的高凝状态是一种多基因遗传病。因此，家族中有深静脉血栓形成、心肌梗死，或在任何年龄出现梗死的患者，以及母亲有不明原因流产史等，均是遗传性高凝状态导致血栓形成的依据，孕母应该进行以上凝血高危因素的检查。

（2）围生期高危因素所致的高凝状态：围生期高危因素涉及母亲及新生儿因素，一些高危因素如孕母患有妊娠期高血压疾病、自身免疫性疾病等，以及新生儿重症感染均可以引起血液高凝、血栓形成、血栓栓塞等。妊娠过程及胎盘自身的凝血机制也可以导致血液高凝状态。

2. 血管因素

各种原因引起的血管痉挛、血管损伤、血管炎等可导致脑血管病变，从而引起脑局部缺氧缺血及脑梗死。

（1）血管痉挛所致的脑供血不全：多种病因可引起血管痉挛，从而使脑局部缺氧缺血而导致新生儿脑梗死。

1）缺氧缺血：早期的研究认为缺氧缺血为脑梗死的病因。缺氧缺血造成新生儿脑梗死的原因可能是引起血管收缩及舒张功能障碍，一般引起分水岭区域的梗死，如双侧额或顶枕部及基底核，但不是局部大脑中动脉梗死的病因。很多研究中的缺氧缺血是以 Apgar 评分为基础的，因而缺乏准确性，事实上 Apgar 评分较低和胎儿窘迫可能是梗死的表现。出生窒息可能是梗死的病因，也可能是结果，新生儿窒息引起的脑病与梗死可以同时发生。母亲妊娠期疾病如妊娠期高血压疾病、贫血也可引起胎儿缺氧缺血。妊娠期高血压疾病可引起全身小动脉包括胎盘螺旋小动脉痉挛，导致子宫、胎盘灌注不足，胎儿因缺氧而宫内生长受限甚至死亡。母体贫血也加重胎儿缺氧，导致胎儿宫内生长受限及脑梗死。

2）药物：孕母有意或无意服用药物可引起新生儿脑梗死。母亲有可卡因滥用史的胎儿存在血管痉挛及阻塞。此类药物引起脑梗死的机制可能是：口服药物通过胃肠道吸收后，在肝脏被内质网的微粒体代谢，胎儿对其的代谢能力较差，导致长期暴露于同一剂量，出生后出现戒断综合征。此类药物通过抑制 γ-氨基丁酸神经元，激活多巴胺神经元，后者释放的多巴胺对脑血管发挥作用。此外，孕妇暴露于可卡因更容易发生胎盘早剥，增加了栓子形成的风险。有不孕病史的母亲，可因过度应用卵巢刺激药物而引起卵巢过度刺激综合征，从而导致血液浓缩和血栓形成。

（2）血管壁损伤所致血栓形成：各种原因引起的血管损伤或血管炎均可导致血栓形成，从而增加脑梗死的危险。

1）产时创伤：产时创伤与新生儿脑梗死有关，机制包括分娩时用力操作引起胎儿椎动脉或大脑中动脉及其分支牵拉损伤，难产时产钳对头颅及颅内血管的压力造成脑血管损伤等。

2）出生后的有创性操作：如脐静脉插管及深静脉置管等操作可导致深静脉血栓形成，血栓栓子脱落可堵塞脑血管而引起脑梗死。

3）宫内感染：是新生儿脑梗死的重要危险因素。机制可能与细胞因子如白细胞介素-6和白细胞介素-1增加引起血管炎有关。

（3）先天性脑血管发育畸形：脑血管发育畸形是一个很重要的新生儿脑梗死的危险因素。脑血管畸形时病灶部血流紊乱、血管痉挛，可损害其邻近脑组织的血液循环，发生血管破裂或引起局部脑缺氧缺血而梗死等。

3. 血流因素

各种原因引起的血液黏稠、血流缓慢、血容量低可导致脑供血障碍，造成脑局部缺氧缺血，导致脑梗死的发生。

（1）各种心脏疾病所致血流动力学改变：心脏疾病约占脑梗死原因的25%。先天性心脏病是常见的危险因素，尤其是发绀型心脏病、复杂先天性心脏病更容易导致脑梗死，原因可能是血液分流引起血流动力学改变，血栓栓子形成而导致脑栓塞，即静脉系统的栓子通过动静脉系统之间的异常通道进入动脉系统，造成动脉系统栓塞。心肌病、瓣膜病、心律不齐和新生儿肺动脉高压可能使心输出量减少，均是新生儿脑梗死的危险因素。

（2）各种疾病导致的血流缓慢。

1）红细胞增多症：红细胞增多症导致血液黏稠、血流缓慢，与脑缺血性梗死有关，有症状的患儿6周内可能发生脑梗死。红细胞增多症与脑循环中血流缓慢有关，血流缓慢易于血栓形成，导致脑梗死。

2）孕母妊娠期糖尿病：孕母患妊娠期糖尿病导致子宫胎盘血流量减少，另外，高血糖及高胰岛素使胎儿代谢增加，胎儿耗氧量大易形成慢性缺氧，这些均可诱发胎儿红细胞增多症，进而引起脑梗死。另外，妊娠期糖尿病母亲更易导致巨大胎儿的出现，增加了分娩困难及损伤的可能。

（3）血容量低导致脑灌注不足。

1）新生儿或胎儿贫血：在新生儿脑梗死各危险因素中，严重的胎母输血占8%~22%。

严重胎母输血时，患儿出现贫血、低血压及低血容量，使胎儿或新生儿灌注不足及脑水肿，导致脑梗死。

2）双胎输血综合征：是新生儿脑梗死的危险因素。因两个胎盘间存在动静脉吻合，使一个胎儿为供血儿，发生贫血、生长受限；另一个胎儿为受血儿，接受的血液过多，发生生长过快和心力衰竭，两胎儿均有发生脑梗死的危险，前者可发生脑局部缺血，而后者发生局部淤血，导致血栓形成。另外，双胎之一胎死宫内也可增加存活胎儿颅内出血或血栓性疾病引起脑梗死的风险。

3）体外膜氧合作用：体外膜氧合作用可起到部分心肺替代作用，维持人体脏器组织氧合血供，但却增加了脑梗死及窦静脉血栓形成的风险。Mendoza 等发现，在 180 例行体外膜氧合作用的婴儿中，6 例有脑局部缺血梗死。

二、病灶分布与范围

脑梗死可发生在大脑前动脉、中动脉、后动脉供血区，主要与脑血管发育异常有关，有关新生儿脑梗死的病例报道，多属此类型。约 80% 新生儿脑梗死为缺血性脑梗死，约 20% 为出血性脑梗死或脑静脉窦血栓形成。约 90% 病例为单侧脑梗死，大脑中动脉最易受累，其中 75% 发生于左侧大脑中动脉，也有颈内动脉异常，造成全脑供血障碍后更大面积梗死的报道。动脉缺血性梗死与出生时一系列脑血管异常相关，来源于静脉、心脏，甚至胎盘血栓，可栓塞动脉管腔，进而引起相应动脉供血区缺血，主要累及脑的大动脉（大脑中动脉占 74%～83%，其中左侧大脑中动脉占 53%～66%）；小血管受累主要涉及丘脑/基底核区域，典型的小血管受累表现为多病灶损害。与围生期缺血性脑梗死足月儿一样，绝大多数该病早产儿也表现为大脑中动脉受累，以左侧大脑半球受累更常见，6% 患儿可出现两侧大脑中动脉梗死。该病以左侧脑梗死居多，可能与动脉导管未闭导致右向左分流引起两侧大脑半球血流动力学差异有关。与围生期缺血性脑梗死足月儿比较，大脑中动脉豆状核纹状体分支受累在早产儿中更常见，而大脑中动脉皮质分支梗死在早产儿中并不常见。超声检查可能遗漏小的皮质梗死灶，因此某些皮质梗死早产儿可能被漏诊，特别是儿童期无后遗症病例。在早产儿中，胎龄不同，大脑中动脉梗死分支不同。绝大多数 28～32 孕周的早产儿表现为豆状核纹状体动脉梗死，而大于 32 孕周的早产儿多为大脑中动脉主干梗死。

三、临床表现

新生儿脑梗死的临床表现通常是非特异性的、不明显的，很难被发现。最常见的非特异性表现包括肌张力减低、昏睡、喂养困难、呼吸暂停或呼吸困难。惊厥是新生儿脑梗死早期最常见的主要症状，约 75% 的患儿在新生儿重病监护病房住院期间表现出惊厥。早期研究认为与新生儿脑梗死有关的惊厥发生较晚，一般在出生后 24～72 h，而新生儿缺氧缺血性脑病惊厥发生较早，一般在出生后 12～24 h。研究表明，新生儿脑梗死在出生后 12 h 即可出现惊厥，提示新生儿儿科医师在评估新生儿惊厥时，应高度警惕患儿是否患有脑梗死。新生儿脑梗死发生惊厥多为病灶对侧躯体局部抽搐，患儿也可能会存在不同程度的意识障碍、肌张力和原始反射异常等非特异性症状和体征。惊厥常发生于大脑前、中或后动脉主干血管供血区大面积严重梗死的病例；而当梗死区病变并不十分严重或仅为脑血管分支供血区发生梗死时，临床不一定表现出惊厥。早产儿发生脑梗死时，其神经系统症状则更为隐匿。因此，临床医师应注意观察，综合分析不典型的临床表现，如患儿突然出现无明确原因的呕吐、瞳孔不等大等神经系统症状和体征，应高度重视，以便早期做出诊断。由于临床症状和体征缺乏特异性，新生儿脑梗死在临床上与缺氧缺血性脑病、中枢神经系统感染、先天性遗传代谢病等不易鉴别，单纯依赖临床表现做出诊断极易造成漏诊或误诊。

四、诊断

围生期缺血性脑梗死是足月儿惊厥的常见原因，因此对惊厥新生儿均应进行神经影像学检测，以明确是否有缺血性病变。为了早期深层次诊断新生儿脑梗死，临床上可以将影像学诊断分为 3 个层次：第一层次，明确有无脑梗死；第二层次，了解血管病变状态和梗死的原因；第三层次，明确是否存在可以治疗的组织。

1. 明确有无脑梗死

（1）头颅 CT 检查：现已成为最常用的颅脑影像学检查方法之一，是诊断脑梗死和脑出血最普及的工具，尤其是 32 排或 64 排容量螺旋 CT，它对脑组织和血管的时间和空间分辨、病理和生理组织界限分辨的能力较强。由于头颅 CT 缺乏早期脑梗死特异指标，缺血性脑梗死后 12 ~ 24 h，即第 1 天内 CT 可无阳性发现，其早期临床应用的诊断价值受限。同时，由于 CT 放射污染大，目前不作为新生儿脑梗死影像学诊断的首选方法。

（2）MRI 检查：脑梗死数小时内，病灶区即可表现出 MRI 信号改变，呈长 T_1、长 T_2 信号，与 CT 比较，MRI 显示病灶早，可以了解具体脑损伤部位、范围及其周围脑水肿情况。由于 MRI 检查能发现直径 1 mm 大小的病灶，因此，对于小梗死灶性脑梗死早期诊断远较 CT 敏感，是目前新生儿脑梗死影像学诊断的"金标准"。

2. 了解血管病变状态和梗死的原因

（1）CT 血管成像（CTA）：通过连续扫描和计算机三维图像重建，即可获得脑血管的三维立体影像。扫描时间短，不足 1 min，图像处理时间也不长，平均约 30 min，被认为是脑血管病诊断及术前评估的一种快速、简单、无创和可靠的影像学技术。另外，CTA 可显示动脉阻塞和侧支循环情况。但由于 CTA 需要做造影增强，从而增加了药物过敏和血管痉挛的风险，三维立体影像处理中，也可能造成人为伪差，使其在急诊中的应用受到一定限制。

（2）磁共振血管成像（MRA）：无须增强 MRA 即可观察到颅内血管系统的近端大血管闭塞，并可提供梗死时颅内外血管状态的高质量图像，但不能可靠地检出远端或分支血管的闭塞。近年开发出更高磁场的机器，可清楚显示小的穿通动脉。同时，由于 MRA 检测时间长，很难在危重新生儿中应用。

（3）数字减影血管造影（DSA）：是通过电子计算机进行辅助成像的血管造影方法，是 20 世纪 70 年代以来应用于临床的一种 X 线检查新技术，可同时观察动脉、静脉、毛细血管狭窄、闭塞和灌注情况。但由于 DSA 是一种有创性检查，对脑血管病不应作为首选或常规检查方法。

（4）经颅多普勒超声（TCD）：是利用超声波的多普勒效应来研究颅内大血管中血流动力学的一门新技术。优点是操作简便、重复性好，可以对患儿进行连续、长期的动态观察，以及同时观察血管形态和血流速度，甚至可直接测定血流量。缺点是不能直接观察血管，检查范围有限，主要应用于颈内外动脉和颈总动脉检查，目前尚缺乏对正常和异常频谱形态统一判定标准，容易受操作者技术的影响。

3. 明确是否存在可以治疗的组织

（1）弥散磁共振（DWI）：是一种描述大脑结构的新方法。DWI 是 MRI 的特殊形式，能在发病后数分钟内显示缺血区，早期确定病灶的大小、部位和形成时间。

（2）灌注磁共振（PWI）：可以提供脑血流动力学状态的相对测量值，通过比较灌注降低的脑组织面积和弥散加权显示梗死面积之差，推算出可逆的缺血脑梗死组织和处于缺血危险的脑组织。

（3）单光子发射计算机体层扫描（SPECT）：是一种测定相对脑血流量的微创检查方法，可确定可逆性缺血的阈值，并有助于预测患儿转归或监测其对治疗的反应。其缺点是普及性差、费用昂贵，以及示踪剂制备困难。

总之，从治疗的角度出发，患儿应在 3~6 h 内完成第一层次的影像学诊断，48 h 内完成第二层次的影像学诊断。目前，在开展第三层次的影像学诊断方面，临床上仍有困难。

五、治疗

新生儿脑梗死及时、正确诊断的意义在于，赢得早期治疗的宝贵时间，最大限度地改善预后。一经确诊，治疗必须分秒必争，刻不容缓。虽然成人脑梗死的治疗已经有许多成熟有效的方法，但是由于新生儿个体的特殊性，一些对成人或儿童脑梗死有效的治疗措施，还缺乏在新生儿脑梗死时应用的安全性和有效性证据。因此，目前对新生儿脑梗死仍以支持和对症治疗为主。近年来，随着对新生儿脑梗死发病机制及神经细胞损伤后修复机制研究的不断深入，对其治疗的研究也取得了一些新成果，如神经干细胞移植、抗凋亡治疗等，但这些方法均处于基础研究阶段。

（一）急性期治疗

急性期以支持和对症治疗为主，在新生儿脑梗死时，抗凝治疗的应用尚缺乏安全性和有效性评价，目前不主张常规使用。

1. 支持和对症治疗

惊厥是新生儿脑梗死早期常见的症状，频繁惊厥可加重脑损伤，增加继发癫痫的风险。早期积极有效地控制惊厥是减轻脑损伤的重要治疗措施。因此，应早期给予抗惊厥药物（如苯巴比妥）控制惊厥。降低颅内压可通过限制液体入量、应用呋塞米（速尿）或甘露醇脱水等措施减轻脑水肿。另外，如有亚甲基四氢叶酸还原酶基因突变，应合理使用叶酸和 B 族维生素，以维持同型半胱氨酸的正常水平。

2. 颅内血肿引流

虽然目前并不清楚脑实质内血肿引流是否能改善脑梗死的预后，但是脑实质内血肿导致严重颅内高压时，应及时实施手术进行引流。另外，如患儿脑室内出血导致进行性脑水肿加重，对其实施脑室引流，有利于新生儿脑梗死的康复。

3. 抗凝治疗

对于新生儿动脉缺血性和脑静脉窦血栓性脑梗死，目前尚无很好的治疗措施。尽管溶栓治疗已经用于新生儿周围血管栓塞，但由于缺乏治疗新生儿脑静脉窦血栓的安全性和有效性评价，故很少用于治疗新生儿脑静脉窦血栓的治疗。普通肝素和低分子肝素治疗新生儿脑梗死的安全性和有效性评价尚不确定，临床上也不推荐常规使用，但可用于影像学证实脑静脉窦血栓加重的病例。也有学者认为，使用抗凝血酶和蛋白 C 预防新生儿遗传性和医源性凝血因子缺乏所致脑部静脉栓塞具有明显疗效。

4. 替代治疗

血小板明显减少所致颅内出血，应及时补充血小板；凝血因子缺乏，应及时采用替代疗法；维生素 K 在新生儿脑梗死治疗中不作为常规使用，只针对维生素 K 依赖性凝血功能障碍的患儿才补充大剂量维生素 K。

（二）慢性期治疗

慢性期主要提倡尽早进行康复治疗；除患儿有遗传性凝血物质缺乏外，不主张长期使用药物治疗。

1. 康复治疗

新生儿出血性梗死存活患儿可出现脑瘫等神经系统后遗症。因此，对于新生儿脑梗死提倡早期康复治疗，促进肢体功能的恢复，改善感觉障碍，预防和纠正不良的习惯性运动。同时家长应积极配合，正确认识新生儿脑梗死康复治疗的重要性。

2. 预防性治疗

由于新生儿脑梗死复发少见，不提倡长期预防性使用低分子肝素等药物，但是对于具有血栓形成高危因素（如复杂性先天性心脏病）的新生儿，再次发生动静脉栓塞的风险高，应对其采取预防性治疗措施。同时，应积极预防和纠正脑梗死患儿的脱水和贫血，避免静脉窦血栓形成和脑梗死复发。另外，如颅内出血性脑梗死患儿有遗传性凝血因子缺乏，应长期预防性使用替代疗法。

（陈斌斌）

第九章

其他儿科常见病与危重病的救治

第一节　烧伤

烧伤指物理或化学因子所致人体组织的损伤。常见因子有热水、蒸汽、火焰、电流、放射线、激光、酸碱等。

小儿烧伤为小儿创伤中的常见病与多发病，12 岁以下小儿烧伤约占同期烧伤患者 30.77%。12 岁前是儿童生长发育重要阶段，由于小儿特殊的生理解剖特点，较严重小儿烧伤除危及生命外，致残率高，不仅阻碍小儿的身体发育，也会对其生理发育产生不利影响。因此，烧伤临床工作者应重视小儿烧伤的救治，以期减少小儿烧伤的死亡率和致残率。

一、烧伤面积和深度的估计及分级

（一）烧伤面积的估计

在小儿生长发育阶段，不同的年龄，体表面积估计不同。常用的小儿烧伤面积估计法有以下 3 种。

1. 手掌法

五指并拢，患儿一手掌面积等于其自身体表面积的 1%。此法用于小儿小面积烧伤、烫伤的快速估计。

2. 第三军医大学公式

适用于 12 岁以下儿童。

小儿头颈部及双下肢面积计算公式如下。

$$小儿头颈部面积（\%）=9+（12-年龄）$$
$$小儿双下肢面积（\%）=41-（12-年龄）$$

其他部位面积计算同成人，即前后躯干 26%，双上臂 8%，双下臂 6%，臀部 5%，会阴部 1%，双手 5%，双足 7%。

3. 伦勃（Lund-Browder）法

此法较精确，见表 9-1。

表9-1　伦勃法（%）

部位	0~1岁	1~4岁	5~9岁	10~14岁	15岁	成人
头	19	17	13	11	9	7
颈	2	2	2	2	2	2
前后躯干	26	26	26	26	26	26
双上臂	8	8	8	8	8	8
双下臂	6	6	6	6	6	6
双手	5	5	5	5	5	5
臀	5	5	5	5	5	5
会阴	1	1	1	1	1	1
双大腿	11	13	16	17	18	19
双小腿	10	10	11	12	13	14
双足	7	7	7	7	7	7

注　计算烧伤面积时，Ⅰ度烧伤面积不计算在内。

（二）烧伤深度的判断

皮肤是人体最大的器官，约占体重的15%。其血供丰富，成人每分钟皮肤血流量为200~500 mL，而烧伤后可急剧增至10倍。在小儿，由于其皮肤含水量较成人高，皮肤相对面积血流量相对较大，故烧伤后更易发生血容量的改变，导致水、电解质平衡紊乱。

皮肤分表皮与真皮两大部分：表皮由浅及深分角质层、透明层、颗粒层、棘状层及生发层，表皮各层细胞均自生发层细胞分化成熟而来；真皮分乳头层和网状层，由致密纤维结构构成。小儿皮肤特点为角质层薄，真皮层也较薄而且血管较丰富。

根据皮肤结构将烧伤深度分为Ⅰ度烧伤、Ⅱ度烧伤、Ⅲ度烧伤，其中Ⅱ度烧伤又分为浅Ⅱ度烧伤和深Ⅱ度烧伤，即Ⅲ度四分法。

1. Ⅰ度烧伤

伤及表皮，局部红肿，红斑、疼痛、烧灼感，无水疱，3~5 d痊愈，不留瘢痕。

2. 浅Ⅱ度烧伤

伤及真皮浅层，大水疱，剧痛，部分生发层存在。水疱破裂后创面渗液多，基底肿胀、发红、皮温高。约2周愈合，不留瘢痕。

3. 深Ⅱ度烧伤

伤及真皮深层，可有水疱，渗液少、感觉迟钝。基底稍湿微红或红白相间，可见网状栓塞血管。3~4周愈合，留有瘢痕。

4. Ⅲ度烧伤

伤及皮肤全层，甚至深达皮下组织、肌肉、骨骼。创面无水疱，镇痛，呈蜡白或焦黄或黑痂，可见树枝状血管栓塞。愈合缓慢，需手术，愈后有瘢痕，甚至畸形。

（三）烧伤分级

根据小儿烧伤面积、深度分为 4 级。

1. 轻度烧伤

总面积 5% 以下的Ⅱ度烧伤。

2. 中度烧伤

总面积 5%～15% 的Ⅱ度烧伤，或总面积 5% 以下的Ⅲ度烧伤。

3. 重度烧伤

总面积 15%～25% 的Ⅱ度烧伤，或总面积 5%～10% 的Ⅲ度烧伤。

4. 特重度烧伤

总面积 25% 以上的Ⅱ度烧伤，或总面积 10% 以上的Ⅲ度烧伤。

小儿若有吸入性损伤，或是其他合并伤，营养不良，发育不良，伤前健康不良及有中毒可能的化学烧伤，要害部位电烧伤或化学烧伤等，也应视为重度或特重度烧伤。

二、烧伤的临床分期

根据烧伤的发展规律，可将烧伤病程分为以下 4 期。

1. 休克期

一般为烧伤后 48 h 内。与成年人比较，小儿机体发育不够成熟，体液代谢比较旺盛，各器官调节功能较差，易发生水、电解质平衡紊乱。局部主要改变为毛细血管扩张和通透性增加，血管内的血浆样液体很快渗入组织间隙形成局部水肿，并从创面渗出形成水疱液或创面渗出液而丢失。渗出以伤后 2～3 h 为急剧，8 h 达高峰，随后逐渐减缓，48 h 后渗出于组织间隙的水肿液开始回吸收。此期体液大量丢失，有效循环血量减少，故易发生低血容量休克。若休克纠正不及时或延迟复苏，多导致休克期延长，造成感染性休克。

2. 感染期

烧伤后短期内可发生局部的和（或）全身的急性感染。水肿回吸收期一开始，感染就上升为主要矛盾。烧伤后由于皮肤等组织的损害和坏死，一方面破坏了皮肤抵御微生物入侵的功能，另一方面烧伤组织中的丰富蛋白质成为微生物的理想培养基；而烧伤后存在的免疫抑制和不同程度的高分解代谢，也使烧伤后感染机会增加。而且小儿的细胞外液量大于成人，每天体液的周转量也较成人大，故对休克的耐受力差，导致休克期的不平稳，使其以后感染的概率增加。

烧伤后 2～3 周，坏死组织广泛溶解阶段，又是全身感染另一峰期。

3. 修复期

浅度烧伤多自行修复，深Ⅱ度创面靠残存的上皮岛融合修复，Ⅲ度创面靠皮肤移植修复。

4. 康复期

深Ⅱ度和Ⅲ度创面愈合后，均可产生瘢痕，并可并发瘢痕增生、挛缩畸形，影响功能，故还需要一个锻炼、理疗、体疗和手术整形过程以恢复功能。大面积烧伤由于皮肤毁损严重，康复期可能更长，一般需 1～2 年的康复锻炼。

三、烧伤免疫

严重烧伤后机体免疫功能表现为双向性改变，一方面表现为以全身炎症反应综合征为特征的过度反应，另一方面表现为淋巴细胞功能、IL-2 合成水平及细胞吞噬功能减弱为代表的免疫抑制状态。正是这两方面的共同作用，打破了机体的免疫网络平衡，导致免疫功能紊乱，进一步诱发器官功能不全综合征。这一病理过程贯穿于烧伤的整个病程中，与烧伤休克、感染及死亡率密切相关。

烧伤后机体免疫功能发生严重紊乱主要表现为免疫功能低下，在 Krause 报道的儿童严重烧伤病例中免疫功能的变化与成人一致。

局部防御机制改变：烧伤后皮肤屏障毁损，微生物极易入侵，另外，皮肤烧伤后导致大量的抗体、补体等免疫成分自创面丢失，这些均可导致机体免疫功能下降。

全身非特异性免疫功能改变：烧伤后中性粒细胞趋化及黏附功能下降；单核—吞噬细胞系统在严重烧伤后成熟受阻，外周血出现大量幼稚单核细胞；巨噬细胞吞噬功能下降，加工递呈外来抗原能力减弱，使 T 淋巴细胞识别外来异物能力下降；红细胞的黏附能力，自休克期到创面基本愈合始终低于对照组；NK 细胞数量减少；补体系统补体溶血活性降低，补体单一成分消耗与烧伤感染密切相关，而且补体裂解产物对机体发生不良的作用；纤维结合蛋白是血液中重要的调理素，可促进网状内皮系统的清除功能，烧伤后也表现为降低。

全身特异性免疫功能改变：烧伤后体液免疫，各类免疫球蛋白变化不完全相同，总的趋势是早期降低后期恢复。烧伤后细胞免疫功能是低下的，主要原因是 Th 细胞数的下降及 Ts 细胞数的升高。

四、烧伤休克

小儿与成人生理特点有明显差异，小儿相对体表面积大，体液含量高，血容量少，各系统器官发育不完全，代偿能力差。虽然其液体损失的绝对量不一定很大，但对小儿整个循环量来说，都占很大比例。而且小儿由于解剖生理特点，心脏代偿能力差，肺容量、气道通气量低，烧伤后极易缺氧而加重休克。因此，临床小儿烧伤面积小于 10%，也可发生休克。

小儿烧伤后烧伤组织及其附近区域的微血管变化，主要是组胺、5-羟色胺、缓激肽、球蛋白通透因子等作用，毛细血管出现小孔，血管通透性增高。大量的体液流入第三间隙和体外，引起休克和水、电解质紊乱。

小儿小面积烧伤只表现为局部的体液渗出，中大面积烧伤，多存在休克。患儿入院后表现为烦躁不安，哭闹或者精神恍惚，反应迟钝；出现烦渴、少尿或无尿、末梢循环不良、皮肤弹性差、心率及呼吸增快等临床表现。小儿休克诊断的主要依据是烦躁不安，皮肤颜色的变化和尿量减少，尿量每小时少于每千克体重 1 mL 即可确定为少尿，而心率、呼吸可只作参考。出现以上表现并结合临床实验室检查即可诊断。

五、烧伤感染

烧伤感染可来自烧伤创面、肠道、呼吸道等多种途径，其中以创面感染最为常见。烧伤创面表面细菌菌量高，但病原菌未侵入邻近活组织，这种感染属于非侵袭性感染，临床表现除有轻度或中度发热外，没有其他明显的全身症状。加强创面处理即可。

需要重视的是烧伤创面脓毒症，它是大面积烧伤患儿较易出现的并发症，发病率较高，也是导致多器官功能障碍综合征的主要因素之一。小儿自身抵抗力差，小儿重度烧伤后，大面积皮肤受损，屏障抗感染力降低，为细菌敞开了门户，另外大量体液及蛋白从创面丢失导致患儿血清球蛋白、白蛋白等明显下降；烧伤后机体对细菌及其产物反应中释放一系列炎症介质引起链式反应，出现放大效应导致全身性炎症反应综合征。若炎症反应失控则逐步发展为脓毒症、严重脓毒症和脓毒症性休克。

小儿烧伤后脓毒症的发生多在伤后 10 d 内，为早期脓毒症，与休克关系密切，预后差；2 ~ 3 周后发生率明显下降，多由创面处理不当造成。

（一）临床表现及诊断

1. 一般情况

常伴有意识的改变，反应迟钝，表情淡漠或烦躁不安，原因不明的哭闹。体温表现为持续的稽留热（39.5 ~ 40 ℃），这种持续高热经一般对症处理后不易奏效；或者体温持续相对偏低，甚至体温不升，持续的体温不升则具重要诊断价值。除体温异常外，心率多超过 160 次/分，出现腹胀、腹泻也应警惕创面脓毒症的存在。

2. 创面变化

表现为创面水肿回吸收延迟，创缘炎性反应明显，创缘加深、凹陷。坏死斑为特征性表现，为软组织的血管、血管周围炎和感染性出血灶。一般开始表现为创面点状、小的斑块状色泽加深区，以后发展为呈中心坏死的浅褐色或黑色斑块。

（二）特殊感染

1. 真菌感染

近年来抗生素的滥用，是导致真菌感染增加的一个重要因素。有些患儿病程较久，体温持续升高而改用高效广谱抗生素也无法控制，此时要高度怀疑真菌感染。控制真菌感染关键在于预防，加强营养，增加全身抵抗力，积极处理创面，缩短病程，合理使用抗生素。发生真菌感染时，原则上尽可能停用抗生素，同时加用抗真菌药物，采取深度感染创面及时切除和加强全身支持疗法等综合措施。

真菌感染多在严重烧伤 3 周后出现，临床表现变化多端，出现寒战发热，与其他病原菌感染相似，容易被掩盖，会导致早期诊断困难。发热、白细胞增多、尿中出现真菌是诊断有力的证据。结合创面检查可见创面较灰暗，有霉斑或颗粒，肉芽水肿苍白，敷料上也可有霉斑，应用抗生素和局部换药处理无效。及时做多部位（咽拭、尿、痰、创面）真菌涂片和培养检查，如血培养阳性或两处找到同一菌株的真菌，应尽早应用抗真菌药，如三唑类和两性霉素 B，首选氟康唑。

2. 厌氧菌感染

多混合需氧菌感染，较重要的是梭状芽孢杆菌感染。在深部坏死组织中特别是患儿电击伤引起大量肌肉坏死时，由于这些部位的缺氧环境适合于该菌生长繁殖，使其大量增殖，引起大块肌肉变性坏死，组织急剧破坏。

创面表现为患部恶臭，有气泡或出现皮下积气，触之有捻发感；创面分泌物涂片可见染色阳性的含芽孢杆菌；X 线摄片可见皮下或肌肉间积气，同时伴全身感染症状。

一旦发生此类感染，需行广泛彻底的清创，创面禁止包扎，如发生肢体坏死则常需截肢。同时全身静脉用甲硝唑、替硝唑或大剂量青霉素治疗，有条件者可行高压氧治疗。

临床鉴别诊断参见表9-2。

表9-2　临床鉴别诊断

名称	定义
系统性炎症反应综合征（SIRS）	符合以下2个以上条件：①体温>39.5℃或<36℃，心动过速（心率>110次/分）；②呼吸频率>28次/分，或$PaCO_2$<2.45 kPa；③外周血白细胞数>$20×10^9$/或<$4.0×10^9$/L或未成熟细胞>0.10
脓毒症	感染所致的SIRS
严重脓毒症	脓毒症并伴有器官低灌注
脓毒症性休克	严重脓毒症并伴有低血压（收缩压<12.0 kPa）

六、烧伤治疗

（一）现场急救

热烧伤，立即灭火，脱离热源；肢体烫伤或烧伤，可浸泡冷水10~15 min，或以凉水毛巾湿敷10~15 min；强酸强碱烧伤，迅速以大量清水冲洗；电烧伤，切断电源；若心跳呼吸停止，立即心肺复苏。

创面以干净被单、毛巾包扎后就医。小儿颈部及肢体的环行焦痂应及时做焦痂切开减压术。重度烧烫伤，保持呼吸道通畅很重要，必要时气管切开。患儿有剧烈疼痛，尤其大面积烧伤，应予以镇静止痛，以地西泮3~5 mg/kg或苯巴比妥肌内注射。必要时以哌替啶每次0.5~1.0 mg/kg肌内注射，但1岁以内婴儿最好不用。

（二）防治休克

小儿烧伤属于低血容量性休克，补液可以尽快恢复血容量，缩短机体低灌注时间，减轻缺血缺氧性损害；补充的液体进入外周循环，稀释了血液，降低了肿瘤坏死因子（TNF）等炎症介质的浓度，减轻了炎症介质对心、肝、肾等重要脏器的损害。一般来说，烧伤面积超过10%的小儿均应行补液治疗。

1. 补液量

小儿休克期补液公式为：①2岁以下，第一个24 h总量=烧伤面积（%）×体重（kg）×2 mL+100~150 mL×体重（kg），胶体、晶体比例1：1；②2岁以上，第一个24 h总量=烧伤面积（%）×体重（kg）×1.5 mL+80~100 mL×体重（kg），胶体、晶体比例1：1；第二个24 h晶、胶体总量减半，晶体与胶体比例一般为（1~2）：1。原则上补液总量要合理，宁少勿多，输液速度要均匀，视烧伤严重程度增减胶体量，不能机械地搬用公式，而应视患儿病情和补液的反应不断调整，根据脉搏、尿量、精神状态、躁动情况、口渴程度等指标和医师的经验来掌握。

2. 补液种类

晶体常选用平衡盐液、生理盐水、5%糖盐水。平衡盐溶液的电解质浓度和渗透压与血浆相近，但其乳酸钠必须经过肝脏分解，小儿肝功能发育尚不完善，故有一定的局限性。可采用2：1等渗液（生理盐水200 mL、10%葡萄糖注射液72 mL、5%碳酸氢钠28 mL）。胶体选用白蛋白、血浆、人血免疫球蛋白、全血等。

3. 补液方法

第一个 8 h 补晶胶体总量的一半，后 16 h 补另一半，水分 24 h 均匀输入，补液时晶体、胶体、水分交替进行。根据休克监测指标，其中最重要的是以每小时尿量来调整输液速度及增减输液量，一般尿量维持在 1 mL／（kg·h）左右为宜。如果第一个 24 h 的液体量完成不了，不必强行完成，只要小儿尿量、心率正常范围，四肢温暖，安静即可。

头面颈部严重烧伤及合并吸入性损伤者，应适当增加胶体比例；在无休克条件下，休克期可边补液边脱水（20% 甘露醇 1 g/kg），以防止发生脑水肿、呼吸道梗阻、肺水肿等并发症。

用小儿滴桶输液，婴幼儿最好用输液泵输液，这样能较好地控制输液速度，防止因短期内输液过多过快所致的脑水肿、肺水肿等并发症。

必须强调恢复体液及电解质平衡和器官功能并非一定要使其恢复到所有生理参数达到正常水平。成功地恢复和维持使组织达到最佳氧化作用的有效灌注压是最终治疗目标。

4. 其他治疗

大面积或以后躯创面为主的患儿，最好辅以空气悬浮床治疗。它能保持床温恒定，床面悬浮状态，不会在身体突出部位产生压伤，宜于保持创面干燥，从而防止创面受压加深和感染。但由于其局部温度高、湿度低，且空气流通较快，患儿体内水分易于蒸发，因而常规补液的同时，可以通过口服或静脉补入，按平均每天每千克体重每 1% 的烧伤面积增加 0.33 mL 以补充使用悬浮床造成的水分丢失。

对有呼吸频率改变而无明显缺氧体征者，予以鼻饲管给氧；患儿烦躁，可给予镇静止痛治疗；同时纠正酸中毒，利尿，使用细胞保护剂等；必要时使用增强心肌收缩力的药物，如毛花苷 C、多巴酚丁胺等，均可不同程度地减轻休克造成的细胞损害。注意抗休克治疗中应减少搬动和频繁刺激患儿；严重烧伤导致机体免疫功能下降，加上小儿处于发育成长阶段，免疫系统发育不完善，更易出现免疫功能紊乱，胸腺素具有明显提高改善烧伤患儿 T 细胞及 NK 细胞功能，可作为一种良好的免疫调节剂使用。

5. 烧伤休克延迟复苏

烧伤患儿因各种原因入院时间比较晚，烧伤面积比较大，已经发生休克，需要进行烧伤休克延迟复苏的治疗。

快速补液一般首选股静脉穿刺插管术，也可选择高位大隐静脉切开术，一般不选择低位静脉，因为这样不利于快速补液。入院后 2~3 h 将液体总量的一半快速输入，其余部分在第一个 24 h 内匀速输入。监测心率、每小时尿量、呼吸频率、氧饱和度。要求心搏有力，心率在 120~140 次/分，每小时尿量＞每千克体重 1 mL，呼吸频率 20~40 次/分，氧饱和度＞90%，患儿安静，口唇红润，四肢末梢温暖。

快速补液要求打破传统输液公式的限制，在尽可能短的时间内补足因复苏延迟所耽误的输液量，因此复苏时必须对心肺功能进行监测以保证复苏质量。

延迟复苏常伴随感染的提前和凶险。建议当天就使用广谱强效抗生素，同时使用免疫增强剂。

（三）创面处理

小儿创面处理时，应注意小儿体温易受环境温度的影响，要保持环境温暖、清洁。注意包扎及暴露创面均不宜过多。

烧伤创面外用药：常用的有 0.05% 氯己定溶液、0.1% 新洁尔灭、碘伏、过氧化氢、磺胺嘧啶银（SD-Ag）磺胺嘧啶锌（SD-Zn）、蛋黄油，以及碱性成纤维细胞生长因子、重组人表皮细胞生长因子，后二者都是通过基因工程技术纯化精制后得到的多肽类物质，共同生物学作用是促进一种或多种细胞的生长活性，加速细胞间质合成，刺激新生血管形成，从而促进创面愈合。

1. 一般处理

清创时相对无菌隔离和保暖环境至关重要，一般以 0.1% 新洁尔灭或 0.05% 氯己定溶液清洁创面。小面积创面用消毒液清洗创面后，以凡士林油纱贴敷包扎；头面、颈、臀、会阴等特殊部位烧伤可以 SD-Ag 糊外涂，暴露干燥。中、大面积烧伤，首先必须抗休克，特别是大面积患者早期只是简单快速处理创面，待抗休克治疗进行 4~8 h 后再行清创；中面积烧伤患者四肢包扎，余暴露，大面积烧伤患者均以暴露为主。对于浅 Ⅱ 度创面保存清洁表皮及水疱皮，引流水疱液；深 Ⅱ 度、Ⅲ 度创面坏死表皮应清除干净，不要涂抹油膏类药物；创面污染严重或有外伤，可肌内注射破伤风抗毒素（1 500 U）。

2. 包扎治疗

用消毒吸水的敷料包扎固定烧伤创面，使之与外界隔离，不受外来微生物的污染，并具有减轻创面疼痛、保暖和制动作用，还便于创面用药及避免造成创面擦伤性损害。

（1）湿敷包扎：常用于脓液较多的创面和肉芽创面植皮前的准备。将吸水性良好的无菌粗孔纱布 3~5 层浸入生理盐水或抗菌药物溶液中，敷于创面上，外置数层无菌干纱布包扎，每天换药 1~2 次。有些浅 Ⅱ 度、深 Ⅱ 度烧伤创面的修复，Ⅲ 度烧伤植皮区、供皮区的修复，可将适当大小的无菌内层纱布以碱性成纤维细胞生长因子或重组人表皮细胞生长因子喷湿敷于创面，再进行常规包扎。

（2）霜剂贴敷包扎：SD-Ag 能发挥磺胺嘧啶和硝酸银二者的抗菌作用，分解后缓慢释放的银离子和磺胺嘧啶对细菌蛋白有选择性毒杀作用。其抗菌谱广，对铜绿假单胞菌具强大抑制作用，对金黄色葡萄球菌、阴沟肠杆菌等均具有较强抑制作用，并可渗透入痂下组织。常用的有 1% 磺胺嘧啶银霜剂。多用于深 Ⅱ 度及处于溶痂状态剖面，应用 1% 磺胺嘧啶银霜剂涂布于无菌纱布上，贴敷于创面，每天或隔天换药。

（3）生物敷料贴敷包扎：生物敷料贴敷用于暂时性封闭创面，为创面修复提供过渡性保护。异体皮覆盖创面：同种异体皮是较好的创面覆盖物，有良好的黏附性，渗透性较好，有利于创面情况的改善和肉芽组织的重建。但价格昂贵，且容易出现占位现象，一般用于大面积切痂自体皮源缺乏时覆盖创面。

戊二醛处理猪皮或辐照猪皮：具有一定渗透性及屏障功能，不透水而有一定防止水分蒸发作用，保持创面早期相对液体环境，能促进创面愈合。

人工合成膜：多取材于合成类高分子材料，为半透膜的敷料，应用于浅度创面或供皮区，为其下的再上皮化过程提供防蒸发、防细菌的屏障，并能有效地控制疼痛。

用 0.1% 碘伏消毒，生理盐水冲洗创面，彻底清创，然后用纱布将创面蘸干；根据具体情况选择适宜的生物敷料覆盖创面，超出创缘 1~2 cm；加用 8~10 层无菌纱布覆盖，超出创缘约 5 cm，再用绷带加压包扎，松紧度适宜。一般于第 3~4 天首次更换敷料，并彻底清创，以后每 3~5 d 更换 1 次敷料，直至创面愈合。

采用本疗法应严格掌握其适应证，选择易于包扎创面，如四肢、躯干浅 Ⅱ 度烧伤创面或供皮区，才能取得良好疗效。应用时一定要注意创面的清洁程度及烧伤深度，如污染较重或者失活组织过多，则易于形成膜下积脓，处理不及时将导致极坏的后果。

3. 暴露治疗

将烧伤创面直接暴露于空气中，创面上不覆盖任何敷料。由外用药物、渗出液与坏死组织形成一层痂皮或焦痂。

创面清创后，外涂磺胺嘧啶银糊剂，辅以远红外线、烤灯局部照射，促使创面干燥。

4. 半暴露治疗

不用外层敷料，创面上仅覆盖单层内层敷料。仅适用于头面、颈、会阴、臀部等不便包扎创面，也常用于后期残留创面。

用 0.05%氯己定溶液或 0.1%新洁尔灭溶液消毒，置单层抗菌素纱布、磺胺嘧啶银霜纱布按创面大小剪裁后置于创面半暴露；后期残留创面则以蛋黄油纱布半暴露，每天或隔天更换 1 次。

鉴于患儿不合作的特点，对浅度创面尽可能包扎，适当约束，尤其是腹背两面均有创面的，可避免继发创面加深或感染。包扎创面如果分泌物不多，则不必每次都更换内层油纱，仅更换外层纱布，以利于表皮细胞生长。包扎要牢固，防止患儿挣脱，可以适当约束四肢。会阴部、头面部创面暴露，浅Ⅱ度表皮脱去可外用油纱半暴露，表皮完整的浅Ⅱ度、深Ⅱ度及Ⅲ度创面外用 SD-Ag 糊外涂，暴露干燥。患儿卧床姿势以不压创面为原则，腹背部有创面患儿，要定期翻身，防止创面加深及压疮形成。

（四）感染防治

防治原则：平稳度过休克期，正确处理创面，增强机体抵抗力，合理的营养支持治疗及合理使用抗生素。

对中、小面积浅度烧伤，只要创面处理适当，一般不需使用抗生素。但大面积的深度烧伤，应用抗生素对烧伤后侵袭性感染的预防和控制有不容忽视的作用，但其应用须审慎合理。

一般早期可选择两种抗生素，以兼顾革兰阳性球菌和革兰阴性杆菌（三代头孢和氨基糖苷类联合应用），用药 5～7 d，如无特殊情况即可停药。此后根据细菌学诊断和药物敏感结果来决定抗生素的取舍，并决定应用的时机和时限。围手术期用药 2 d，注意术中用药一次。抗生素的起始治疗是否适当，与患儿愈后有密切关系，经验性抗生素治疗应以病房内连续的创面细菌学监测结果的分析和药物敏感实验为主要依据。应该强调的是，在正确合理应用抗生素的同时，应遵循外科原则，正确处理烧伤创面，切除坏死组织，这比全身应用抗生素更为重要。

烧伤早期短程使用抗生素同时予以早期肠道喂养，可有效地防止肠源性感染的发生和发展。原因在于肠黏膜中迅速建立有效的抗生素屏障，阻止细菌向体内侵入和播散，并对细菌有直接抑制或杀灭作用。为避免菌群失调，同时可口服微生态制剂如双歧杆菌等。

对于年龄小，烧伤面积大、深度深、休克期度过不平稳的患儿，在伤后 10 d 内要特别警惕创面脓毒症及败血症、脓毒休克的发生，一旦出现征兆，立即按有效、联合、大剂量与静脉滴注的原则，使用强有力的抗生素控制感染。同时迅速纠正低蛋白血症和贫血，有效地维持内环境稳定；有条件尽早应用内毒素拮抗药物，以减少血中内毒素浓度。

（五）手术治疗

大面积深度烧伤患儿，须尽早手术，去除坏死组织并植皮闭合创面，减少感染和烧伤毒素的影响，以缩短病程，提高其成活率。手术时机一般选在伤后 2~7 d。

1. 术前准备

患儿全身情况要求休克平稳度过，无明显低蛋白血症、贫血及水、电解质失衡，重要脏器功能较好；建立可靠的静脉通道、呼吸通道，必要时做静脉切开和气管切开；备血，并根据术式准备异体皮或异种皮及其他生物敷料等；确定手术方式，切削痂面积、部位和取皮面积、部位及植皮方式。恰当的创面准备是植皮存活的关键之一，切削痂创面保持干燥，湿敷包扎创面术前一天换药，保持创面清洁，小儿削痂创面最好术前涂擦美蓝以精确削痂深度。

2. 术式选择

供皮区的选择和取皮方法：头部、大腿是最常选用部位，全厚皮一般以腹部为供皮区。手术前一天剃除供皮区域和邻近皮肤的毛发。手术取皮前供皮区皮下注射含肾上腺素的生理盐水（生理盐水 200 mL + 肾上腺素 1 mL），不但可以防止出血，而且有助于防止取皮过深，对头皮供区应注意取皮时切勿损伤毛囊。以滚轴刀切取刃厚或中厚皮片，全厚皮片和真皮下血管网皮片则以手术刀切取。取皮完毕，供皮区以凡士林油纱贴敷后加压包扎，全厚皮片和真皮下血管网皮片切取后供皮区直接缝合或移植刃厚皮片覆盖。

（1）切痂植皮术：一般在伤后 3~5 d 进行。其适应证为较为集中的有一定范围的Ⅲ度创面，特别是大面积Ⅲ度烧伤，也适用于感染创面及化学毒性物质所致烧伤创面。在烧伤早期，为了减轻全身烧伤反应，控制感染，减少并发症，将坏死组织切除，同时配合早期植皮覆盖创面的手术方法。在止血带下，以手术刀沿深筋膜与皮下脂肪间的疏松结缔组织层次分离并切除焦痂。患儿切痂面积控制在 10% 以内，对烧伤反应轻，一般情况良好者切痂面积可适当扩大，但以不超过 15% 为宜。

（2）削痂植皮术：一般在伤后 3~5 d 进行。其适应证为深Ⅱ度烧伤，或介于深Ⅱ度和Ⅲ度烧伤间的烧伤创面。削痂手术应及早进行，否则创面易溶脱感染导致手术和植皮失败。削痂术的优点是能保留较多的软组织，术后局部外形较好。肢体削痂一般在止血带下进行，以滚轴刀削除全部坏死组织，保留下有生机的真皮或脂肪组织，削痂后创面应呈瓷白色，松止血带后呈密集点状出血。

（3）肉芽植皮术：手术前一天以 0.05% 氯己定湿敷创面，新鲜肉芽创面清创后见出血活跃，可直接植皮；老化水肿的肉芽创面需以手术刀刮除肉芽组织至纤维板层或健康组织层，用 3% 过氧化氢、生理盐水冲洗后移植自体皮片。

（4）剥痂植皮术：当烧伤创面坏死组织开始分离，并有所松动，已有部分肉芽形成时，用剪刀或手术刀将焦痂去除。它作为深度烧伤创面早期未进行切削痂手术的一种辅助措施。

根据创面的部位、深度以及患儿的供皮区的多少，以上手术移植皮片分为以下几种。

皮片移植：刃厚皮片（0.22~0.25 mm）包括皮肤表层和少许皮肤真皮乳头层用于邮票状植皮或大张刃厚皮片移植；中厚皮片分薄中厚（0.37~0.50 mm）和厚中厚（0.80 mm 左右）两种，包括皮肤表皮和真皮浅层，多用于颜面、躯体外露部、肢体关节和功能部位皮肤缺损修复；全厚皮（1.1 mm），一般徒手取皮，供区多选择腹部，主要用于颜面、颈部等特殊功能部位的修复。

大张网状自体皮移植：大张自体皮网状均匀开洞，最大限度地张开网，移植到创面上。

附真皮下血管网的超全厚皮片移植：保留皮肤的全部成分，真皮组织没有损伤，其修复后的色泽无明显变化，创面的瘢痕形成极少，保持了原有的弹性。

混合皮肤移植：大张异体皮等距开洞嵌入自体皮小皮片。

表皮细胞直接移植和表皮细胞体外培养移植：培养的表皮细胞可由实验室提供或通过商业途径获得。但主要问题是培养的表皮单独应用于切痂创面后成活率低及皮片的耐损伤性均不理想，多在大面积烧伤供皮区极度缺乏时采用。

脱细胞异体真皮与自体薄皮片移植：脱细胞异体真皮（如 Alloderm），是由异体皮肤经系列处理去除表皮及真皮内细胞成分，保留正常胶原纤维组织和基底膜等细胞外间质成分而成。将其水化后用于切痂创面，一期或二期移植自体皮肤。其使用方便，对创面要求低，成活率高，但存在皮源有限、费用昂贵及传染疾病的风险。

人工合成真皮基质和自体薄皮片移植：所用真皮替代品（如 Integra）由牛胶原提取物与硫酸软骨素与氨基葡聚糖交联而成的基质上与其上覆盖的一层硅胶膜组成。临床上将其植于创面上 2～3 周，在其上移植自体薄皮片。创面愈合后弹性韧性较好，色素沉着轻，瘢痕挛缩不明显，缺点是对创面要求程度高，对出血、感染抵御能力差。

（5）微粒皮移植：利用微粒皮肤表面组织与真皮组织含油脂成分不同，以生理盐水飘浮法将微粒皮转移到异体皮或异种皮的真皮面，再移植至切削痂创面上，移植供受区之比可达 1：（15～20）。

（6）喷洒法皮粒播植术：应用专用的皮粒播撒器，将混悬于等渗盐水中的自体皮粒直接播撒于大张异体（种）皮的真皮面或受皮区创面。喷洒法皮粒播植术操作简单，皮粒播撒均匀，缩短了手术时间，特别适用于小儿大面积烧伤的手术治疗。

（7）皮瓣：各种皮瓣的应用，为肢体严重创伤（电烧伤、热压伤）所致的局部皮肤缺损及软组织缺损的治疗和整复功能提供了良好方法。

3. 术后处理

严密观察患儿一般情况及对手术的反应。注意创面是否有出血，包扎外层敷料有无渗血，手术部位有无污染。常规应用抗生素，术后 2～3 d 首次换药，根据创面情况，每天或隔天换药，直至皮片成活并封闭创面。

（六）烧伤并发症治疗

由于小儿的生理和病理生理特点，小儿烧伤后并发症的表现和处理与成人有所不同，在诊断和治疗上应注意。

1. 低渗性脑水肿

多发生于小儿烧伤早期，特别是休克期。它与烧伤早期组织水肿、输液不当和休克缺氧有关。由于小儿血脑屏障通透性较成人高，水分通过血脑屏障速度快，易造成细胞间的低渗，导致脑水肿。临床主要表现为神经系统症状，早期表现为嗜睡、病情淡漠或烦躁不安、惊厥、抽搐而少有喷射状呕吐。晚期则出现体温升高、血压升高、脉搏缓慢、潮式呼吸及瞳孔双侧大小不等等脑疝症状。化验检查血钠 < 135 mmol/L。

治疗主要为降颅内压治疗，同时限制给水，特别是口服水分和连续静脉补液。

2. 高热

小儿烧伤后均有不同程度的发热，这是由于小儿体温调节中枢尚未成熟，易受各种因素刺激而产生高热。小儿直肠温度持续在 39.5 ℃以上要紧急处理。

烧伤小儿高热常见原因为创面感染、脓毒症及换药刺激或包扎引起。治疗重点在于预防高热，及时降温处理，并针对病因治疗。

3. 惊厥

惊厥是大脑功能失常的严重临床表现，往往是抽搐与昏迷同时存在。这是由于小儿的大脑皮质发育不完善，神经细胞分化不完全，大脑功能倾向于扩散和泛化。多见于 3 岁以下婴幼儿，多由高热、脑缺氧、脑水肿、中毒性脑病或水、电解质失衡引起。

惊厥症状典型，诊断无困难。早期症状不典型，有时仅见一个肢体抽动或一侧口角、眼角抽动，必须及时处理。

患儿出现惊厥，首先急救，保持呼吸通畅及施行人工呼吸。同时止痉治疗，以苯巴比妥 5 ~ 7 mg/kg 每次肌内注射或静脉滴注。

4. 消化不良

消化不良或消化功能紊乱在烧伤小儿较为常见，尤其多发生于 3 岁以下小儿。是由于小儿消化系统发育不完善，胃酸分泌能力差造成。病因多为肠内、肠外感染，饮食因素等引起。

临床表现轻者以消化道症状为主，如食欲减退、恶心呕吐、腹泻等。重者大便呈水样便，呕吐频繁，导致脱水、酸中毒、低钾等一系列水、电解质紊乱。

治疗重点在于预防，积极控制创面感染，预防脓毒症发生；重视小儿营养素的合理配制，给予易消化和适合小儿的饮食。重度消化不良可禁食数天，给予静脉营养，然后依病情逐步增加饮食量。

5. 毒素休克综合征

由金黄色葡萄球菌感染后引起的严重多系统疾病，其临床特征为急性高热、皮疹、呕吐、腹泻、低血压及多器官损害等。

常发生于伤后 1 周内，多见于中、小面积且创面覆盖包扎的患者。大多发于 10 岁以下儿童，主要与低龄儿童中其特异性抗体水平较低有关。

治疗在于休克期力争平稳度过，休克补液一开始就应支持治疗；加强创面处理，特别是早期创面处理，防止创面感染，并定期创面培养，了解创面细菌及药敏情况。注意早期胃肠道营养促进胃肠功能恢复，合理使用抗生素，防止肠内菌群失调与移位。

七、烧伤营养支持

高代谢反应是烧伤的一个显著特点，早期肠道营养是降低烧伤后高代谢的有效措施之一。合理有效的营养支持对于减少内源性蛋白质的大量消耗，增强机体的抵抗力，维持器官功能，促进损伤组织的修复，防止各种并发症的发生具有重要意义。

1. 烧伤患儿的营养需要量

营养需要量和烧伤面积成正比，创面越大，丢失的营养物质就越多。热能需要量常用的是 Curreir 公式。烧伤患儿热量需要量（kcal/d）＝65×体重（kg）＋25×烧伤面积（%）。

蛋白质是构成人体的主要成分，是生命活动中最重要的物质基础，Sathedand 提出烧伤后蛋白质需要量，儿童＝3 g×体重（kg）＋1 g×烧伤面积（%），摄入蛋白热卡与氮比例 100 : 1。

脂肪和碳水化合物是儿童热量主要来源，脂肪按 3 g/（kg·d），碳水化合物按 10 g/

（kg·d）补充。

儿童生长所需水量为 120~160 mL/（kg·d）（1 周至 1 岁），105 mL/（kg·d）（1~3 岁），85 mL/（kg·d）（3~10 岁），50~80 mL/（kg·d）（10~14 岁）。而从创面丢失的水量则为每 1% 烧伤面积每千克体重丢失水分 2~3 mL/d。

2. 种类

主要包括葡萄糖、氨基酸制剂、脂肪乳剂、维生素等。

葡萄糖：多为 25% 葡萄糖，若按葡萄糖、果糖、木糖醇为 8∶4∶2 的比例供给，则具最好的代谢效应。

氨基酸制剂：有复方氨基酸注射液（18AA-Ⅰ）、8.5% 复方氨基酸注射液（18AA-Ⅱ）、氨复命等，它们可用于大龄儿童。对于婴幼儿，尽量选用儿童专用氨基酸制剂，如小儿氨基酸注射液、小儿复方氨基酸注射液（18AA-Ⅰ）、Vaminlac、Neopham 等。

脂肪乳剂：有中/长链脂肪酸注射液（C_6~C_{24}）、Intralipid 等，是一种能够释放高能量，高营养的可以静脉输注的脂肪乳剂，Intralipid 每升提供 1 100 kcal 的热量；此外，脂肪乳剂对脑细胞再生、保护肝脏、增加食欲、调整胃肠机制、提高机体免疫力等方面作用理想。使用时，以 5~10 mL/（kg·d）的量输注，先慢后快，一般为 20 滴/分。心肺功能不全、严重肝肾功能不全、代谢紊乱和脓毒败血症不宜使用。不可添加胰岛素、钠、钾、镁，但可加用氨基酸、注射用水溶性维生素等输注。

维生素、微量元素与矿物质：有脂溶性维生素注射液（Ⅱ）、注射用水溶性维生素、多种微量元素注射液（Ⅰ）、甘油磷酸钠注射液等。

特殊能量物质：谷胺酰胺、精氨酸等。

3. 方法

应尽早施行口服胃肠道营养，原则以胃肠营养为主、静脉营养为辅的综合营养措施，重点将胃肠内营养作为烧伤后获取代谢支持的主要途径。

患儿胃肠道解剖不同于成人，肠壁本身较薄，尤其是婴幼儿肠黏膜下组织极为薄弱。因此在抗休克的同时，通过口服少量流质饮食，有助于胃肠道蠕动，增加肠黏膜下血流量，降低黏膜耗氧量，减轻胃肠道组织再灌注损伤，从而起到保护胃肠黏膜，减轻胃肠道应激反应的作用。婴幼儿处于发育旺盛期，代谢率高，营养需要量大，而补充营养所需却很困难；且患儿常可见腹胀、腹泻等消化不良的症状，尤其多见于病程长的患儿。所以应尽量给予高热量、易消化饮食，必要时给予助消化药物。患儿可少量多次口服牛奶、鸡蛋汤、混合奶等；或行胃肠道管饲，胃管内持续滴注或少量多次注入肠内营养粉剂、整蛋白型肠内营养剂溶液等。

如果胃肠道营养无法满足每天患儿生长和修复创面所需，则要辅助静脉营养。在静脉营养开始前，必须对脱水等电解质紊乱进行处理；合并肝肾功能障碍时，要调整好静脉输液的组成和数量，必须确认患儿钠、钾、氯、钙、磷、镁、BUN、Cr 的血清含量在正常范围。

静脉营养支持强调减少葡萄糖的供给，采用脂肪和糖混合能源，降低非蛋白热量和氮的比值。糖总浓度不超过 12.5%，糖脂提供的热量比为 1∶1，非蛋白热∶氮 =（100~200）∶1。

输注方法为将每天量在 24 h 内均匀分配，经周围静脉缓慢输入，儿童最好用输液泵。抗生素在间歇期滴注，不得加入营养液中。输注氨基酸时必须同时输注葡萄糖，以避免氨基酸作为外蛋白能量消耗。

应重视婴幼儿水分的补充，1 岁以内的婴幼儿，正常需水量为 120 ~ 160 mL/（kg·d），倘若有发热、出汗及创面水分丢失，还需适当增加水分的补充；输入过多脂肪乳剂可导致低氧血症、菌血症和抑制免疫功能；使用较高热量的支链氨基酸可以更好地保持氮平衡，减少尿素的产生；还应补充谷胺酰胺如 L-谷氨酰胺呱仑酸钠颗粒，以参与肠道黏膜细胞的蛋白合成，维持其结构正常；谷胺酰胺的代谢产物谷胱甘肽是机体有效抗氧化剂，精氨酸、生长激素与氮平衡改善及 T 细胞功能维持有关；肠道、膳食中的食物纤维可维持肠道正常功能，预防细菌移位。

静脉营养液较其他液体渗透压高，输注时间长，对血管刺激性大，易引起疼痛，静脉炎的发生率高，应注意预防静脉导管引起的感染。由于小儿好动、容易出汗，固定穿刺部位的纱布与胶布容易脱落，故需定期消毒与更换输液器，并注意导管固定情况以及皮肤有无炎症与感染。

4. 生长激素

生长激素是人体内促生长发育及调节代谢的激素。动物实验及临床试验均表明，它能促进蛋白质合成，改善负氮平衡，促进组织修复，调节机体免疫机能等作用。重组人生长激素（rh-GH），通过刺激 IGF-1 的合成与释放，促进蛋白质合成，抑制蛋白质分解，增加氨基酸的摄取和细胞增生。

烧伤患儿应用剂量为 1.0 U/d，皮下注射，每 12 h 1 次，使用 6 ~ 12 d。由于 rh-GH 可使糖吸收减少，糖氧化受抑制，因此在治疗过程中需同时使用胰岛素，以保持血糖在正常范围（3.9 ~ 5.6 mmol/L）。

八、烧伤康复

烧伤康复治疗包括功能、容貌、心理、体能等康复内容。烧伤后造成的容貌、外观和功能损害，主要是由创面修复后瘢痕增生引起的，因此，烧伤康复治疗的主要内容是防治增生性瘢痕。

瘢痕过度增生是由于创面愈合过程中，胶原合成超过其分解移除的结果。因此，及时植皮，高质量地覆盖创面，避免形成残余创面，是预防增生性瘢痕最有效的措施。烧伤早期即进行功能练习，功能部位在包扎时要正确固定，并配合进行适度的被动练习，为植皮术后预防瘢痕挛缩，最大限度地恢复关节功能创造了条件。

1. 外科治疗

对烧伤后的瘢痕，通过手术来减轻张力，在减轻瘢痕增生的方面有比较良好的效果。面部瘢痕切除后，采用分区大张全厚皮片移植，或采用皮瓣来消除创面，也可使用扩张器后修复。颈部瘢痕松解修复创面后，戴颈托固定颈部于后伸位；四肢大关节部位瘢痕以全厚皮片或皮瓣修复，术后固定髋关节、膝关节、肘关节、腕关节于伸直位，肩关节外展上举位，踝关节跖屈位；术后 1 周开始关节活动，循序渐进逐渐加大关节活动度；手部植皮后应分指及功能位包扎，防止并指、拳状指、鹰状指畸形；掌指部瘢痕手术整复后，白天鼓励患儿活动患指，夜间还需固定于伸直位一段时间以防止挛缩。小儿烧伤后瘢痕挛缩手术时机应相对提前，对于功能部位如眼睑、口周、颈部、双手、会阴等处瘢痕一经形成早期手术比较适宜。手术方式选择的原则是彻底清除瘢痕，充分矫正畸形，以减少对患儿生长发育的不良影响。

2. 物理疗法

物理疗法有压迫治疗、放射治疗、激光、冷冻等多种治疗方法。对于小儿烧伤后瘢痕治疗，加压疗法是一种有效、经济、简便的方法，特点为成本低、易掌握、效果明显，若要达到满意疗效应坚持早期、持久应用。创面封闭后及时制作弹性适度的弹力套压迫，躯干部位以不影响呼吸、肢体部位以不影响末梢血运为准。患儿佩戴面罩、弹力套或弹力绷带使局部加压，减少瘢痕血液供应，从而抑制瘢痕增生，坚持应用 6 ~ 12 个月，可见瘢痕明显变软，功能同步改善。应用时注意局部卫生，除换药和洗澡外均不能松开。小儿应用压力疗法，不要影响其生长发育，避免产生面部发育受限、肢体变细、胸部发育畸形等改变。与此同时选择适宜的玩具，以诱导患儿加强主动功能练习，辅以被动练习。

3. 药物疗法

临床尝试过许多药物，但疗效并不确切，有皮质类固醇类药物、维生素 E 和维生素 A、锌剂及市售的抑疤灵、复春散、复方肝素钠尿囊素凝胶等。硅酮制剂因其化学性质稳定，具备生理惰性，无不良反应，可缓解增生性瘢痕的疼痛和瘙痒、软化瘢痕组织、抑制瘢痕继续增生，较常用。此类产品有瘢痕贴，它是一种无色半透明薄膜，质地柔软随形性好，其一面无黏性，另一面有黏着性，能紧密地贴附于瘢痕及皮肤表面。瘢痕贴配合弹力套和弹力绷带使用效果更佳。

九、小儿特殊部位及特殊原因烧伤

（一）吸入性损伤

1. 分期

主要针对中、重度吸入性损伤而言，分 3 期。肺水肿期：最早可在伤后 2 h 发生，由于肺毛细血管通透性增加而导致肺水肿。坏死组织脱落期：伤后 2 ~ 3 d 即可发生，患儿吸出痰液中可见坏死脱落的黏膜组织。感染期：可一直持续至愈合前，但在伤后 1 周内发生率高。主要是由于大量分泌物集聚及坏死黏膜脱落阻塞，导致细菌滋生引起肺部感染。

2. 诊断

有在密闭空间受伤病史及口鼻周围的烧伤。通常有声音嘶哑和刺激性干咳，此时多累及声门以下；出现哮鸣音和湿啰音、呼吸急促、呼吸困难等体征，说明病变已累及支气管或肺实质。血气分析结果是诊断并指导治疗的重要指标。5 岁以上小儿可用纤维支气管镜检查明确诊断。

3. 治疗

及时地进行休克复苏和抗感染治疗是提高吸入性损伤救治成功的有效途径。可疑吸入性损伤患儿给予鼻导管吸氧并且采取上半身抬高的低坡体位，以减轻头面部肿胀，改善肺部通气。

儿童气道狭窄，呼吸功能代偿能力差，易发生呼吸衰竭；早期呼吸道处理是抢救小儿生命关键，水肿严重合并吸入性损伤尽早气管切开，不宜拖延观察，伤后 24 h 内为宜。手术适应证掌握不宜过严，一旦有指征宜尽早切开。对轻、中度吸入性损伤出现呼吸困难症状，经非手术治疗短期内不能解除者，也应行气管切开。

气管切开指征：①头面部严重烧伤，肿胀明显，呈鱼嘴状；②颈部环状或半环状焦痂；③伤后迅速出现呼吸困难且进行性加重；④声嘶、喘鸣呈鸡鸣声，吞咽困难，疼痛或咽部有异物感者；⑤鼻导管吸氧后仍有严重低氧血症或高碳酸血症，需要机械通气者；⑥支气管镜或喉镜检查已明确中、重度损伤。当有上述指征中任何一项时即应行气管切开。

气管切开后，呼吸频率在 40 次/分以上，呼吸困难仍无明显减轻，动脉血气分析结果 $PO_2 < 60$ mmHg，尽快上人工呼吸机，机械通气。

气管切开后常规气管雾化吸入和湿化，雾化液采用生理盐水 20 mL + 糜蛋白酶 4 000 U + 地塞米松 5 mg + 庆大霉素 4 万 U；湿化液采用生理盐水 500 mL + 糜蛋白酶 4 000 U + 庆大霉素 4 万 U，每天 3 ~ 4 次，同时辅以化痰排痰治疗。

合并吸入性损伤的烧伤休克复苏补液量适当加大，但不宜盲目加大，复苏不理想时，首先应排除各种液体成分比例失当。及早使用高效抗生素。小儿神经、体液调节机制未臻完善，易并发脑水肿、肺水肿，故年龄越小，匀速补液越重要。可常规应用甘露醇（3 mL/kg）、山莨菪碱（0.5 mg/kg）、丹参（0.3 mg/kg）等。

（二）头面部深度烧伤

小儿头面部体表面积占全身体表面积比例大，尤其是 3 岁以下的小儿。同时头面部组织疏松，毛细血管丰富，伤后休克期渗出多，所以休克发生率也相当高。

对头面部烧伤患儿首先应检查有无吸入性损伤和休克状态，面积大于 5% 的患儿应给予静脉补液，同时从鼻导管或气管插管给氧以改善缺氧状态。

局部创面处理：早期处理重点是清创。烧伤创面周围皮肤头发应剃尽，去除脱落的坏死表皮及异物，用肥皂水及清水清洗面部创面周围皮肤后，用 0.05% 氯己定溶液清洗创面。彻底清创的目的是使污染创面变为清洁创面，从而促进Ⅱ度创面一期愈合，可预防因创面感染加深而引起面部瘢痕增生。对于浅Ⅱ度创面、大部分深Ⅱ度创面，早期认真清创，外涂 SD-Ag 干燥。对于Ⅲ度创面，采用暴露疗法，3 周左右等待焦痂溶脱，肉芽创面形成后，行肉芽创面植皮术。植皮按面部解剖区域及生理凹陷行大张皮刃厚或中厚皮移植，一般在术后 2 d 首次更换敷料，观察植皮成活情况。

早期很难确定面部Ⅲ度创面坏死组织的深度和范围，切除平面不够清楚，手术出血多，因此不主张早期切痂植皮。

创面修复应分次有计划进行，皮源有限时，首先保证面部创面修复，以中厚大张皮分区植皮。

头部颅骨外露创面，采用暴露颅骨凿除坏死外板，肉芽生长后邮票植皮，在皮瓣修复受限条件下首选。

由于眼睑反射性闭合，小儿眼部烧伤以眼睑烧伤常见。浅度的眼睑烧伤在常规处理后，2 周左右愈合，深度的眼睑烧伤由于水肿严重，可致睑外翻，应尽早行手术治疗。

头面部烧伤常波及外耳。小儿外耳皮肤薄，皮下组织少，因此外耳烧伤常累及耳软骨，易并发耳软骨炎。一旦发生耳软骨炎，常需切除耳软骨，以致造成小耳畸形，故应特别注意耳软骨炎的发生。外耳烧伤应经常清除渗液，保持外耳清洁和避免受压。深度创面脱痂后外露的软骨只要未感染，应立即移植自体刃厚皮片封闭创面。

（三）手部烧伤

小儿手部烧伤由于治疗不当或不及时，往往会造成严重挛缩畸形和功能障碍，较成人致残率高。由于小儿皮肤薄，在同样条件下，烧伤深度较成人深，如发生感染，也比成人容易加深。小儿手部烧伤多发生于掌侧或全手烧伤，因屈肌张力大，多发生屈肌挛缩。小儿处于生长发育阶段，受损伤皮肤等软组织的生长必然落后于骨骼的生长发育，加之皮肤本身的瘢痕挛缩，这双重因素的影响，其畸形产生快，功能障碍也较成人重，且有逐渐加重的倾向和术后复发的可能。

治疗首先要明确烧伤的深度和范围，及时处理创面，防止发生感染。双手创面换药以保全功能为重点，包扎时应五指分开。对深Ⅱ度和Ⅲ度创面，创面处理包扎完毕后，用夹板或石膏托将伤手固定于功能位，即腕关节背伸、掌指关节轻度屈曲、指间关节伸直、拇指对掌位，这样可以防止关节侧副韧带的挛缩和第一指蹼间隙的挛缩，维持腕关节的功能位，有利于手部功能的恢复。由于小儿手部烧伤的特点，必须尽早消灭创面，防止或减少瘢痕的产生，使皮肤的发育与骨骼的发育达到或接近同步。只要全身和局部条件许可，即可切痂或削痂植皮。创面条件好，只要供皮足够，易行全厚皮片移植；如果创面大，供皮区有限，估计全厚皮或中厚皮片移植不易成活，可行邮票植皮，消灭创面。如果创面有深部组织外露，需做皮瓣移植，视情况行带蒂皮瓣移植或吻合血管的游离皮瓣移植。创面修复后应将伤手固定于功能位。植皮存活后要及时加强功能练习，必要时用弹性支具。功能练习能够刺激移植皮片的生长，防止或减轻畸形的复发，并促进功能恢复。

（四）电烧伤

小儿本性好动，经常在无人照看的情况下，触摸电插头、电器等，导致小儿肢体接触电源，引起电烧伤。

1. 特点

电烧伤部位多为四肢，尤其上肢和足。有的创面虽小，但烧伤深度深，可造成整个肢体坏死或骨、肌腱外露，创面修复需多次手术，伤残率高。患儿受伤早期易出现昏迷、休克、心律失常等并发症；伤后2~3周多出现创面继发性出血，而且电烧伤常引起肌肉和血细胞的广泛破坏，释放大量血红蛋白和肌红蛋白，易造成急性肾功能不全。

2. 治疗

（1）详细询问病情，迅速重点检查可疑部位，诊断是否合并颅脑损伤、骨折、内脏损伤、四肢深度电烧伤，入院后立即行筋膜、肌膜切开减压，预防肌间隙综合征的发生。

（2）休克期补液量：不仅取决于皮肤烧伤面积，更应考虑皮肤烧伤范围，输液量明显多于同等面积热力烧伤的2~3倍。注意碱化尿液，维持尿pH在7.0以上。合并心肌损伤和颅脑损伤，心肺复苏后，补液量应适当控制，以防止心力衰竭或脑水肿，并予心电监护48~72 h至病情稳定。

（3）创面处理：电烧伤对组织损坏性极大，常为深度烧伤，在休克期平稳后尽早手术治疗，扩创，清除坏死无活力组织，对可能恢复活性的"间生态"组织予以保留。肌腱明显坏死需切除，失去光泽呈灰白色损伤较轻应予保留；神经主干除非明显炭化也应保留，必要时可用正常组织包埋，注意避免损伤神经鞘；对炭化骨质予以咬除，一般尽量做支架保留，特别是指骨。扩创后视创面情况，应用血供良好的皮瓣、肌皮瓣覆盖创面。一次不能覆盖的创面，可选用异体、异种皮，生物敷料或植皮进行暂时覆盖。达到截肢适应证应尽早截肢，以控制感染，减少并发症，挽救生命。截肢部位的选择应适应假肢的安装和使用，应尽可能在截肢平面形成皮瓣，或先用肌肉组织覆盖骨端，然后植皮闭合截肢平面。

（五）化学烧伤

1. 酸烧伤

常见的酸烧伤有硫酸、盐酸、硝酸、氢氟酸等烧伤，小儿酸烧伤多位于面部、四肢等暴露部位，常导致毁容及四肢功能和发育障碍。因此，酸烧伤后正确的创面处理与患儿愈合质量密切相关。一般而言，酸的浓度不高，强度较弱，多造成Ⅱ度烧伤，高浓度的强酸往往引起Ⅲ度烧伤。酸烧伤可使蛋白质凝固和组织脱水，因此不能以创面水疱来判断酸烧伤的深浅。

伤后立即用清水及弱碱性冲洗剂反复交替冲洗创面 30 min 以上，创面处理同热烧伤。酸烧伤的浅度创面，痂皮脱落后可一期愈合。深度创面则需早期切削痂植皮，特别是功能部位，尽量以大张中厚、全厚皮修复。颜面部的深度创面应尽早切痂，并以整形方法以整张全厚皮移植，必要时以皮瓣修复。

硝酸烧伤：冲洗至少持续 10 min，最好 30 min 以上，以避免深筋膜以下的组织烧伤。急诊切痂以防止硝酸进一步侵蚀创面，同时预防 NO_2 吸入肺内与水接触形成硝酸和亚硝酸，致急性肺水肿。

氢氟酸烧伤：氢氟酸在电子、陶瓷、玻璃、矿山、化学工业及高科技等领域应用较为广泛。氢氟酸致伤特点：极强的腐蚀性、较强的穿透性及反复损伤。除局部损伤外，氢氟酸极易造成致命性低钙血症。局部给予钙镁浸泡液湿敷，全身钙剂治疗。50% $MgSO_4$ 湿敷，10% 葡萄糖酸钙 5～10 mL 静脉滴注。给予止痛、抗感染、检测血清离子钙。

2. 碱烧伤

常见到碱烧伤有氢氧化钠、氢氧化钾、石灰、氨水等引起。碱烧伤使细胞脱水、蛋白质变性、脂肪皂化，创面不易干燥，呈黏滑或肥皂样变化。皂化时由于产生热量使深部组织继续损伤，故局部损伤常较酸烧伤深。

清创时首先去除创面上的碱颗粒和碱性液体，然后用凉水冲洗创面 30 min 以上。碱烧伤的浅度创面清创彻底后湿敷包扎，深度创面，一般 3 周内不能愈合，需早期切削痂后植皮修复。

（王　欢）

第二节　急性中毒

一、概述

毒物是指在一定条件下，以各种形式和剂量作用于人体，产生对人体有害的生物学反应和病理变化，导致机体功能严重损害甚至危及生命的物质，包括化学品、药物、植物和气体等。毒物进入人体后，在体内与体液、组织相互作用后可引起一系列中毒症状表现，组织代谢和器官功能障碍，严重者可导致患儿终身残疾或死亡。因摄入毒物而产生的一系列危及生命的病理生理改变和相应症状称为中毒。摄入毒物后数小时至数天内出现中毒表现者称为急性中毒。

凡能引起中毒的物质均被视为毒物。毒物的范围很广。有些毒物对人体有剧烈毒性，如氰化物、有机磷等。有些毒物则在一定条件下才具备毒性，如食物、药物、维生素、氧等。

这些毒物在平时不具备毒物特性，而在过量应用或与其他物质作用后才产生毒性。

急性中毒是儿科的常见急症之一，儿童以食入中毒最多见，年龄多见于 1～5 岁。由于年幼儿有一定的活动能力，但认知能力和生活经验不足，对某些毒物和药物的危害缺乏认识，因此中毒发生率在此年龄组较高。文献报道中，年龄小于 5 岁的中毒群体虽发病率较高，但大多属于无意中毒，其摄入的中毒物质剂量不大、毒物种类单一，其病死率低于青少年患者，而青少年患者有相当部分在存在精神抑郁或心理障碍情况下自伤性服毒，其服毒剂量通常较大，病死率相对较高。小儿发生中毒后被送至医院时，经常会遇到患儿家长不能准确提供毒物种类及毒物摄入量的病史，以致无法实施有针对性的解毒措施，可在短时间内导致患儿死亡。因此，在遇到急性中毒时，家长应尽可能提供毒物；另外，对于可疑中毒者，也应及早给予治疗处理，争取抢救时间，避免中毒进一步加重，降低和减少病死率及后遗症。

二、毒物的种类

毒物品种繁多，按其使用范围和用途可分为下列几种。

1. 工业性毒物

包括工业原材料，如化学溶剂、油漆、重金属、汽油、氯气、氰化物、甲醇、硫化氢等。

2. 农业性毒物

有机磷农药、化学除草剂、灭鼠药、化肥等。

3. 药物过量中毒

许多药物（包括中药）过量均可导致中毒，如地高辛、抗癫痫药、退热药、麻醉镇静药、抗心律失常药等。

4. 动物性毒物

毒蛇、蜈蚣、蜂类、蝎、蜘蛛、河豚、新鲜海蜇等。

5. 食物性毒物

过期或霉变食品、腐败变质食物、有毒食品添加剂。

6. 植物性毒物

野蕈类、乌头、白果等。

7. 其他

强酸强碱、一氧化碳、化妆品、洗涤剂、灭虫药等。

此外，根据毒物的物理状态还可分为挥发性与非挥发性毒物，根据毒物吸收方式分为食入、吸入、皮肤接触吸收性毒物等。

三、毒物的作用及毒物代谢

各种毒物进入体内后产生的毒性作用途径、目标、时间、范围及强度各不相同。进入途径以胃肠道最多，其他还有呼吸道、皮肤、五官、创口、注射等。毒物进入途径取决于毒物本身特性，有些毒物仅有 1～2 种入侵途径（如毒蕈），而有些则可有多种途径（如有机磷农药）。毒物的作用部位直接影响中毒程度，毒物作用于氧代谢、神经系统、心脏等代谢关键环节或重要脏器，可使患者很快出现严重症状甚至死亡。毒物进入人体后对机体产生的损害作用称为毒性，毒物的毒性越强，则对机体的危害越大。此外，毒物摄入剂量、毒理特性以及机体状况和耐受性等也与中毒程度密切相关。短时间内摄入大量吸收率较高的毒物者通常病情较重。

大多数毒物进入体内经肝脏代谢转化后毒性减弱或消失，并由肾脏排泄，一些毒物也可以原形经肾脏排泄。少数毒物可由皮肤汗腺、乳腺、泪液、呼吸道、胆道或肠道排泄。各毒物间的排泄速度差异很大，主要取决于毒物本身特性和患者肾脏功能，毒物排泄时间最长可达数月。药代动力学中的药物体内分布特点对指导中毒治疗具有重要意义。治疗中的促进毒物排泄方法对于中毒早期毒物大部分积聚于血流中的患者效果较好，当毒物的分布在体内达到平衡时，大多数毒物仅有5%左右存在于血液中，此时仅采用排泄治疗效果较差。此外，毒物脂溶性高或血浆蛋白结合率高、中毒时毒物剂量较大、休克等因素也会导致毒物排泄速度减慢。

四、临床表现

中毒病史对提供毒物性质及诊断极为重要。但对毒物一时不能明确者，临床表现也有助于鉴别中毒的毒物种类和病情程度。由于毒物品种繁多，症状表现取决于毒物本身的特性，故各类中毒的临床表现差异很大，体格检查时一般按各系统逐步检查，避免遗漏。对于诊断怀疑的某些毒物症状应进行重点检查。生命体征及心、脑、肾等主要器官功能受损常提示中毒病情严重，以下是中毒时各系统常见的临床表现。

（一）消化系统

在急性中毒时，胃肠道症状通常最为显著。毒物大多数为食入中毒，少数为非食入中毒。毒物进入消化道后，对肠道的直接刺激以及破坏消化道局部组织，可引起腹痛、恶心、呕吐和腹泻等症状。毒物吸收后也可通过神经反射及全身作用，引起同样症状。因此，对于小儿不明原因下突然出现急性消化道症状，应注意鉴别是否存在中毒。消化道症状严重者常会伴随发生脱水、酸中毒、电解质紊乱等症状。肝脏是毒物代谢转化的主要场所，由消化道进入的毒物，大多经肝脏代谢后毒性下降或失去毒性。肝脏受到毒物侵犯后可发生不同程度的损害，出现黄疸、肝炎症状。原先有肝功能障碍者可因解毒功能下降而使中毒症状加重。

（二）循环系统

大部分中毒患儿会出现循环系统症状，如心动过速、周围循环灌注变差等。其中部分患儿在急性中毒时出现致死性的心力衰竭和休克，原因有两种：一种为毒物直接作用于心肌，引起心肌功能障碍和心力衰竭；另一种为毒物通过对血管及神经系统的作用，抑制氧摄取和氧代谢，导致严重心律失常、低血压或电解质代谢紊乱，最终引起继发性心力衰竭。自主神经对心血管系统影响较大，具有交感神经激动作用的毒物可使血压升高、心率快速和心律失常，而拟副交感神经毒物则会引起心动过缓。

（三）呼吸系统

许多毒物（包括吸入有毒气体）会损害呼吸系统功能。中毒患儿可出现刺激性呛咳、呼吸困难、发绀、肺水肿及呼吸节律不整，严重者可导致呼吸中枢抑制或呼吸肌麻痹以及呼吸衰竭。有机磷中毒者的呼出气体中可闻及蒜臭味。

（四）泌尿系统

肾脏是毒物和毒物代谢产物排泄的主要器官，中毒后循环、呼吸障碍导致的肾脏缺血缺氧，可引起不同程度的肾脏损害症状，表现为血尿、蛋白尿、水肿、尿量减少等。部分毒物还具有选择性的肾毒性，直接损害肾脏。肾脏损害中以急性肾衰竭最为严重。后者通常表现为短期内出现尿闭、高血压、氮质血症，重者还可出现意识改变、抽搐和急性肺水肿。

（五）神经系统

中枢神经系统是人体高级生命活动器官和调节机体生理功能的重要器官。当神经系统受到毒素直接损害或中毒后的缺血缺氧损伤后，可继而发生神经功能失调，严重者出现脑器质性破坏和功能衰竭。临床相关症状有烦躁、惊厥、瘫痪、昏迷、去大脑强直以及中枢性呼吸衰竭和神经源性休克。瞳孔是脑功能观察的重要体征，并可在一定程度上鉴别毒物种类和脑功能状况。吗啡、乙醇、有机磷等中毒时，瞳孔通常显著缩小；而曼陀罗类、镇静剂中毒时，则瞳孔扩大。瞳孔扩大伴对光反射消失提示脑功能损害严重。

（六）其他

有些毒物能抑制骨髓造血功能，破坏红细胞，引起贫血、溶血等。应激、休克和缺氧还可诱发弥散性血管内凝血（DIC），引起皮肤、消化道等部位广泛出血。腐蚀性毒物可引起皮肤、五官、消化道及呼吸道黏膜损伤。细胞呼吸抑制剂可引起细胞能量代谢障碍而死亡（如氰化物）。在度过急性中毒急性期后，部分患儿可遗留后遗症，如腐蚀性毒物中毒引起的消化道变形和狭窄，影响正常饮食；脑部中毒损害或严重缺氧后发生精神运动功能障碍等。

五、诊断与鉴别诊断

由于毒物种类极多，临床表现各异。临床医师可以根据中毒患者的面容、呼出气味、症状、其他体征、排泄物的性状等，结合病史，综合分析，得出初步诊断；此外，还可根据所在地域流行病学发病率较高的中毒毒物进行筛选和鉴别。各种毒物引起的急性中毒常具有各自的特征，这些特征是中毒诊断的重要线索和依据。诊断中应特别注意毒物接触病史的采集和原毒物的鉴定。

对于存在明确毒物摄入或接触病史者，结合临床症状，诊断可迅速确立。对于病史不明确者，可考虑进行毒物鉴定。无论病史典型与否，为取得确切证据，均有必要进行毒物鉴定。采集标本应及早进行，包括原毒物样品、胃液或呕吐物、血液、尿液等。毒物确定后，还必须了解毒物服用剂量、发病时间和脏器受累表现以及就诊前处理等，以便确定相应的处理方案。

对诊断不明确且伴昏迷者，应与下列疾病进行鉴别：①低血糖；②酮症酸中毒；③颅内出血；④中枢感染；⑤肝性脑病；⑥尿毒症；⑦电解质紊乱。

急性中毒伴有下列表现时，提示病情危重：①深昏迷；②休克或血压不稳定；③高热或体温不升；④呼吸衰竭；⑤心力衰竭或严重心律失常；⑥惊厥持续状态；⑦肾衰竭；⑧DIC；⑨血钠高于150 mmol/L 或低于120 mmol/L。对于这些患儿，应常规监测肝、肾等各脏器功能，为病情判断和支持处理提供依据。

六、治疗

（一）现场救治

对于存在呼吸骤停、心搏骤停、休克、惊厥的患儿应首先现场进行抢救，保持良好的氧供和循环，严密监护并维持生命体征稳定，纠正内环境紊乱。对存在呼吸衰竭者应及早给予呼吸支持。血压不稳者给予多巴胺 5~10 μg/（kg·min）静脉维持。

（二）清除毒物

1. 清除尚未吸收的毒物

其目的为防止已与体表、体腔接触但尚未进入体内的毒物，以最大限度降低毒物进入体内的量和减轻病情。采用本项治疗前需考虑两方面问题，即毒物继续吸收量的估计、毒物对生命和预后的影响。鼠药、农药、杀虫剂等毒力很强的毒物中毒的治疗应尽可能早，并根据进入途径不同，采取相应的脱毒方法。有毒气体（氯气、一氧化碳等）中毒者应首先脱离中毒环境，加强通风，积极吸氧，以排除呼吸道内残留毒气。食入水溶性毒物者可用胃肠道脱毒方法，包括催吐、洗胃、导泻和胃肠内吸附毒物。洗胃一般于食入毒物后 6 h 内进行，操作时动作要轻巧迅速，危重患者取平卧位，头偏向一侧，胃内容物要尽量抽净，反复灌洗，直至洗出胃液清晰为止。洗胃液可根据毒物种类选取。洗胃过程中应注意观察患者的反应和呕吐情况，防止胃内容物反流入肺内引起窒息。洗胃后可随即给患者 50% 硫酸镁 0.5 mL/kg 导泻，加速毒物从肠道排出，或胃内注入活性炭 0.5~1 g/kg 吸附毒物。对强酸、强碱中毒或惊厥者不宜用洗胃、催吐及导泻法，以免发生消化道穿孔。文献报道，胃肠道脱毒并不能显著改变患者的症状、病程和预后。许多学者不主张采用催吐法治疗小儿急性中毒。但也有学者认为，食入毒物 1 h 内洗胃才有效。如遇皮肤接触毒物者（如有机磷农药中毒）应立即脱去全部衣裤，以微温清水冲洗全身，并注意五官、毛发、指甲部位的清洗，一般洗 5~15 min。对体表不溶于水的毒物，可用适当溶剂，如用 10% 乙醇或植物油冲洗酚类毒物，也可用适当的解毒剂加入水中冲洗。

洗胃液目前常用的有以下几种。

（1）鞣酸溶液（2%~4%）：可沉淀阿扑吗啡、生物碱、士的宁、铝、铅及银盐等，使残留毒物失活。

（2）高锰酸钾：系氧化剂，可与各种有机物相互作用，使巴比妥、阿片类镇痛药、士的宁、毒扁豆碱、奎宁及烟碱等药物失活。由于高锰酸钾对皮肤黏膜有刺激作用，使用时切勿将高锰酸钾结晶直接接触口腔及胃黏膜。其洗胃溶液浓度应控制在 1：5 000 左右。

（3）碳酸氢钠溶液（2%~5%）：可沉淀多种生物碱，也可结合某些重金属及有机磷农药。美曲膦酯中毒不可采用本溶液，后者可使毒物毒性增强。

（4）活性炭（10%~20%）悬液：可强力吸附多种药物和化学物质，能吸附的物质范围较广，能有效地阻止药物在胃肠道中的吸收，适用于有机及无机毒物中毒，但对氟化物无效。目前，国内外大多数提倡采用此悬液进行洗胃。文献报道，中毒后 30 min 内应用活性炭，其毒物吸附率可达 89%，而超过 1 h 者则仅为 37%。

（5）葡萄糖酸钙溶液（1%）：可沉淀氟化物和草酸盐，使之变为氟化钙和草酸钙而失活。临床用于氟化物或草酸盐中毒。

（6）氧化镁溶液（4%）：为弱碱性溶液，可中和酸性物质，用于阿司匹林、强酸及草酸等中毒。

（7）米汤、稀面糊（含 1% ~10% 淀粉）：能结合并还原碘，使之失活，用于碘中毒。操作时应彻底洗胃，至洗出液清晰，不显蓝色为止。

（8）氯化钠溶液（1% ~2%）：常用于毒物不明的急性中毒。

2. 促进毒物排泄

大多毒物由肾脏排泄，积极利尿有利于加速毒物排泄，可每天酌情给予 5% 葡萄糖电解质溶液 500 ~1 000 mL 或 10 ~20 mL/（kg·d）静脉滴注，同时静脉注射呋塞米（速尿）每次 1 mg/kg。不能进食者补液可按每天 100 ~120 mL/kg 补给。经补液及给利尿剂后，水溶性和与蛋白结合很弱的化合物（如苯巴比妥、甲丙氨酯、苯丙胺等）较易从体内排出。有些化合物（如巴比妥酸盐、水杨酸盐及异烟肼等）在碱性环境下离子化程度增加，处理时如在补液中适当补给碳酸氢钠以碱化尿液，可减少其在肾小管内重吸收，提高排出率。透析疗法为中毒治疗中的重要措施之一。如经初步治疗后症状无好转或继续加重，可考虑做腹膜透析或血液透析治疗。

血液透析对于水溶性较高和蛋白结合率不高的毒物排泄效果较好，如对乙酰氨基酚、水杨酸盐、非那西汀、苯巴比妥、甲丙氨酯、水合氯醛、海洛因、甲醇、乙醇、乙二醇、异丙醇、苯丙胺、锂盐、异烟肼、苯妥英钠、钾、铁、锌、铜、硼酸盐等。脂溶性毒物及与蛋白质结合紧密的毒物则透析效果较差，如速效巴比妥盐类、阿米替林及地西泮等。血液透析适应证为：急性中毒症状严重，无相应解毒剂，但毒物及其代谢产物能被透析出体外；预计毒物摄入剂量很大，估计会出现严重并发症和严重不良后果；发生急性肾衰竭。血液透析相对禁忌证为：严重心功能不全；有严重贫血、血小板减少低于 50×10^9/L、出血倾向，或全身应用抗凝药物；休克虽经治疗仍不能维持收缩血压在 12 kPa 以上。一般药物及毒物中毒的透析治疗应争取在中毒后 16 h 内进行，严重中毒者在 3 h 内进行效果更好，因为大多数毒物的血液浓度在此时段内浓度处于高峰阶段，透析可以达到最佳效果。

腹膜透析具有安全、方便、对循环影响较小等特点，在儿科中较血液透析应用更广，其应用指征同血液透析。其透析特性与血液透析相似，但小分子物质透析效果较血液透析略差。腹膜透析的禁忌证为：①腹腔感染、肠梗阻、腹膜广泛粘连、腹壁皮肤感染；②严重呼吸衰竭；③腹腔手术后 3 d 以内。腹膜透析方法为每次注入 30 ~40 mL/kg，保留 30 ~45 min 后排出，每天 4 ~8 次，直至病情缓解。

对于中毒严重、毒物不能通过透析等方法得到有效排出者，早期还可采用换血或多次部分换血（每次换血量 10 mL/kg）的处理来达到排出体内毒物的目的。

3. 尽早使用有效拮抗剂

这些药物目前种类很有限，仅少数有特异性拮抗剂（或解毒剂）。

（三）对症处理

适当镇静，避免烦躁；控制惊厥；高热者给予物理及药物退热；预防继发感染；维持水、电解质及酸碱平衡；积极防治各重要脏器功能衰竭。肾上腺皮质激素具有增强机体应激能力、改善毛细血管通透性、减少渗出、稳定细胞膜及溶酶体、减少细胞损害等作用，临床用于严重中毒伴中毒性脑病、肺水肿、急性呼吸窘迫综合征、中毒性肝肾功能损害以及化学物引起的溶血性贫血等。药物可选择地塞米松 0.5 mg/kg 或琥珀酰氢化可的松 5 ~10 mg/kg，每天 1~2 次，静脉注射，疗程 3~5 d。

（四）常见中毒的处理原则

1. 水杨酸盐

用 5% 碳酸氢钠或 1：5 000 高锰酸钾溶液洗胃；5% 碳酸氢钠 6 mL/kg 及维生素 K_1 10 mg，每天 1 次静脉滴注，补液利尿，碱化尿液。

2. 巴比妥类及苯二氮䓬类药物

1：5 000 高锰酸钾洗胃；安钠咖 6~12 mg/kg，肌内注射；或贝美格 1 mg/kg，静脉注射；或纳洛酮 0.01 mg/kg，肌内注射；4~6 h 后可重复 1 次，直至意识转清。注意呼吸和循环支持。

3. 颠茄类

以 1：5 000 高锰酸钾洗胃、硫酸镁导泻；用毛果芸香碱 0.1~0.2 mg/kg，每 1~4 h 皮下注射 1 次；或新斯的明 0.02~0.04 mg/kg，每 3~4 h 肌内注射 1 次。直至瞳孔缩小。惊厥者给予地西泮、肾上腺皮质激素，并注意呼吸支持。

4. 氨茶碱

反复以 1：5 000 高锰酸钾洗胃、导泻，洗胃后胃管内注入活性炭，注意镇静止痉、纠正低血钾、治疗休克及心律失常、补液利尿。严重者可给予透析治疗。

5. 麻黄碱

氯丙嗪 1 mg/kg，肌内注射；或酚妥拉明每分钟 1~3 μg/kg，静脉滴注维持，血压正常后逐步撤除。

6. 乙醇

中毒 1 h 内用温开水或 2% $NaHCO_3$ 洗胃，静脉注射 25%~50% 高渗葡萄糖每次 20~40 mL，纠正电解质紊乱和酸中毒，并补充维生素 B_1 及维生素 B_6。伴肝肾功能障碍者可考虑透析治疗。

7. 氯丙嗪

以 1：5 000 高锰酸钾反复洗胃、导泻，洗胃后可胃管内注入活性炭，保暖，减少搬动，防止直立性休克；酌情给予升压药（多巴胺或间羟胺），控制惊厥，呼吸支持。重者可予透析治疗。

8. 蟾蜍

以 1：5 000 高锰酸钾洗胃、导泻（忌用油类泻药），维生素 C 1~2 g 用葡萄糖溶液稀释后静脉滴注，纠正心律失常（阿托品、肾上腺素），地塞米松 0.25~0.5 mg/kg，静脉注射；防治心源性休克。毒液接触眼者用生理盐水或 3% 硼酸液局部冲洗。

9. 毒蕈类

以 1：5 000 高锰酸钾或活性炭悬液反复洗胃，硫酸镁导泻；用二巯基丙磺酸钠每次 5 mg/kg，每天 2~3 次，肌内注射；阿托品 0.05 mg/kg，肌内注射，每 15 min 1 次，直至阿托品化后减量。重者加用肾上腺皮质激素，透析治疗，并给予生命支持。

10. 氰化物

给予吸氧及生命支持。食入者用 1：5 000 高锰酸钾、5% 硫代硫酸钠、3% 过氧化氢及 0.5% 活性炭悬液洗胃；立即吸入亚硝酸异戊酯每次 0.2~0.4 mL，吸 30 s，5 min 可重复 1 次；随后静脉注射 3% 亚硝酸钠 6~12 mg/kg，再静脉注射 25% 硫代硫酸钠溶液 0.25 g/kg

（每药均推注 10 ~ 15 min）；效果不满意时可重复使用。无硫代硫酸钠时可用 1% 亚甲蓝 1 ~ 2 mg/kg 缓慢静脉注射代替。

11. 汞（误食）

立即用 5% 活性炭悬液或 2% NaHCO₃ 洗胃，并口服牛奶或蛋清；硫酸镁导泻。有全身中毒症状者可用 5% 二巯基丙磺酸钠 0.1 ~ 0.2 mL/kg 肌内注射，每天 1 次。肾衰竭者给予透析治疗。

12. 铅

急性食入中毒者用 1% 硫酸钠溶液洗胃，并口服牛奶或蛋清；及早应用依地酸钙钠（EDTA）25 ~ 50 mg/kg，稀释至 500 mL 葡萄糖注射液静脉滴注，或二巯丁二钠 20 ~ 30 mg/kg 缓慢静脉注射。药物 3 ~ 4 d 为 1 疗程，休息 3 ~ 5 d。一般用 4 ~ 6 个疗程。

13. 一氧化碳

开窗通风或脱离中毒环境，吸氧，补充大量维生素 C。伴昏迷或抽搐者提示病情较重，应及早给予高压氧治疗，并控制惊厥，提供生命支持。甘露醇 0.5 g/kg 静脉注射，每天 2 ~ 4 次，胞磷胆碱每次 0.125 ~ 0.25 g，静脉滴注。

14. 强酸碱类

皮肤、五官等接触部分用清水冲洗，去除衣物。若非大量毒物食入，一般禁止洗胃及催吐；强酸中毒可口服 4% 氢氧化铝 10 ~ 20 mL 或蛋清、豆浆等；强碱类则口服 1% 醋酸或食醋等。注意生命功能支持，症状严重者可给予地塞米松 0.25 ~ 0.5 mg/kg，静脉注射。

15. 有机磷

用 2% 碳酸氢钠溶液（DDT 中毒忌用）或 1 : 5 000 高锰酸钾（马拉硫磷中毒忌用）洗胃，硫酸镁导泻。皮肤接触者用清水或苏打水冲洗皮肤及五官，去除衣物。阿托品 0.05 ~ 0.1 mg/kg，静脉注射，以后 0.05 mg/kg，每 10 min 1 次，直至瞳孔散大后改为 0.02 ~ 0.03 mg/kg，每 30 min 1 次，意识恢复后减为 0.01 ~ 0.02 mg/kg，每小时 1 次，以后根据病情逐渐延长给药间隔，直至停用。解磷定 15 ~ 30 mg/kg，每 4 ~ 12 h 静脉滴注 1 次，或氯解磷定 10 ~ 15 mg/kg，肌内注射，2 ~ 3 h 后可重复 1 次，直至血胆碱酯酶恢复正常。治疗中应注意控制惊厥并防治呼吸衰竭。

16. 鼠药（氟乙酸钠、氟化钠）

用 0.2 ~ 0.5% 氯化钠洗胃，每天肌内注射乙酰胺 0.1 ~ 0.3 g/kg，分 2 ~ 3 次，疗程 1 周左右。控制惊厥。

17. 阿片

口服中毒者可予 1 : 5 000 高锰酸钾或活性炭悬液洗胃；纳洛酮 0.01 mg/kg 肌内注射或静脉注射，数分钟后可重复应用；给予呼吸及生命支持；抗惊厥；防治脑水肿及肺水肿。

18. 亚硝酸盐

中毒 6 h 内给予洗胃、导泄，清除胃内余下毒物。1% 亚甲蓝每次 0.1 ~ 0.2 mL/kg，稀释后缓慢推注，或维生素 C 0.5 ~ 1 g 用葡萄糖注射液 20 mL 稀释后静脉注射；气促者给予吸氧。

19. 毒蛇咬伤中毒

伤肢制动，以减慢毒素扩散；肢体伤口的近心端 2 ~ 3 cm 处用绳或布条缚扎，每 15 ~ 30 min 放松 1 ~ 2 min。伤口扩创，用依地酸钙钠、过氧化氢、呋喃西林溶液、冷开水或

1 : 5 000高锰酸钾溶液冲洗，反复吸引毒液；无条件扩创时可用火焰烧灼伤口，破坏毒素；皮下注射多价或特异性抗蛇毒血清，口服或注射蛇药；补液利尿，重者给予肾上腺皮质激素。

20. 蜂、蝎及毒蜘蛛螫伤中毒

拔除伤口内毒刺，用3%氨水或苏打水等碱性溶液洗敷伤口。毒蝎、毒蜘蛛螫伤者应在缚扎伤口近心端肢体，并扩创排毒（同毒蛇咬伤）。扩创后局部可注射3%依米丁1 mL（稀释至4~9 mL），或用蛇药外敷；输液利尿；重者给予肾上腺皮质激素，防治过敏性休克及肺水肿，给予生命功能支持。

（王　欢）

第三节　意外伤害

儿童自我保护意识差，常可发生各种各样的意外伤害事故。儿童的意外伤害事故常与居住和玩耍的周围环境密切相关，也与患儿年龄有关，新生儿容易发生窒息冻伤；婴幼儿和年长儿易发生溺水、烫伤、呼吸道异物、电击伤和各种咬伤；自杀虽在儿童极少见，但近年来也有报道。意外伤害常为突发事件，除立即抢救外，平时的防范措施更为重要。

一、触电和雷击

（一）病因

小儿玩弄电器，误触裸露的电线和插头，是导致小儿触电的主要原因。山区在雷雨交加的时候，偶见被雷电击中的意外。近年，随着人民生活水平的提高，家用电器使用增加，儿童触电的意外事故也大大增加。平时保护好电源，教育儿童不要随意触摸电源、电器极为重要。

（二）临床表现

电流对人体的损伤程度主要取决于触电电压的大小和接触时间。电压高，接触时间长，交流电的损伤较大。其临床主要表现为局部烧伤和全身反应。

1. 局部烧伤

见于电源接触部位，可使局部组织发生严重的烧伤，皮肤可见黄色或褐色干燥烧伤，偶见水疱，与周围皮肤界限清楚，严重烧伤者可深达肌肉和骨骼，甚至于皮肤碳化、骨骼断裂。电击伤造成的组织损伤较一般烧伤程度重，虽然局部温度不高，但强烈的电流产生的电离作用通常会使局部深部肌肉等组织细胞坏死和血管内血液凝固，累及心、脑等脏器者很难存活。

2. 全身反应

电流通过人体，引起肌肉强烈的收缩，可将身体弹跳摔倒而导致外伤，但也可能紧贴电源发生严重的电休克，很快呼吸、心跳停止。短时间触电患儿可表现头晕、心悸、面色苍白，体格检查多无阳性体征，但触电时间稍长或电压过高，可表现心率加快、心律不齐、血压下降和休克，严重者甚至出现心室颤动和呼吸、心跳停止。

（三）治疗

1. 现场急救

脱离电源：尽快使触电者脱离电源是抢救成功的关键，必须分秒必争，迅速关闭电源，并用手边的不导电物如干木棍、竹竿、塑料、橡胶制品等挑开电线或将触电人拨离开电源。人是导体，决不能用手直接去推拉或接触触电者，也不能用潮湿的或导电的制品去挑开电线，以免自身触电。初步复苏成功后应尽快送监护室进行监护和继续治疗。

2. 烧伤局部处理

局部烧伤处理与一般烫伤处理相同，即清洁创面、消毒包扎，如有骨折、颅脑损伤、内脏出血等并发症，也应立即处理。患者经初步处理后应立即送医院做进一步检查治疗。

二、犬咬伤

（一）病因

儿童和犬玩耍或意外被犬咬伤，以前多发生在农村，但近年来城市饲养宠物增多，儿童被犬咬伤的病例也不少。裸露皮肤可见犬抓伤和咬伤后的伤口，表面可渗血和红肿。

（二）治疗

犬咬伤的处理主要是预防感染狂犬病，此病潜伏期一般为 15~60 d。

1. 现场急救

被狗咬伤后，伤口处理至关重要，首先用清水或肥皂水彻底清洗伤口，并挤出或吸出污血，伤口较深者还应采取清创手术，清创后一般伤口不应缝合或包扎。清创处理后，用抗狂犬病免疫血清或免疫球蛋白滴注伤口深部，并渗入伤口周围或在伤口周围做皮下浸润注射。

2. 注射狂犬疫苗

被犬咬伤者不论伤在何处，均应立即注射狂犬疫苗预防狂犬病。世界卫生组织狂犬病专委会将被狂犬咬伤情况分为 3 种类型：①第一种类型，触摸动物或饲养动物，被动物舔过，其免疫程序为 0、7 和 14 d 各注射 1 针（2 mL，2.5 U）；②第二种类型，轻度咬伤裸露皮肤，轻度抓伤，但未出血，应立即注射狂犬疫苗，其免疫程序为在咬伤后 0、3、7、14、30 d 各注射 1 针（2 mL，2.5 U）；③第三类型，单一或多处穿透皮肤的咬伤、抓伤或黏膜被疯动物唾液所污染，应立即注射狂犬疫苗和联合应用抗狂犬病免疫血清或免疫球蛋白，注射狂犬疫苗的方法和第二种类型相同，在注射第一针疫苗的同时，按 40 U/kg 注射精制抗狂犬病免疫血清。

3. 其他

多处咬伤、头面咬伤或发生神经炎、脑脊髓炎不能继续注射狂犬疫苗者，应争取用抗狂犬病免疫血清。对伤口深、污染严重者，在处理好伤口的同时还要注射破伤风抗毒素。

三、毒蛇咬伤

（一）病因

儿童野外玩耍可被毒蛇咬伤，蛇毒的成分复杂，但主要为神经毒素和血毒素两大类，神经毒素主要作用于神经系统，引起呼吸肌麻痹、肌肉麻痹等症状；血毒素主要引起心力衰竭、溶血、出血、凝血等。毒蛇咬伤后的症状常因被咬者的年龄、体质、被咬部位、毒液量及毒蛇的种类等因素决定，一般在 15~20 min 内出现症状。我国常见的毒蛇有眼镜王蛇、银环蛇、金环蛇、竹叶青蛇、蝮蛇等，毒蛇咬伤多发生在夏季并以南方地区多见。

（二）临床表现

血毒素主要表现为咬伤局部肿胀剧痛，可出现水疱、血泡、组织坏死、伤口流血不止，并迅即向近心端发展，全身出血或发生溶血、贫血、黄疸、血红蛋白尿及少尿、无尿，心音低钝，心律不齐，血压下降，呼吸急促、休克以致死亡。神经毒素早期主要表现为局部症状轻微，不易引起重视，以后发展头晕、嗜睡、无力、吞咽困难、声音嘶哑、肌肉麻痹、四肢瘫痪、呼吸麻痹、昏迷和死亡。

（三）治疗

1. 现场急救

咬伤后立即在伤口近端 2~3 cm 处扎肢体，阻断静脉血液和淋巴液回流，减少吸收。紧扎处应每隔 10 min 左右放松 1~2 min，以使被扎部分组织不会因血流循环受阻而坏死，并限制患肢活动。尽快排毒，紧急情况下可用口吸吮，边吸边吮，并用清水漱口。

2. 局部处理

伤口局部用水冲洗后，用5% 依地酸二钠或 1 ：5 000 高锰酸钾水冲洗至流出的血水变为鲜红色为止。做十字切口并用吸引器吸出毒液，扩创排毒。局部封闭疗法是在伤口周围或肿胀上方 3~4 cm 处皮下注射 0.25%~0.5% 普鲁卡因加地塞米松 5 mg，或用胰蛋白酶 4 000 U溶于25% 普鲁卡因 5~20 mL，以牙痕为中心，在伤口周围做皮下环封。也可用各种蛇药外敷，切不可用酸类或碘烧灼伤口。

3. 全身处理

尽快应用蛇药口服（如南通蛇药片、群生蛇药）或注射抗毒血清，注射前应先做皮试，阴性时做静脉注射，阳性者可做脱敏疗法，如无蛇药，可选用中草药解毒。常用的中草药如半枝莲、蛇果草、穿心莲、地丁草、蒲公英、马齿苋、拉拉藤、河白草、瓜子金、苦参、青木香、紫花地丁、凤尾草等。

四、气管和支气管异物

（一）病因

气管和支气管异物是临床常见急诊之一，多见于 5 岁以下的小儿，常因儿童在进食硬食物（如西瓜子、花生等）不能嚼碎误吸入气管，儿童在进食或口含有东西时大声哭笑，有呼吸道疾病进食不慎，昏迷患儿呕吐后也常致食物误吸入气管，内生性异物（如假膜、脓痂）误吸入气管在儿童较少见。

（二）临床表现

异物的大小、性质不同，引起的临床表现各异。异物刚进入时，患儿除表现为呛咳憋气、作呕、面色苍白、呼吸困难外，喘鸣音是特征性体征，并可见吸气性三凹征。异物较大时可造成呼吸道阻塞窒息甚至死亡；异物较小可进一步进入支气管和细支气管，听诊时可发现一侧呼吸音减轻，同时，由于异物的刺激可出现肺炎体征，炎症如未能控制，还可出现肺不张、气胸、纵隔气肿等。

（三）治疗

1. 现场急救

患儿侧卧位，急救者用一只手的拇指和示指打开患儿口腔，另一只手的手指清除口咽部异物。用力拍其肩胛区或自患儿后方将手置于患儿腹部，双手交叉，向上腹部施加压力，以便形成足够的呼出气压使气管内异物排出。遇紧急情况，气管异物导致严重呼吸困难和窒息时，或患儿牙关紧闭不能张开者，可考虑气管切开和环甲膜穿刺以改善通气。

2. 气管支气管异物取出

气管支气管异物虽有咳出的可能，但机会很少，故仍应迅速送医院，寻找并取出异物。取出异物的方法有：①直接喉镜取异物法，适用于活动并不易碎的气管异物和异物位于声门或声门下；②支气管镜取异物法，适用于直接喉镜无法取的异物，异物存留时间较长，伴有肺部感染者；③纤维支气管镜取异物法，适用于三级支气管内的特殊细小异物；④开胸取异物法，发现异物但上述方法均无法取出或纤维组织已将异物包裹者。

（王　旭）

第四节　重症肺炎

一、概述

肺炎是严重危害儿童健康的一种疾病，占儿童感染性疾病病死率之首，在人类总病死率中排第 5~6 位。重症肺炎除具有肺炎常见呼吸系统症状外，尚有呼吸衰竭和其他系统明显受累的表现，既可发生于社区获得性肺炎（CAP），又可发生于医院获得性肺炎（HAP）。

重症肺炎是一个概念性的临床诊断用语，发达国家儿科教科书和 ICD-10 关于诊断分类并无此说，因此，它不是一个有严格定义的疾病概念的医学术语。广义的小儿重症肺炎应包括小儿各年龄组的感染性和非感染性肺部炎症性疾病。

小儿尤其是婴幼儿由于全身器官和免疫系统发育不成熟，呼吸道黏膜分泌型 IgA 分泌不足，咳嗽、咳痰能力弱，吞咽反射较差易致反流等原因，呼吸系统感染尤其是肺炎仍是儿科领域的常见病和导致死亡的主要因素。由于小儿急症尤其是重症肺炎起病快、来势猛、并发症多、常累及全身、典型表现常被掩盖或被忽略等，因抢救时间仓促易致诊治不当，导致病情进展恶化，甚至死亡。

婴幼儿重症肺炎是儿科医生在临床工作中经常遇到的病例。症状重，处理难度较大，有些病例反复发作。因此，认识其发病机制、主要病因及诱因、临床过程中呈现的不同状态，合理和规范化临床治疗对策，是病情好转避免呼吸衰竭的关键。

二、病因

婴幼儿支气管肺炎的主要病原体是细菌、病毒、支原体。抗生素的滥用，特别是许多新抗生素的广泛使用，使耐药菌株的感染成为细菌感染的主要原因。病毒性和支原体性肺炎也显著增加。

1. 病毒

病毒在儿童 CAP 病原学中占有重要地位，尤其在婴幼儿及肺炎初始阶段，这也是小儿

— 181 —

CAP 病原学有别于成人的一个重要特征。常见有呼吸道合胞病毒、流感病毒、副流感病毒、腺病毒、鼻病毒、呼肠孤病毒，偶有麻疹病毒、巨细胞病毒、EB 病毒、单纯疱疹病毒、水痘—带状疱疹病毒、肠道病毒等。病毒有明显地域性和季节性，可呈流行特征。首位病原体是呼吸道合胞病毒，其次是副流感病毒 1、2、3 型和流感病毒甲型、乙型。鼻病毒是小儿普通感冒的主要病原体，也是年长儿 CAP 和诱发哮喘的重要病原体。病毒可以混合细菌、非典型微生物，免疫功能低下者还可能混合真菌。单纯病毒感染可占小儿 CAP 病原体的 14% ~35%。病毒的重要性随年龄增长而下降，但儿科临床必须注意并警惕新发病毒、变异病毒造成 CAP 的可能，如 SARS 病毒、人禽流感病毒等。

2. 细菌

儿童 CAP 血细菌培养阳性率仅 5% ~15%，获得合格的痰标本困难，又不可能常规进行支气管肺泡灌洗术或肺穿刺术以明确病原学诊断，因此较难估计细菌性 CAP 所占的比例。一般认为，发展中国家小儿 CAP 病原体主要为细菌，但我国幅员辽阔，地区间、城乡间经济卫生条件的差异必然影响 CAP 病原的构成比。发展中国家可以借鉴发达国家小儿 CAP 细菌病原谱，常见细菌包括肺炎链球菌、流感嗜血杆菌（包括 B 型和未分型流感嗜血杆菌）、金黄色葡萄球菌、卡他莫拉菌，此外还有表皮葡萄球菌、结核分枝杆菌、肠杆菌属细菌等。肺炎链球菌是各年龄段小儿 CAP 的首位病原菌，不受年龄的影响，流感嗜血杆菌好发于 3 个月至 5 岁小儿，而肠杆菌属、B 族链球菌、金黄色葡萄球菌多见于 6 个月以内的婴儿。

3. 非典型微生物

肺炎支原体、肺炎衣原体、沙眼衣原体是小儿 CAP 的重要病原体，其中前两者是学龄期和青少年 CAP 的重要病原体。肺炎支原体是 5 ~15 岁儿童 CAP 的常见病原体，占儿童 CAP 病原体 10% ~30% 或以上。MP 感染每隔 3 ~8 年可发生 1 次地区性流行。沙眼衣原体是 6 个月以内尤其 3 个月以内小儿 CAP 的常见病原之一，而肺炎衣原体肺炎在 5 岁以上多见，占病原体的 3% ~15%；嗜肺军团菌是小儿重症肺炎或混合性肺炎的病原体。肺炎支原体感染可以发生在婴幼儿，甚至新生儿，但发病高峰年龄依然是学龄前和学龄儿。

4. 真菌感染

这是一种深部组织真菌感染，虽然比细菌或病毒感染少见，但近年来发病率有逐渐增加的趋势，主要原因是：①对真菌培养的重视；②广泛使用抗生素、皮质激素、免疫抑制剂等；③白血病、恶性肿瘤发病率增加；④器官移植等。

5. 混合感染

儿童 CAP 混合感染率为 8% ~40%，年龄越小，混合感染的概率越高。小于 2 岁的婴幼儿混合感染病原体主要是病毒与细菌，而年长儿则多是细菌与非典型微生物的混合感染。有 20% ~60% 的 CAP 病例无法做出病原学诊断，检测技术的改进有可能改变这种状况。就我国目前小儿 CAP 管理现状，仍提倡多病原学联合检测，明确病原体是合理使用抗生素的基础。从发达国家经验看，这是一条必经之路，有充足病原学资料的循证依据后，对每一例具体患者才可能不必十分强调病原学检查。

三、发病机制

病原体直接侵袭，机体反应性改变，免疫机制参与，三者共同作用是儿童重症肺炎的主要发病机制。

1. 机体易感性

即导致重症肺炎的内因、危险因素和诱因。月龄和年龄是临床医师最需关注的相关内因。流行病学资料显示，婴幼儿患儿占小儿重症肺炎的70%～85%。不同年龄组的呼吸、循环生理解剖特征和免疫功能发育水平明显不同。对判断患儿的呼吸力学机制和病原学等均具有重要意义（如小婴儿和年长儿分别易发生RSV毛细支气管炎和支原体肺炎）。其次是既存疾病，包括先天性或获得性免疫功能缺陷、先天性心脏病、先天性代谢遗传性疾病和营养不良等重症感染危险因素。相反，过敏体质则提示易发生气道高反应性的梗阻性呼吸力学机制异常。更为重要的是目前已有证据显示，某些重症肺炎患儿对其感染的病原体或SIRS/sepsis序贯状态存在遗传的基因多态性。如某些小儿存在对特殊细菌的易感性和发生sepsis/ARDS的遗传多态性。

2. 感染

即外因。要根据年龄、起病场所（社区或院内）、当时（当地）流行病学资料对肺炎的病原体做经验性和循证医学判断。并注意呛奶、反流误吸等非感染刺激因素。根据病原体的基本判断分析其感染是侵袭性、内（外）毒素作用还是过敏/变应性（如支原体、曲霉菌可以是侵袭性感染，也可以是过敏性感染）的肺部致病机制。某些病毒、军团菌、支原体等细胞（内）寄生导致的细胞因子风暴、炎症介质瀑布效应是影像学迅速进展、病情加重、发生ARDS和全身多脏器受累的原因。另外，对实验室的病原学阳性培养结果进行全面分析，如气管内痰标本和置入体内导管血标本培养出的细菌可以是当前患儿的致病菌，也可以是定植或局部气道菌群紊乱结果。

3. 机体反应性

思考和鉴别该患儿的症状、体征哪些是微生物感染对组织侵入性破坏所致反应，哪些是过度的炎症反应（感染免疫紊乱）、变应性反应（自身免疫）。从全身炎症反应角度，分析是SIRS（全身炎症反应综合征）为主，还是CARS（代偿性抗炎反应综合征）或MARS（混合性拮抗反应综合征），是否存在免疫麻痹状态（目前常监测CD4、CD8、CD14、NK和HLA2DR抗原等）。这些细胞免疫机制监测和分析是进行准确免疫调节治疗的基础。

4. 器官功能状态

这是目前临床医师实用性和操作性最强的分析思路和治疗方法。

四、临床表现

1. 一般表现

多数患儿先有上呼吸道感染，逐渐出现发热、咳嗽、气促，多数热型不规则，也有表现为弛张热或稽留热。其他表现还有进食困难、呕吐、腹泻等，少数有些有皮疹。常见体征包括呼吸急促、鼻翼扇动、三凹征、喘憋、烦躁、发绀、矛盾呼吸等。听诊有喘鸣音/湿啰音。肺泡含气量增加时，膈肌下移使肝下界下移等。

2. 几种特殊病原体重症肺炎的临床表现

（1）高致病性禽流感病毒、SARS病毒性肺炎：两者的表现相似，表现为持续高热，中毒症状重，咳嗽，呼吸困难，肺部病变广泛，迅速进展为双肺多叶实变，易发生SIRS、急性肺损伤（ALI）、急性呼吸窘迫综合征（ARDS）、肺纤维化、多器官功能障碍综合征（MODS），病情凶险，病死率高。

（2）真菌性肺炎：白念珠菌、曲霉菌性肺炎等可发生于正常儿童，引起持续高热、咳嗽，呼吸困难，咯血，双肺广泛实变和空洞。如患儿无基础疾病或免疫功能缺陷，病情进展较金黄色葡萄球菌等细菌性肺炎缓慢，中毒症状与高热可不一致。如不及时诊治，晚期病情可在短期内迅速恶化，发生 ALI、ARDS，并引起肺外脏器播散或 SIRS，导致多器官功能障碍，危及生命。

（3）重症支原体肺炎：大多数发生于 5 岁以上儿童，婴幼儿也可发生。表现为持续高热，剧烈咳嗽，早期干咳，晚期痰多而黏稠。胸部影像学表现为单发或多发大叶肺实变，同时并发中至大量胸腔积液或双侧弥漫性肺间质浸润。支气管镜下见分泌物黏稠，腺体明显增生。重症支原体肺炎单用大环内酯类抗生素治疗高热不退，肺部病变无变化甚至加重，急性期可发生 ALI 或 ARDS，可导致死亡。肺大叶实变者易发生局部闭塞性支气管炎（BO）而遗留长期肺不张，间质浸润者易诱发 BO、非特异性间质性肺炎（NSIP）、肺纤维化等。通过临床研究发现，在重症支原体肺炎急性期加用糖皮质激素治疗有助于控制病情，减少肺部并发症。另外，支原体可与细菌、病毒混合感染导致病情加重。

（4）军团菌肺炎：表现为持续高热、咳嗽和中毒症状重，肺部病变可较快进展成多叶肺实变；多并发低钠血症，神经系统、肾、消化系统、肝等损害，循环衰竭等。

（5）革兰阴性杆菌肺炎：起病可隐匿，表现为持续高热，明显的中毒症状，咳嗽，呼吸衰竭，典型的胸部 X 线片表现为右上肺实变，早期即有脓肿形成，或表现为双肺多发性小脓肿，由于细菌耐药，治疗较困难，恶化过程较迅速，可很快进展为多叶实变并发生严重脓毒血症，并发 ALI、ARDS、多器官功能衰竭、弥散性血管内凝血（DIC），病死率高。

3. 不同病原肺炎的临床表现特点

肺炎的临床表现见表9-3。

表 9-3　肺炎的临床表现

病原	发生	肺部表现	其他表现
金黄色葡萄球菌	免疫力差长期用激素院内感染	两肺大叶性、多发性化脓性病变，易形成脓胸/脓气胸	全身中毒症状，败血症，感染性休克，MODS
铜绿假单胞菌	条件致病菌易耐药	进行性发绀，咳绿色或黄色脓痰，双侧下肺居多，呈弥漫性浸润和多发性小脓肿，脓胸，肺部血管炎症性坏死和血栓	全身中毒症状，败血症，感染性休克，MODS 中央坏死的出血性皮损
腺病毒	3、4、7、21 型多见细支气管、肺间质和肺泡炎症浸润，出血坏死。导致气道破坏阻塞，广泛肺气肿后期并发重症细菌感染	呼吸困难，重度喘憋，面色青灰，发绀 4~7 d 后出现肺部干、湿啰音，肺实变，少量胸腔积液	全身中毒症状，少数患儿有皮疹
真菌	长期应用抗生素长期应用免疫抑制剂，恶性病化疗，念珠菌、曲霉菌	畏寒，高热，剧咳，白色黏冻样痰，咯血，胸膜炎症，呼吸困难	全身中毒症状，多脏器损害

4. 婴儿重症肺炎 3 种临床状态及发展趋势

重症肺炎患儿临床上存在着不同的病因和病情发展过程，归纳为以下 3 种临床状态，有时以某种为主，也可互相交叉、重叠发生，在危重症病例多为同时存在。

（1）急诊状态：肺炎患儿突然出现以下情况常使病情恶化，包括气道高反应性、气道梗阻、分泌物潴留、呼吸暂停、抽搐、呛奶、胃食管反流、呼吸肌疲劳等。此时处于潜在呼吸衰竭或临界呼吸衰竭状态，严重者立即出现呼吸衰竭，甚至呼吸、心搏骤停。以急诊状态收入 PICU 的患儿约占 2/3。

婴儿气道高反应性的发生率逐年增加，且严重度加重。病因有 RSV 感染、先天性心脏病肺充血、有早产史患儿、新生儿期遗留慢性肺疾患、胃食管反流、气道对各种物理化学刺激敏感，如吸入气体过冷、过热，湿度过大或不足、体位不适，吸痰过度刺激，甚至疼痛哭闹等均可诱发。

临床表现为发作性呼吸困难、喘憋、三凹征、发绀。因均存在气道病变，加之气道窄，咳嗽能力弱，易呛奶，有时吸气音几乎消失，发生窒息、呼吸衰竭、心力衰竭和心肺衰竭。很多婴儿重症肺炎（以病毒性多见）可发生气道梗阻的急诊状态。严重者可发展为闭塞性毛细支气管炎。这种急诊情况可以发生在家庭、急诊室、普通病房和 ICU 内，常需紧急气管插管辅助通气，因气道高反应性常呈反复发作，可持续数小时，也可在数天至数周内反复发生。严重时即使在气管插管常规机械通气下，也很难维持有效通气和氧合。处理需在有经验的上级医师指导下进行。

心搏、呼吸骤停是重症肺炎急诊的最严重情况。发作时可出现急性心力衰竭，其重要机制之一是心肺互相影响，胸腔负压的急速增加导致左心室跨壁压增加，使左心室搏出量下降。我院 5 年内共 89 例次，每年分别在 6~10 例次，即使在 PICU 监测条件下也仍有发生，反映了婴儿重症肺炎急诊状态的危险程度。

（2）危重状态：即急性肺损伤（ALI）和急性呼吸窘迫综合征（ARDS），重症肺炎可发展为 ALI 和 ARDS。甚至继续发展为休克和多脏器功能障碍综合征（MODS），约占 PICU 婴儿重症肺炎 1/3，病程中也可发生上述气道高反应性等急诊事件。发生 ALI 或 ARDS 时，肺部感染启动异常全身炎症反应，有细胞因子和炎症介质参与，使肺部病变迅速加重，表现严重低氧血症，普通给氧不能缓解，需要在 ICU 内给予呼气末正压（PEEP）为主的机械通气。同时患儿可并发脑水肿、DIC、中毒性心肌炎、脓胸和胸腔积液、肺大疱等并发症，病死率较高。PICU 资料显示，典型 ARDS 病例 65 例（11.8%），死亡 44 例（67.7%）。按照近年来诊断标准回顾分析显示，ALI 占 1/4~1/3。

婴儿 ALI 的特点为：常存在肺淤血、肺水肿、肺出血和气道高反应性等混合性致病因素，使临床症状、体征和胸片呈现多种表现。导致 ARDS 的原因多见于：①重症肺炎病原体致病力较强，如金黄色葡萄球菌、肺炎克雷伯菌、腺病毒、EB 病毒等；②恶性病和慢性病患儿存在免疫功能低下和肺部间质病变，进而继发细菌、病毒、真菌和卡氏肺孢子虫等感染；③在肺炎早期即出现败血症；④MODS 时，肺成为首先受累的器官，即 ALI 或 ARDS 常是 MODS 动态发展过程中最先表现的状态。

（3）亚急性、慢性疾病状态：反复发生肺炎，病情复杂。肺炎伴随各种先天性、慢性疾病，如先天性心脏病、先天性喉气管软化症、新生儿期遗留慢性肺疾患、肺血管炎（川崎病、韦格纳肉芽肿、系统性红斑狼疮等）。其中先天性心脏病最为常见，因其存在肺血多和肺高压的特殊发病机制，使肺炎更加严重而不易治愈，更易发展成呼吸衰竭和心力衰竭。

五、辅助检查

1. 病原学检查

（1）诊断方法：包括血培养、痰革兰染色和培养、血清学检查、胸腔积液培养、支气管吸出物培养，或肺炎链球菌和军团菌抗原的快速诊断技术。此外，可以考虑侵入性检查，包括经皮肺穿刺活检、经过防污染毛刷（PSB）、经过支气管镜检查或支气管肺泡灌洗（BAL）。

1）血培养：一般在发热初期采集，如已用抗菌药物治疗，则在下次用药前采集。采样以无菌法静脉穿刺，防止污染。成人每次 10~20 mL，婴儿和儿童每次 0.5~5 mL。血液置于无菌培养瓶中送检。24 h 内采血标本 3 次，并在不同部位采集，提高血培养的阳性率。

在大规模的非选择性的因 CAP 住院的患者中，抗生素治疗前的血细菌培养阳性率为 5%~14%，最常见的结果为肺炎球菌。假阳性结果常为凝固酶阴性的葡萄球菌。

抗生素治疗后血培养的阳性率减半，所以血标本应在抗生素应用前采集。但如果有菌血症高危因素存在，初始抗生素治疗后血培养的阳性率仍高达 15%。因重症肺炎有菌血症高危因素存在，病原菌极可能是金黄色葡萄球菌、铜绿假单胞菌和其他革兰阴性杆菌，这几种细菌培养的阳性率高，重症肺炎时每一例患者都应行血培养，这对指导抗生素的应用有很高的价值。另外，细菌清除能力低（如脾切除）、慢性肝病、白细胞减少的患者易于有菌血症，也应积极行血培养。

2）痰液细菌培养：嘱患者先行漱口，并指导或辅助患者深咳嗽，留取脓性痰送检。约 40% 患者无痰，可经气管吸引术或支气管镜吸引获得标本。标本收集在无菌容器中。痰量的要求：普通细菌 >1 mL，真菌和寄生虫 3~5 mL，分枝杆菌 5~10 mL。标本要尽快送检，不得超过 2 h。延迟将减少葡萄球菌、肺炎链球菌及革兰阴性杆菌的检出率。在培养前必须先挑出脓性部分涂片做革兰染色，低倍镜下观察，判断标本是否合格。镜检鳞状上皮 >10 个/低倍视野就判断为不合格痰，即标本很可能来自口咽部而非下呼吸道。多核细胞数量对判断痰液标本是否合格意义不大，但是纤毛柱状上皮和肺泡巨噬细胞的出现提示来自下呼吸道的可能性大。

痰液细菌培养的阳性率各异，受各种因素的影响很大。痰液培养阳性时，需排除污染和细菌定植。与痰涂片细菌是否一致，定量培养和多次培养有一定价值。在气管插管后立即采取的标本不考虑细菌定植。痰液培养结果阴性也并不意味着无意义：合格的痰标本分离不出金黄色葡萄球菌或革兰阴性杆菌就是排除这些病原菌感染的强有力证据。革兰染色阴性和培养阴性应停止针对金黄色葡萄球菌感染的治疗。

3）痰涂片染色：痰液涂片革兰染色可有助于初始的经验性抗生素治疗，其最大优点是可以在短时间内得到结果并根据染色的结果选用针对革兰阳性或阴性细菌的抗生素；涂片细菌阳性时常预示着痰培养阳性；涂片细菌与培养出的细菌一致时，可证实随后的痰培养出的细菌为致病菌。结核感染时抗酸染色阳性。真菌感染时痰涂片可多次查到真菌或菌丝。痰液涂片在油镜检查时见到典型的肺炎链球菌或流感嗜血杆菌有诊断价值。

4）其他：在军团菌的流行地区或有近期 2 周旅行的患者，除了常规的培养外，需要用缓冲碳酵母浸膏做军团菌的培养。尿抗原检查可用肺炎球菌和军团菌的检测。对于成人肺炎球菌肺炎的研究表明，其敏感性为 50%~80%，特异性为 90%，不受抗生素使用的影响。

对军团菌的检测，在发病的第一天就可阳性，并持续数周，但血清型 1 以外的血清型引起的感染常被漏诊。快速流感病毒抗原检测阳性可考虑抗病毒治疗。肺活检组织细菌培养、病理及特殊染色是诊断肺炎的金标准。

（2）细菌学监测结果（通常为细菌、非典型病原体）的诊断意义。

1）确定：①血或胸液培养到病原菌；②经纤维支气管镜或人工气道吸引的标本培养到病原菌浓度 $\geq 10^5$ CFU/mL（半定量培养 ++）、支气管肺泡灌洗液（BALF）标本 $\geq 10^4$ CFU/mL（半定量培养 + ~ ++）、防污染毛刷样本（PSB）或防污染 BAL 标本 10^3 CFU/mL（半定量培养 +）；③呼吸道标本培养到肺炎支原体或血清抗体滴度呈 4 倍以上提高；④血清肺炎衣原体抗体滴度呈 4 倍或 4 倍以上提高；⑤血清中军团菌直接荧光抗体阳性且抗体滴度 4 倍升高，或尿中抗原检测为阳性可诊断军团菌；⑥从诱生痰液或支气管肺泡灌洗液中发现卡氏肺孢子虫；⑦血清或尿的肺炎链球菌抗原测定阳性；⑧痰中分离出结核分枝杆菌。

2）有意义：①合格痰标本培养优势菌中度以上生长（$\geq$ +++）；②合格痰标本少量生长，但与涂片镜检结果一致（肺炎链球菌、流感嗜血杆菌、卡他莫拉菌）；③入院 3 d 内多次培养到相同细菌；④血清肺炎衣原体抗体滴度 ≥ 1 : 32；⑤血清中嗜肺军团菌试管凝聚试验抗体滴度一次高达 1 : 320 或间接荧光试验 ≥ 1 : 320 或 4 倍增高。

3）无意义：①痰培养有上呼吸道正常菌群的细菌（如草绿色链球菌、表皮葡萄球菌、非致病奈瑟菌、类白喉杆菌等）；②痰培养为多种病原菌少量生长。

2. 影像学检查

影像学检查是诊断肺炎的重要指标，也是判断重症肺炎的重要指标之一。肺炎的影像学表现：片状、斑片状浸润性阴影或间质性改变，伴或不伴胸腔积液。影像学出现多叶或双肺改变、或入院 48 h 内病变扩大 $\geq 50\%$，提示为重症肺炎。由于表现具有多样性，特异性较差，但影像改变仍对相关病原菌具有一定的提示意义（表 9-4）。

表 9-4　肺炎常见的 X 线表现和相关病原菌

X 线表现	相关病原菌
肺叶或肺段实变	肺炎链球菌、肺炎克雷伯杆菌、流感嗜血杆菌等其他革兰阴性杆菌
有空洞的浸润影	（多个时）金黄色葡萄球菌、结核菌、革兰阴性杆菌
浸润影加胸腔积液	肺炎链球菌、金黄色葡萄球菌、厌氧菌、革兰阴性杆菌、化脓性链球菌
多种形态的浸润影	肺炎支原体、病毒、军团菌（斑片状或条索状）
弥漫性间质浸润影	军团菌、病毒、卡氏肺孢子虫

3. 血常规和痰液检查

细菌性肺炎血白细胞计数多增高，中性粒细胞多在 80% 以上，并有核左移；年老体弱及免疫力低下者的白细胞计数常不增高，但中性粒细胞的比率仍高。痰呈黄色、黄绿色或黄褐色脓性浑浊痰，痰中白细胞显著增多，常成堆存在，多为脓细胞。病毒性肺炎白细胞计数一般正常，也可稍高或偏低。继发细菌感染时白细胞和中性粒细胞可增多。痰涂片所见的白细胞以单核细胞为主；痰培养常无致病菌生长；如痰白细胞核内出现包涵体，则提示病毒感染。在重症肺炎时可因骨髓抑制出现白细胞减少症（白细胞计数 $< 4 \times 10^9$/L）或血小板减少症（血小板计数 $< 100 \times 10^9$/L）。二者均提示预后不良，是诊断重症肺炎的 2 个次要标准。在感染控制、病程好转后可恢复。

4. 血气分析

肺炎患者由于发热、胸痛或患者焦虑可出现呼吸次数加快，呼吸性碱中毒，$PaCO_2$ 降低。重症肺炎时由于通气血流比例失调、肺内分流增加、弥散功能异常等可出现严重的低氧血症，PaO_2 小于 60 mmHg，出现 Ⅰ 型呼吸衰竭。痰液过多致气道堵塞、呼吸浅慢或停止、以往有 COPD 时可表现为 Ⅱ 型呼吸衰竭，PaO_2 小于 60 mmHg，并伴有 $PaCO_2$ 大于 50 mmHgL。

5. 其他检查

可有红细胞沉降率增快、C 反应蛋白升高、血清碱性磷酸酶积分改变等提示细菌感染的变化。肾功能不全时可有尿改变及血清尿素氮、肌酐升高，尿量 <20 mL/h 或 <80 mL/4 h、血清肌酐 >177 μmol/L（20 mg/L），BUN >200 mg/L 可提示为重症肺炎。另外，也可有肝功能异常；患者进食差、消耗增加，常可有低蛋白血症存在。心肌损害可有心肌酶的增高及心电图的改变。

六、诊断

1. 确诊肺炎

（1）在急诊室首先注意呼吸频率：在基层条件较差且情况较急时，可根据 WHO 儿童急性呼吸道感染防治规划强调呼吸加快是肺炎的主要表现，呼吸急促即可诊断肺炎（<2 个月呼吸 ≥60 次/分，2～12 个月呼吸 ≥50 次/分，1～5 岁呼吸 ≥40 次/分），新生儿常伴口吐白沫状物。重症肺炎时有激惹、嗜睡、拒食、下胸壁凹陷和发绀。

（2）注意有无发绀：有些患儿为保证气道开放使头后仰，被动向前屈颈，应与颈强直鉴别。若听诊肺部存在湿啰音，则可诊断肺炎。但婴儿、间质性肺炎等不出现湿啰音。听到捻发音或皮下有捻发感时应注意气胸；发现一侧叩诊浊音或呼吸音消失时注意胸腔积液。

（3）X 线检查是判断肺炎的客观证据：可有片状阴影或肺纹理改变。同时能够区别支气管肺炎或大叶性肺炎，对细菌性、病毒性或支原体肺炎有一定提示作用，也能帮助排除肺结核、肺囊肿、支气管异物等导致呼吸急促的疾病。

（4）气道分泌物培养可协助肺炎的病因鉴定、明确导致肺炎的病原体：可采取气管内吸引、纤维支气管镜或肺穿刺获取标本，但方法较复杂、操作难度大，口、鼻、咽部分泌物培养价值有限，故需临床合理选择。

（5）其他辅助检查：如 CT、B 超可进一步鉴别和确定有无脓气胸、肺脓肿、占位性病变、肺发育不良等。

2. 了解肺炎发生的状态

（1）病程：根据肺炎发生的时间可有急性（病程 <2 周）、迁延性（病程 2 周至 3 个月）和慢性（病程 >3 个月）肺炎。

（2）病理：根据肺炎的病理形态分为大叶性肺炎、支气管肺炎、间质性肺炎和毛细支气管炎。

（3）病原体：由于微生物学的进展，同一病原体可致不同类型的肺炎，部分肺炎可同时存在几种病原体的混合感染，临床上主要分为细菌、病毒、真菌、支原体和卡氏肺囊虫等性质的肺炎。

（4）来源：根据肺炎发生的地点不同，可分为社区获得性和医院内感染性肺炎。

（5）途径：根据肺炎发生的方式不一，应特别分析肺炎属于吸入性（如羊水、食物、异物、类脂物等）、过敏性、外源感染性或血行迁徙性（败血性）等。

（6）病情：根据肺炎发生的严重程度区别为普通肺炎或重症肺炎。

3. 若考虑重症肺炎则需全面评估并发症

（1）重症肺炎的主要和常见并发症为心力衰竭、呼吸衰竭和中毒性脑病。对于是否并发心力衰竭一直存在不同观点。总之，与呼吸衰竭一样，保持气道通畅和有效氧疗纠正缺氧是抗呼吸衰竭的基础。

中毒性脑病近些年来已在减少，与血管活性药物有效应用及早期干预脑损伤等因素有关。随着血气分析技术和机械通气的应用，及时诊断呼吸衰竭和把握气管插管时机，提高了抢救成功率。但需进一步早期认识。

（2）重症肺炎存在许多易被忽略且直接影响预后的其他并发症：虽然国家强化儿童"四病"防治（维生素 D 缺乏性佝偻病、营养性缺铁性贫血、小儿肺炎、婴幼儿腹泻）和儿童保健工作，但肺炎仍是导致婴儿死亡的主要原因；重症肺炎的抢救技术在不断完善与普及，但肺炎的发病率和病死率仍较高。

（3）应激反应在重症肺炎发生发展中产生一定影响：应激反应是机体受到有害刺激后出现的交感神经肾上腺髓质和下丘脑—垂体—肾上腺皮质兴奋的一种非特异性全身反应。许多危重病包括严重感染、缺血缺氧、严重创伤等的发展和病情恶化过程中，一方面机体受到致病因素的影响，另一方面同时也受到机体遭受刺激后的应激反应，导致机体微循环障碍、组织损伤和器官衰竭，引起机体内环境的平衡失调，加重原发疾病病情的发展。

（4）重症肺炎的发展与全身炎症反应紧密相关：目前认为，严重的感染、缺氧和炎症均可导致机体释放大量细胞因子和炎症介质，形成全身炎症反应综合征（SIRS），其临床特征表现为机体高代谢状态、高动力循环和失控性炎症介质释放，如肿瘤坏死因子、白介素、血小板活化因子等，引起机体一系列变化而损伤组织，导致多器官功能障碍综合征（MODS）、多器官功能衰竭（MOF）。在重症肺炎时存在多种导致 SIRS 的诱因，故阻断炎症反应是有效防止重症肺炎并发多器官功能障碍的重要手段。

4. 注意全身疾病的肺部表现

许多全身性疾病病情进展迅速，肺部表现成为全身表现的一部分，如心源性哮喘、肺水肿、DIC 等，或全身表现不突出，首先表现为呼吸系统的症状和体征，如肺含铁血黄素血症、恶性组织细胞增生症、肿瘤转移的肺部占位性病变。

5. 排除呼吸异常的非肺炎疾患

（1）全身性疾病：糖尿病酮症酸中毒、肾小管酸中毒等由于出现酸中毒深大呼吸常被误诊；高热或超高热使呼吸加快；有机磷农药中毒由于气道分泌增加和心率增快、烦躁不安时易忽略中毒史而误诊；严重腹胀、心脏和心包器质性疾病等因呼吸代偿而加快；颅内压增高、吉兰—巴雷综合征、重症肌无力、镇静催眠药过量等状态下呼吸受到抑制或限制。

（2）肺部本身疾病：肺结核包括血行播散型结核、胸腔积液、气胸、肺纤维化、肺出血、肺水肿等均可出现呼吸困难；ALI/ARDS 可由多种原因引起，出现难治性低氧血症，支气管扩张可并发大咯血，气管异物和急性喉头水肿。

6. 诊断标准

目前，国内外对重症肺炎诊断标准不完全一致。WHO 儿童急性呼吸道感染防治规划指出，在肺炎的基础上出现激惹或嗜睡、拒食、下胸壁凹陷及发绀，则可诊断为重症肺炎。英国胸科学会（BTS）提出的重症肺炎诊断标准为：①体温 >38.5 ℃，全身中毒症状重，或有超高热；②呼吸极度困难，发绀明显，肺部啰音密集或有肺实变体征，胸部 X 线检查示片状阴影；③有心力衰竭、呼吸衰竭、中毒性脑病、微循环障碍、休克任一项者；④并脓胸、脓气胸和（或）败血症、中毒性肠麻痹者；⑤多器官功能障碍者。其中①、②为必备条件，同时具备③~⑤中任一项即可诊断为重症肺炎。中华医学会儿科分会呼吸学组，结合我国实际情况，制定的重度肺炎诊断标准为：①婴幼儿，腋温 ≥38.5 ℃，呼吸 ≥70 次/分（除外发热、哭吵等因素影响），胸壁吸气性凹陷，鼻翼扇动，发绀，间歇性呼吸暂停、呼吸呻吟，拒食；②年长儿，腋温 ≥38.5 ℃，呼吸 ≥50 次/分（除外发热、哭吵等因素影响），鼻翼扇动，发绀，呼吸呻吟，有脱水征。

七、治疗

实施早期心肺功能监护和无创心肺功能支持（NCPAP）优先策略，是处理婴儿重症肺炎的有效措施。

1. 快速心肺功能评估和监测

婴儿重症肺炎极期常处于心肺衰竭的高危状态，快速心肺功能评估操作可概括为望、听、触 3 个步骤。三者同时进行，望和听贯彻评估始终。望：患儿体位或姿势、面色、眼神和呼吸状态（胸廓起伏、三凹征）、口鼻分泌物及对环境或外刺激的肢体和语音反应。触：肢体温度、肌张力和肌力、中心动脉（颈内动脉和股动脉）和周围动脉（桡动脉和肱动脉）脉搏强弱和节律。听：呼吸呻吟、痰鸣、用听诊器听心率、心律和吸气相呼吸音强弱。及时地辨认潜在性或代偿性呼吸、循环功能不全状态，并给予及时、适宜的心肺功能支持是正确有效治疗婴儿重症肺炎的基础（表 9-5）。

表 9-5　需要进行心肺功能快速评估的临床状态或指征

下列情况需频繁连续评估心肺功能：

呼吸次数 >60 次/分

心率：5 岁以下，<80 次/分或 >180 次/分；5 岁及以上，<60 次/分或 >160 次/分

呼吸浅表或呼吸困难：三凹征、鼻翼扇动、呻吟

发绀或经皮氧饱和度 <85%

嗜睡或惊厥

2. 保持气道通畅及优先应用经鼻持续气道正压（NCPAP）支持策略

对于重症肺炎患儿，保持合适的体位和气道通畅非常重要。翻身拍背、雾化吸痰是最基础的呼吸治疗。

应用 CPAP 的指征，自主呼吸较强，有低氧血症 I 型呼吸衰竭，或者低氧血症并发二氧化碳潴留（$PaCO_2 <80$ mmHg）的 II 型呼吸衰竭，收治入 PICU 后的婴儿重症肺炎均直接应用 NCPAP；除急性心肺衰竭、全身衰竭、重症休克、pH <7.0、中枢性呼吸衰竭行直接气管插管机械通气外，II 型呼吸衰竭者亦首先应用 NCPAP，并在短时内（15 ~ 30 min）根据疗效决定是否继续应用。在病情允许时，应仔细检查 NCPAP 系统、患儿状态或调整其参数后可再一次试用观察疗效。终止 NCPAP 行机械通气指征：NCPAP 支持下病情仍不能控制，pH

持续小于 7.20 达 8 h 以上或病情进行性加重。NCPAP 应用需要积累一定的临床经验，一般宜在 ICU 内应用。但是对于综合医院的儿科抢救室和专业病房内的抢救室，在充分培训基础上，也可以开展此项技术。

3. 婴儿重症肺炎并发心力衰竭的处理

在诊断心力衰竭的同时，应对其原因和严重程度进行分析，决定临床治疗原则和对策。分析心力衰竭和呼吸衰竭的因果关系，判断：①心肌收缩功能损伤；②慢性充血性心力衰竭急性加重；③其他因素（高热、惊厥、严重呼吸困难）导致心力衰竭的加重；④氧运输和氧需求的失衡情况等。

调整呼吸和循环功能支持的治疗原则和策略如下。

（1）呼吸衰竭所致的心力衰竭应积极改善通气和肺氧合，其中闭塞性毛细支气管炎、喘憋性肺炎所致的呼吸衰竭主要是改善通气，ALI 所致的呼吸衰竭主要改善肺氧合，通过呼吸支持才能达到控制心力衰竭的目的。

（2）因缺氧、呼吸功增加引起的代偿性心功能不全，主要是调整心脏前后负荷（NCPAP、充分镇静、退热等）和维持内环境稳定，以减轻心脏负荷为治疗心力衰竭的主要措施。

（3）肺血多的先天性心脏病肺炎并发心力衰竭和呼吸衰竭，常在充血性心力衰竭急性加重基础上导致呼吸衰竭，因此，治疗主要是强心、限液、利尿，应用 NCPAP 限制肺血流量和减轻左心后负荷的作用。

（4）ALI 和 ARDS 时伴有的心力衰竭常是 MODS 的一部分，此时存在心脏和外周循环两方面的因素，临床多表现为休克，需经谨慎扩容试验后（2 ~ 3 mL/kg）才可判断有效循环血量的状态，进一步决定液体的量和速度。地高辛和血管活性药物是治疗的一部分。

总之，充分认识婴幼儿重症肺炎的整个临床经过有助于理解呼吸衰竭和心力衰竭发生的关系，强调心肺功能综合评价；给予针对性治疗。其中 NCPAP 优先策略是有益的临床经验和体会。

八、预防

重症肺炎的高发病率、高病死率引起了全世界的关注。要减少其病死率，不但要提高对其的早期认识，更重要的是及早采取措施预防其发生。疫苗接种是一种减少重症肺炎发病率的有效措施，包括麻疹疫苗、流感疫苗和肺炎链球菌结合疫苗。近年来，麻疹疫苗已经得到普及，但是流感疫苗、肺炎链球菌疫苗在发展中国家普及率仍然较低。值得注意的是，肺炎链球菌结合疫苗可预防大多数重症肺炎链球菌肺炎。虽然不同国家、地区以及不同个体的肺炎链球菌血清型有一定差异，但是，肺炎链球菌结合疫苗包括 7 ~ 13 种肺炎链球菌（SP）血清型，可以预防 50% ~ 80% 的儿童肺炎链球菌感染。临床试验表明，肺炎链球菌结合疫苗可保护大部分易感儿童。南非的一项临床试验表明，在 HIV 感染患儿中，肺炎链球菌疫苗可减少肺炎链球菌肺炎发病率的 65%，在未感染 HIV 的儿童中，肺炎链球菌疫苗可减少其发病率的 83%。近年来，随着人们对重症肺炎认识的深入，国内外对儿童重症肺炎诊断标准日趋完善，重症肺炎早期诊断指标的应用以及新治疗方法的出现，重症肺炎的病死率有所下降。但是我们必须清醒地认识到儿童重症肺炎诊断与治疗尚存在一些争议，重症肺炎的预防尚需要普及。

（王　旭）

第五节　急性呼吸窘迫综合征

一、概述

急性呼吸窘迫综合征（ARDS）是由严重感染、休克、创伤等引起的以呼吸窘迫、重度低氧血症为主要表现的急性缺氧性呼吸衰竭，是小儿较常见的危重症。儿科 ICU 内 2.5% ~ 3% 的患儿被诊断为 ARDS，其病死率高达 45% ~ 60%。

二、病因

有 50 种以上疾病可导致儿科 ARDS，儿科 ALI 和 ARDS 的病因见表 9-6。

表 9-6　儿科 ALI 和 ARDS 的病因

病因	常见疾病
休克	感染性、出血性、心源性休克
创伤、烧伤	肺部挫伤、胸外颅脑损伤、肺脂肪栓塞
严重感染	肺炎（细菌、病毒、真菌、卡氏肺孢子虫等）、败血症、其他感染
误吸	胃内容物、胎粪、溺水
有害气体	高浓度氧、氨气、光气、二氧化氮和烟雾等
中毒	有机磷和药物
结缔组织病和代谢性疾病	系统性红斑狼疮、川崎病、糖尿病、肝性脑病、尿毒症
血液疾病	白血病、DIC、体外循环、大量输血
其他	心肺复苏后、急性胰腺炎、器官移植

1. 损伤

（1）肺内损伤：肺挫伤、呼吸道烧伤、胃内容物误吸、溺水、高浓度氧吸入等。

（2）肺外损伤：①烧伤、创伤、严重感染，尤其是并发休克者；②骨折后并发脂肪栓塞症。

（3）手术：如体外循环术后、大血管手术后或其他大手术后。

2. 感染

肺部感染，全身感染伴全身炎症反应综合征（SIRS），全身感染是导致 ARDS 的首位原因。

3. 肺外器官系统其他病变

重症急性胰腺炎、急性肾衰竭、急性肝衰竭等。

4. 其他

休克、DIC 颅内压增高、癫痫、吸食海洛因、巴比妥类中毒等。大量输血或过量输液可诱发。

三、发病机制

ARDS 时肺部的基本病理改变是肺血管内皮和肺上皮急性弥漫性损伤。近年来认为，全身性炎症反应综合征（SIRS）对其发病起关键作用。如远距离的组织外伤或感染（可以是局部或全身感染）发生炎症反应，随即有多种炎症介质经自分泌或旁分泌释放入血液循环中，启动 SIRS 过程，使肺血管通透性增加，肺微循环障碍，引起间质肺水肿；继之肺表面活性物质继发性缺乏，功能残气量下降，弥漫性肺不张，进一步使肺血管阻力增加，通气血流比例失调，肺部气体交换异常，引起严重低氧血症，形成恶性循环，最终导致肺和其他多器官功能损伤，发生多器官功能障碍综合征（MODS），故 ARDS 可视为 MODS 的一部分。

第 1 期：炎性因子的释放增加了中性粒细胞在血管内皮细胞的黏附作用，引起氧自由基和蛋白酶的释放，从而导致毛细血管内皮细胞的损伤，通透性增加。

第 2 期：几小时内，损伤血管的基底膜和间质以及肺泡上皮，富含蛋白质的液体在肺间质和肺泡腔内积聚，形成透明膜，使肺功能残气量减少，肺顺应性下降，通气血流比例失调，呼吸功增加，出现明显低氧血症。

第 3 期：如果炎症持续存在，肺巨噬细胞释放趋化物质，进一步加重炎症。影响肺的修复，此阶段常存在全身血流动力学变化。

第 4 期：由于肺泡巨噬细胞清除病原体能力受损，肺部的炎症引起全身感染的机会增加。成纤维细胞活动，弹性胶原在肺沉着增加，发生不可控制和不可逆的肺纤维化。

ARDS 患者有炎症的持续存在，使肺循环对多种炎症介质的灭活作用丧失，进而导致其他器官的功能损害。各损伤器官又成为进一步的介质释放的源泉，使 SIRS 持续发展，导致更多的局部和全身组织损伤，因此，原发性的 ARDS 通常也导致 MODS 发生。

四、临床表现

1. 典型症状

起病急，多见于严重外伤、休克、重症感染的患者，除原发病如外伤、感染、中毒等相应症状和体征外，突然出现呼吸增快，常有不同程度呼吸困难、三凹征、鼻翼扇动等。在 24~48 h 可出现严重呼吸窘迫，呼吸时常带鼻音或呻吟，有明显发绀及胸凹陷现象。但多无咳嗽和血沫痰。到晚期呼吸可减慢。呼吸衰竭患儿呼吸方面表现可不明显。

2. 其他系统的变化

常伴有烦躁、焦虑、出汗等。进一步发展可出现昏迷、惊厥。年长儿可伴有肌肉震颤等。因肺部疾患引起的呼吸衰竭可导致脑水肿，发生中枢性呼吸衰竭。心率增快、缺氧开始时血压可升高，继则下降。可有肠麻痹，消化道溃疡、出血，肝功能受损。代偿性呼吸性酸中毒，严重者少尿或无尿，甚至造成急性肾衰竭。

3. 肺部体征

早期有时可闻及支气管呼吸音及偶闻干湿啰音、哮鸣音，X 线胸片早期可无异常，或呈轻度间质改变。晚期肺部实变体征，如叩浊、呼吸音减低及明显管状呼吸音。缘模糊的肺纹理增多，继之出现斑片状，以至融合成大片状浸润阴影。

4. 临床分期

（1）急性损伤期：ARDS 如系创伤诱发，急性损伤期的时间较为明确，如系氧中毒所引起，则难以确定损伤的时间，此期并无肺或 ARDS 特征性体征，虽然某些患儿有通气过度、低碳酸血症和呼吸性碱中毒，但动脉血氧分压（PaO_2）仍正常，胸部听诊及 X 线检查正常，原发性损伤在肺部者例外。

（2）潜伏期：又称表面稳定期，继急性损伤期之后持续 6~48 h，此期患儿心、肺功能稳定，但通气过度持续存在，胸片可见细小网状浸润和肺间质性积液。通过连续观察，发现最终发展为 ARDS 的患儿在此期的血细胞比容、动脉血氧分压、肺血管阻力和 pH 与不发生 ARDS 者有明显区别，因此，在此期患儿虽然表面稳定，但有可能发展成为 ARDS，需提高警惕。

（3）急性呼吸衰竭期：突然气促、呼吸困难，表现为呼吸浅而快。刺激性咳嗽、咳白色泡沫痰或血痰、心率增快、恐惧感，伴有发绀、鼻翼扇动、三凹征，肺部有时可闻及哮鸣音，病情严重时缺氧逐渐加重，吸氧及增加通气量后，缺氧状态不见好转。

（4）严重生理障碍期：从急性呼吸衰竭期过渡至本期的界线不明显，如患儿出现 ARDS 不常见的高碳酸血症，表明病情加重，但并非不可逆。严重 ARDS 的慢性肺部病变，需要数月的呼吸支持才能消失，但有一些低氧血症及高碳酸血症的患儿对通气治疗毫无反应，最终死于难治性呼吸衰竭合并代谢紊乱。因此，也称此期为终末期。

五、辅助检查

1. 血气分析

早期可见进行性低氧血症和代谢性酸中毒，病情逐渐发展，可发生二氧化碳潴留。

氧分压（PaO_2）：早期 PaO_2 小于 60 mmHg（8.0 kPa），动脉氧饱和度（SaO_2）降低。

二氧化碳分压（$PaCO_2$）：早期降低，小于 30 mmHg（4.0 kPa）；晚期升高，大于 45 mmHg（6.0 kPa）。

肺泡—动脉血氧分压差（$P_{A-a}O_2$）：大于 50 mmHg（6.65 kPa）。

$PaO_2/FiO_2 \leqslant 200$ mmHg。

2. 肺功能检查

肺潮气量减少，肺活量明显下降。

3. X 线检查

早、中期可无异常或呈轻度间质性改变，表现为肺纹理增多，边缘模糊，继之出现斑片状阴影。中、晚期，斑片状阴影增多，呈磨玻璃样，或见散在小片状肺泡性实变的阴影，晚期两肺普遍密度增高，可见两肺广泛不同程度的融合性实变呈"白肺"外观；间质水肿加重，肺泡性水肿较前明显，支气管气相明显。恢复期病变吸收可表现为网状和线状阴影，有时用 X 线可不留异常表现。

六、诊断与鉴别诊断

以往无肺部疾患，且排除左心衰竭；突发性进行性呼吸窘迫，每分钟呼吸多于 35 次，常用的给氧方法不能改善；胸部 X 线检查及动脉血气分析结果符合 ARDS，并能除外造成肺水肿、缺氧的其他疾病，就可诊断为 ARDS。

（一）诊断标准

（1）有严重感染或休克等基础病变。

（2）患者在发病 24～48 h 突然出现呼吸窘迫，并进行性加重（小儿可达 50～80 次/分）。

（3）严重发绀和胸凹陷，吸氧难以纠正。

（4）肺部体征较少，临床症状、肺部体征和 X 线表现不成比例。

（5）血气分析除严重低氧血症外，有进行性 $P_{A-a}O_2$ 增加，一般 $P_{A-a}O_2 > 200$ mmHg（26.7 kPa）其肺内分流量超过 10%。

（6）肺嵌入压正常，表明肺毛细血管静脉压不高。根据原发疾病抢救治疗过程中发生的进行性低氧血症，通常的氧疗法不能纠正，以及血气分析和 X 线改变可做出诊断。

1992 年欧美联席会议（AECC）的标准，ARDS 定义为：①急性起病；②氧合指数（PaO_2/FiO_2）≤200 mmHg；③正位胸片显示双肺浸润；④无左房压增高的证据，或肺动脉楔压≤18 mmHg。

2012 年，欧洲危重病医学会（ESICM）与美国胸科学会（ATS）对 ARDS 定义进一步完善，发表了柏林定义。①发病时机：在已知诱因后，或新出现或原有呼吸系统症状加重后 1 周内发病；②胸部影像学（胸片/CT）：双肺透光度减低，且不能完全用胸腔积液、肺叶不张或结节解释；③肺水肿来源：无法用心力衰竭或液体负荷过多解释的呼吸衰竭；如果没有危险因素，则需要客观评估（如心脏超声检查）排除静水压升高的肺水肿；④低氧血症：轻度，PEEP/CPAP≥5 cmH_2O 时，200 mmHg < PaO_2/FiO_2≤300 mmHg；中度，PEEP/CPAP≥5 cmH_2O 时，100 mmHg < PaO_2/FiO_2≤200 mmHg；重度，PEEP/CPAP≥5 cmH_2O 时，PaO_2/FiO_2≤100 mmHg。如果海拔超过 1 000 m，应根据如下公式进行校正：$[PaO_2/FiO_2 \times$（大气压/760）]。

（二）鉴别诊断

1. 支气管肺炎合并急性呼吸衰竭

多以呼吸道感染起病，病情进展较 ARDS 慢，胸片多呈一侧为主的肺实质浸润，血气分析可呈低氧血症，有二氧化碳潴留。经抗感染、氧疗、支持疗法逐渐恢复。如双侧病变迅速发展，PaO_2/FiO_2≤200 mmHg 则可诊为 ARDS。但应注意以下几点。

（1）未用机械通气的患儿 FiO_2 常难以确定：一般按每升氧流量可提高吸入氧浓度 4% 计算，但受给氧导管或口罩与鼻口腔距离和潮气量的影响。实际给氧浓度多低于公式计算值。

（2）需除外心力衰竭、循环功能不全、输液过快过多所致的肺淤血和肺水肿引起的低氧血症。

2. 急性型特发性肺纤维化

又称 Hamman-Rich 综合征。其特点是起病即有咳嗽、咳痰等呼吸道症状，急性型常以感染为诱因。胸片呈弥漫性间质浸润和磨玻璃样改变，对激素治疗的反应不一，血气分析呈明显低氧血症，婴幼儿常自觉坚持应用鼻塞吸氧。多数患儿 PaO_2/FiO_2≤200 mmHg，符合 ARDS 标准，因此有学者称为原因不明的 ARDS。

3. 新生儿肺疾患

随着 ARDS 概念的更新，已有不少学者将重症新生儿感染性肺炎和羊水胎粪吸入、肺出血等归入 ARDS 范畴。上海儿童医院报道 117 例新生儿尸检，有 30 例发现肺透明膜形成，其中早产儿 ARDS 11 例；新生儿 ARDS 19 例，其中足月儿 12 例，早产儿 6 例，过期产 1 例。主要体征为发热、呼吸急促、吸气凹陷、呻吟、呼吸不规则。胸片显示间质和实质混合浸润，肺部充气多正常，可有阶段性肺不张。病理为明显间质肺泡水肿，6 例见 DIC 改变，均可见不同形态的透明膜形成。

4. 心源性肺水肿

患儿可突然发生呼吸困难，肺部出现两侧或一侧大片状阴影。常有心脏或肾病史和体征，或有过量过快输液史，肺部啰音出现早，有血性泡沫样痰，发绀较 ARDS 轻，胸部 X

线显示心影明显增大，经控制输液，利尿、强心和给氧治疗有效。当患儿存在 ARDS 基础疾病，同时又有输液过多时，常难以鉴别，也可能两者同时存在。但治疗效果常可回顾性明确肺水肿原因的判定。如必须用持续气道正压（CPAP）或呼气末正压（PEEP）通气才能纠正缺氧，临床症状体征和胸片在 72 h 以后才能恢复，则 ARDS 诊断可成立。

七、治疗

对 ARDS 的治疗主要集中在两个方面，药物治疗和通气支持。小潮气量机械通气、适宜的 PEEP 参数受到越来越多的关注，目前限制性液体管理成为了 ARDS 治疗的一个新的目标，关于糖皮质激素的剂量以及应用时机的争论一直没有停止。而其他药物治疗，如一氧化氮、表面活性物质、前列腺素、沙丁胺醇、N-乙酰半胱氨酸也逐渐应用于 ARDS 的治疗。

（一）基础疾病的治疗

严重感染、休克、创伤、吸入是 ARDS 常见病因，针对原发疾病的治疗可有效地降低病死率。

（二）呼吸支持

1. 俯卧位通气

俯卧位通气可以改善 ARDS 患者氧合，其可能的机制包括增加肺容积、血流灌注的重新分布、背叶肺复张致通气血流比例改善等，并且可以降低呼吸机相关性肺炎的发生。但是俯卧位通气并不能减少呼吸机使用时间、改善生存率，同时也增加了气管导管脱出及堵塞的概率，在 ARDS 的治疗中不常规推荐俯卧位通气的使用。

2. 肺保护性通气

ARDS 患儿肺顺应性降低，为了维持足够的潮气量，往往要求较高的压力。但是常规潮气量或大潮气量、高气道压可能导致肺泡过度膨胀，气压伤致肺泡破裂。平台压是指吸气平台时的气道压力，粗略反应肺泡膨胀的水平，其过度升高可导致呼吸机相关性肺损伤。目前，大量的数据证实小潮气量通气（≤6 mL/kg）已经成为 ARDS 患者一个新的治疗标准。

3. PEEP 的选择

ARDS 广泛肺泡塌陷，且部分可复张的肺泡周期性塌陷开放产生剪切力，会导致或加重呼吸机相关性肺损伤。通过调节 PEEP，可增加具有正常通气功能的肺泡比例，但可能引起肺水肿、循环抑制及肺泡过度膨胀。

4. 肺复张

肺复张属于肺保护性通气策略的一种，类似呼吸机的"叹气"功能，是通过肺容量的加压达到开放肺泡的目的。复张塌陷的肺泡可短暂改善气体交换，降低吸入氧浓度（FiO_2），如结合适宜的 PEEP，应用肺复张手法可以减少肺泡反复开闭的剪切力所致肺损伤。然而目前关于肺复张手法能改善氧合状态尚存有争议，一项 RCT 研究显示，采用 35～40 cmH_2O 持续 30 s 的肺复张手法不能明显改善氧合，且能显著降低血压（平均 7 mmHg）。一般认为肺外源性的 ARDS 对肺复张手法的反应优于肺内源性的 ARDS，但对一组 30 例肺外源性 ARDS 患者实施肺复张，增加压力至 50 cmH_2O 持续 30 s 也未发现氧合明显改善，且有增加胸部气压伤、降低患者舒适性的危险。

总之，儿童 ARDS 机械通气的研究进展为：①儿科 ARDS 现行 ARDSNet 的小潮气量、压力限定通气策略的标准，动脉血 pH 在 7.30~7.45，PaO_2 60~80 mmHg（$SaO_2 \geqslant 90\%$）；②高 PEEP、肺复张手法的应用效果不一致，俯卧位通气不改善儿科 ARDS 的临床转归，但是高 PEEP、肺复张手法和俯卧位通气这三项措施仍可作为抢救治疗严重低氧血症患者的选择；③高频振荡（HFOV）通气作为可提供"开放肺"的通气方式，为评估其疗效，还须进行更多 HFOV 通气治疗效果的深入研究；气道压力释放通气或许是结合了自主呼吸的"开放肺"通气方式，进一步研究结果有助于探讨其在 ARDS 机械通气中的治疗效果；④对于儿童患者而言，应用机械通气撤离方法的效果远不如成人；⑤糖皮质激素可减少拔管后的喘鸣发生率和再次插管率。

（三）液体管理

肺水肿形成在 ARDS 发生发展中占有重要地位。有研究显示，对于使用呼吸支持的非心源性肺水肿患者，保守的液体管理和大量液体输注策略死亡率分别是 25.5% 和 28.4%。正液体平衡状态下 ARDS 发生率、机械通气时间及 ICU 住院时间均较限制性液体组高。低蛋白血症是 ARDS 的一个独立危险因素，利尿剂及胶体的使用可以提高血清白蛋白水平，减轻水肿，改善氧合及维持血流动力学稳定；尤其重要的是，限制性液体管理并不增加休克发生和透析治疗的需要，已经有大量的研究强调了对 ARDS 患者应避免输入过量液体。

（四）药物治疗

1. 糖皮质激素

糖皮质激素可以减轻细胞因子和毒素的释放，其在 ARDS 中的研究受到广泛的关注。理论上在 ARDS 渗出期，中性粒细胞浸入肺泡上皮细胞时糖皮质激素可能发挥最大的效应，然而糖皮质激素是否具有确切的作用目前尚不完全肯定。大量 RCT 试验显示，中、小量糖皮质激素可以降低 ARDS 病死率、呼吸机使用时间、ICU 住院时间，且 MODS 评分、肺损伤评分、氧合指数均有改善，并且无增加感染、神经肌肉并发症的危险性。因而建议糖皮质激素应用于 ARDS 疾病早期（病程 14 d 前），静脉注射中等剂量 [<2 mg/（kg·d）] 甲泼尼龙，3~4 周减量停药，疾病 14 d 及以后使用糖皮质激素可能增加病死率，因而不推荐使用。

2. 一氧化氮（NO）

由于 ARDS 的病理生理中涉及通气血流比例失调及肺动脉高压，因而吸入 NO 的治疗成为 ARDS 治疗的研究热点。NO 可选择性扩张肺血管，同时具有抗炎的特性。研究显示，对 1 237 例 ARDS 患者进行吸入 NO 治疗，并不能改善生存率且增加了肾功能不全的危险性，氧合指数的改善效果也非常有限，多限于开始吸入治疗的 24 h（仅 13% 患者氧合指数轻度增高），因而并不常规推荐吸入 NO 治疗。

3. 表面活性物质

ARDS 患者多伴有肺泡表面活性物质减少或功能丧失，易引起肺泡塌陷。表面活性物质可降低肺泡表面张力，防止肺泡塌陷，在低的气道压力下也能维持肺泡进行有效的气体交换，且能通过特异性、非特异性机制在宿主免疫反应中发挥重要作用。因而，表面活性物质的补充可望成为 ARDS 的一项辅助治疗手段。荟萃分析显示，成人 ARDS 患者表面活性物质治疗组较安慰剂组有氧合改善趋势，但差异无统计学意义，且 30 d 生存率差异也无统计学意义。而在表面活性物质的剂量、成分、给药方式上包括吸入途径与气管给药途径目前还缺乏大量的研究。因此，不推荐外源性表面活性物质作为 ARDS 有效的辅助治疗。

八、预后

该病起病急骤，发展迅猛，如不及早诊治，其病死率高（25%～90%），常死于多器官功能衰竭。严重感染所致的败血症得不到控制，则预后极差。骨髓移植并发 ARDS 病死率几乎 100%。持续肺血管阻力增加，提示预后不良。脂肪栓塞引起的 ARDS，经积极处理，机械通气治疗可获得 90% 存活。刺激性气体所致的急性肺水肿和 ARDS，治疗及时也能取得较好的疗效。ARDS 能迅速得到缓解的患者，大部分能恢复正常。虽然存活者肺容量和肺顺应性可接近正常，但大多数 ARDS 患者仍可能遗留不同程度的肺间质性病变。

（赵　鸿）

第六节　急性坏死性肠炎

急性坏死性肠炎是以小肠为主的急性炎症，主要症状为腹痛、腹泻、便血、呕吐和毒血症等，严重者出现感染性休克。好发于 4～10 岁小儿，夏、秋季多见。

一、病因

目前尚不明确。有学者认为与肠道产气荚膜杆菌及其所产生的肠毒素有关。同时胰蛋白酶能破坏肠毒素，而蛋白质营养不良，胰蛋白酶分泌减少；长期食用玉米、甘薯等含有丰富抑肽酶的食物，可使肠内胰蛋白酶活性降低，使小儿易于发病。

二、病理

典型病理变化为坏死性炎症改变。从食管到结肠均受累，但多见于空肠和回肠。病变呈散在灶性或节段性，与正常肠段分界清楚。肠管多积气，黏膜表面有散在的坏死灶，脱落后形成浅表溃疡。镜下见充血、水肿、出血、坏死，小动脉壁纤维蛋白样坏死，血流停滞、血栓形成和炎症细胞浸润。病变恢复后不遗留慢性病变。

三、临床表现

（一）症状

起病急，常以腹痛开始，呈持续性钝痛，伴阵发性加剧。早期上腹部及脐周疼痛明显，晚期常涉及全腹。发病不久即开始腹泻，初为黄色稀便，少量黏液，以后呈暗红色糊状或呈赤豆汤样血水便，有特殊腥臭味。常伴恶心、呕吐，为胃内容物及黄绿色胆汁，甚至呈咖啡样物。多有不同程度的腹胀。发病早期即有不同程度的毒血症症状，如寒战、高热、疲倦、嗜睡、面色发灰、食欲不振等。部分患儿在起病 3 d 内出现严重中毒症状，甚至休克。病程一般为 7～14 d。

（二）腹部体征

早期和轻症患者腹稍胀、柔软，轻压痛，但无固定压痛点，肠鸣音亢进，晚期肠鸣音减弱或消失。当病变累及浆膜或肠穿孔时，出现腹膜炎体征，腹肌紧张、压痛和反跳痛、肝浊音界消失。

四、实验室检查

（一）血常规检查

白细胞和中性粒细胞增多，有核左移，中毒颗粒，血小板减少。

（二）粪便检查

镜检有大量红细胞和少量白细胞，隐血试验强阳性。涂片可见革兰阳性粗短杆菌。厌氧菌培养可见产气荚膜杆菌生长。

五、诊断

根据病史、临床表现及实验室、X 线检查（局限性小肠扩张，直立位散在短小液平，肠壁增厚，肠间隙宽度 >5 mm 为诊断本病的主要征象。肠壁积气"双轨征"对新生儿坏死性肠炎的诊断十分重要），即可做出诊断。对不典型病例，应严密观察病情变化以明确诊断。

六、治疗

1. 禁食

禁食为主要治疗措施。疑诊本病即应禁食，必要时可行胃肠减压。待腹胀缓解，无肉眼血便，粪便隐血试验阴性方可逐渐恢复饮食。

2. 支持疗法

及时补充水和电解质。病程长应注意补充营养，如葡萄糖、复方氨基酸溶液及维生素等。便血多者，可予以输血。

3. 抗休克治疗

迅速补充有效循环血容量，血压不能维持正常血压时，也可给予少量血管活性药物。

4. 抗生素

选用甲硝唑、氨苄西林、头孢菌素类等药物静脉滴注。

5. 胰蛋白酶

每次 0.1 mg/kg，每天 3 次，以破坏产气荚膜杆菌的肠毒素。

6. 抗毒血清

产气荚膜杆菌抗毒血清静脉注射。

7. 对症治疗

腹痛剧烈而腹胀不明显可肌内注射山莨菪碱或针刺足三里、合谷、内关等穴位。腹胀严重应早做胃肠减压。出血量多，静脉注射维生素 C 或口服云南白药等。高热可用物理降温或解热药。

8. 手术治疗

如出现腹膜炎、休克加重、明显肠梗阻，疑有肠穿孔、肠坏死者应考虑手术。

（赵　鸿）

第七节　肠套叠

肠套叠指部分肠管及其肠系膜套入邻近肠腔所致的一种肠梗阻，是婴幼儿时期常见的急腹症之一，是 3 个月至 6 岁儿童引起肠梗阻的最常见原因。本病 60% 的患儿年龄在 1 岁以内，但新生儿罕见。约 80% 的患儿年龄在 2 岁以内，男孩发病率多于女孩，约为 4∶1，健康肥胖儿多见，发病季节与胃肠道病毒感染流行相一致，以春季多见。常伴发于胃肠炎和上呼吸道感染。

一、病因与发病机制

肠套叠分原发性和继发性肠套叠两种。约 95% 为原发性，多见于婴幼儿，婴儿回盲部系膜尚未完全固定、活动度较大是容易发生肠套叠的结构上因素。约 5% 为继发性病例，多为年长儿，发生肠套叠的肠管多有明显的器质性原因，如梅克尔憩室翻入回肠腔内，成为肠套叠的起点。肠息肉、肠肿瘤、肠重复畸形、腹型紫癜致肠壁肿胀增厚等均可牵引肠壁发生肠套叠。

有些促发因素可导致肠蠕动的节律发生紊乱，从而诱发肠套叠，如饮食改变、病毒感染及腹泻等。有研究表明，病毒感染可引起末段回肠集合淋巴结增生，局部肠壁增厚，甚至凸入肠腔，构成套叠起点，加之肠道受病毒感染后蠕动增强而导致肠套叠。

二、病理

肠套叠一般是顺行的，即多为近端肠管套入远端肠腔内，极少数是逆行的。依据其套入部位不同分为：①回盲型，回盲瓣是肠套叠头部，带领回肠末端进入升结肠，盲肠、阑尾也随着翻入结肠内，此型最常见，占总数的 50%~60%；②回结型，回肠从距回盲瓣几厘米处起套入回肠最末端，穿过回盲瓣进入结肠，约占 30%；③回回结型，回肠先套入远端回肠内，然后整个再套入结肠内，约占 10%；④小肠型，小肠套入小肠，少见；⑤结肠型，结肠套入结肠，少见；⑥多发型，回结肠套叠和小肠套叠并发存在。

肠套叠一旦形成，仅有很少部分的小肠套叠可以自行复位（暂时性小肠套叠），而对于套入结肠的或复套的一般不能自行复位，由于鞘层肠管持续痉挛，套入部肠管发生循环障碍，初期静脉回流受阻，组织充血、水肿、静脉曲张。黏膜细胞分泌大量黏液，进入肠腔内，与血液及粪质混合成果酱样胶冻状排出。肠壁水肿、静脉回流障碍加重，使动脉受累，供血不足，导致肠壁坏死并出现全身中毒症状，严重者可并发肠穿孔和腹膜炎。

三、临床表现

1. 急性肠套叠

（1）腹痛：腹痛为阵发性规律性发作，表现为突然发作剧烈的阵发性绞痛，患儿哭闹不安、屈膝缩腹、面色苍白，持续数分钟或更长时间后腹痛缓解，安静或入睡，间歇 10~20 min，伴随肠蠕动出现又反复发作。阵发性腹痛是由于肠系膜受牵拉和套叠鞘部强烈收缩所致。

（2）呕吐：为早期症状。初为反射性，含乳块和食物残渣，后可含胆汁，晚期可吐粪便样液体，说明有肠管梗阻。

（3）血便：为重要症状。出现症状的最初几小时大便可正常，以后大便少或无便。约85%的病例在发病后 6～12 h 排出果酱样黏液血便，或直肠指检时发现血便。

（4）腹部包块：多数病例在右上腹季肋下可触及有轻微触痛的套叠肿块，呈腊肠样，光滑不太软，稍可移动。晚期病例发生肠坏死或腹膜炎时，出现腹胀、腹腔积液、腹肌紧张和压痛，不易扪及肿块，有时腹部扣诊和直肠指检、双合诊检查可触及肿块。

（5）全身情况：患儿在早期一般情况尚好，体温正常，无全身中毒症状。随着病程延长，病情加重，并发肠坏死或腹膜炎时，全身情况恶化，常有严重脱水、高热、嗜睡、昏迷及休克等中毒症状。

2. 慢性肠套叠

年龄越大，发病过程越缓慢。主要表现为阵发性腹痛，腹痛时上腹或脐周可触及肿块，不痛时腹部平坦、柔软、无包块，病程有时长达十余天。年长儿肠腔较宽阔，可无梗阻现象，肠管也不易坏死。呕吐少见，便血发生也较晚。

四、辅助检查

1. 腹部 B 超检查

在套叠部位横断扫描，可见"同心圆"或"靶环状"肿块图像，纵断扫描可见"套筒征"。

2. B 超监视下水压灌肠

经肛门插入 Foley 管并将气囊充气 20～40 mL。将"T"形管一端接 Foley 管，侧管接血压计监测注水压力，另一端为注水口，注入 37～40 ℃等渗盐水匀速推入肠内，可见靶环状块影退至回盲部，"半岛征"由大到小，最后消失，B 超下可见"同心圆"或"套筒征"消失，回盲瓣呈"蟹爪样"运动，小肠进水，呈"蜂窝状"扩张，诊断、治疗同时完成。

3. 空气灌肠

由肛门注入气体，在 X 线透视下可见杯口阴影，能清楚地看见套叠头的块影，并可同时进行复位治疗。

4. 钡剂灌肠

可见套叠部位充盈缺损和钡剂前端的杯口影，以及钡剂进入鞘部与套入部之间呈现的线条状或弹簧状阴影。只用于慢性肠套叠疑难病例。

五、诊断与鉴别诊断

凡健康婴幼儿突然发生阵发性腹痛或阵发性规律性哭闹、呕吐、便血和腹部扪及腊肠样肿块时可确诊。肠套叠早期在未排出血便前应做直肠指检。诊断本病时应与下列疾病鉴别。

1. 细菌性痢疾

夏季发病多。大便次数多，含黏液、脓血，里急后重，多伴有高热等感染中毒症状。粪便检查可见成堆脓细胞，细菌培养阳性。但必须注意细菌性痢疾偶尔也可引起肠套叠，两种疾病可同时存在或肠套叠继发于细菌性痢疾后。

2. 梅克尔憩室出血

大量血便，常为无痛性，可并发肠套叠。

3. 过敏性紫癜

有阵发性腹痛，呕吐、便血，由于肠管有水肿、出血、增厚，有时左右下腹可触及肿块，但绝大多数患儿有出血性皮疹、关节肿痛，部分病例有蛋白尿或血尿。该病由于肠功能紊乱和肠壁肿胀，也可并发肠套叠。

六、治疗

急性肠套叠是一种危及生命的急症，其复位是紧急的治疗措施，一旦确诊需立即进行。

1. 灌肠疗法

（1）适应证：肠套叠在48 h内，全身情况良好，腹部不胀，无明显脱水及电解质紊乱。

（2）禁忌证：①病程超过48 h，全身情况差，如有脱水、精神萎靡、高热、休克等症状者，对3个月以下婴儿尤应注意；②高度腹胀、腹膜刺激征，X线腹部平片可见多数液平面者；③套叠头部已达脾曲，肿物硬而且张力大者；④多次复发疑有器质性病变者；⑤小肠型肠套叠。

（3）方法：①B超监视下水压灌肠；②空气灌肠；③钡剂灌肠复位。

（4）灌肠复位成功的表现：①拔出肛管后排出大量带臭味的黏液血便和黄色粪水；②患儿很快入睡，不再哭闹及呕吐；③腹部平软，触不到原有的包块；④灌肠复位后给予0.5~1 g活性炭口服，6~8 h后应有炭末排出，表示复位成功。

2. 手术治疗

肠套叠超过48 h，或虽时间不长但病情严重疑有肠坏死或穿孔者，以及小肠型肠套叠均需手术治疗。根据患儿全身情况及套叠肠管的病理变化选择进行肠套叠复位、肠切除吻合术或肠造瘘术等。

5%~8%的患儿可有肠套叠复发。灌肠复位比手术复位的复发率高。

（张　慧）

第八节　急性肝衰竭

一、概述

急性肝衰竭（ALF）一般是指原无肝病者在短时间内发生的因肝细胞大量坏死导致合成、解毒、排泄和生物转化等功能发生严重障碍或失代偿，出现以凝血机制障碍和黄疸、肝性脑病、腹腔积液等为主要表现的一组临床综合征。在儿科，这一定义对发生在围生期的肝功能损害及暴发性肝豆状核变性的患儿而言尚有欠缺。脑水肿是急性肝衰竭最主要的致死原因，病死率高，预后较差。国外儿童肝衰竭主要见于对乙酰氨基酚中毒，国内以感染性急性肝功能损害为主。

二、病因

ALF病因多样，主要有感染、中毒（药物、毒物）、代谢性疾病以及缺血缺氧4类。

1. 感染

病毒感染是主要原因。各型肝炎病毒感染，并发2型以上者更为严重，如HBV并发

HDV；非肝炎性病毒，儿童常见 EB 病毒、巨细胞病毒（CMV）、疱疹病毒、腺病毒和埃可病毒等均可致 ALF。甲型肝炎引起的 ALF 预后较乙型肝炎所致者为好，生存率分别为 70%和 40%；戊型肝炎所致的 ALF 预后最差，生存率低于 20%。暴发性肠道病毒感染可并发肝功能损害、肝坏死。细菌感染相对少见，主要见于严重脓毒症。支原体有时也可并发严重肝损。

2. 中毒（药物、毒物）

药物中毒常见的有对乙酰氨基酚、异烟肼、丙戊酸钠、苯妥英钠、胺碘酮、戒酒硫等。在英国，对乙酰氨基酚过量是药源性 ALF 的主要原因，而印度则以抗结核药多见。

毒物中毒包括毒蕈、鱼胆、四氯化碳、磷等中毒。

3. 代谢性疾病

如肝豆状核变性、Reye 综合征、胆汁淤积、糖原累积症等。

4. 其他

缺血、窒息、休克、脓毒血症、自身免疫性肝炎等。

三、发病机制

ALF 的发病机制目前仍不甚明确。病毒性肝炎时，主要为病毒对肝细胞的直接破坏和免疫损伤引起肝细胞广泛坏死和功能丧失所致。对乙酰氨基酚和异烟肼则与大分子细胞结合形成共价的肝脏毒性代谢产物有关，细胞内解毒物质的耗竭，如谷胱甘肽、肝细胞再生能力的损害、肝实质血流灌注的异常改变、内毒素血症和肝脏网状内皮系统功能下降等都参与了 ALF 的发生。

肝性脑病又称肝昏迷，发生机制目前认为主要与肝脏清除对中枢神经系统有毒物质的能力下降而产生进行性神经，精神改变有关，如血氨增高、假性神经介质的形成（β-苯乙醇胺和β-羧苯乙醇胺）、支链氨基酸和芳香族氨基酸比例失衡、中分子物质的增多以及短链脂肪酸、硫醇和γ-氨基丁酸升高等。

四、病理

病理变化主要为肝细胞呈片状或融合状坏死，因网状纤维支架破坏，坏死区可超越肝小叶范围，形成架桥样坏死。偶见肝细胞再生。部分病理变化可能与某些特殊的病因相关联，如肝小叶中央病理损害与对乙酰氨基酚对肝细胞的毒性作用和休克有关，而肝细胞内见小囊状脂肪浸润见于瑞氏综合征和四环素中毒。

五、临床表现

全身症状可有极度乏力、恶心、呕吐、食欲下降、腹痛和脱水等非特异性表现。黄疸发展快而明显，胆红素每天可增加达 17.1 μmol/L。出血倾向明显，常见皮肤瘀点、瘀斑、牙龈和鼻出血，少数有消化道出血现象；部分患儿可有腹腔积液及氮质血症、少尿、低血钠、低尿钠等肾功能不全的表现。要重视不同程度的精神神经症状，如性格改变、行为异常；患儿常先有嗜睡、烦躁不安，继之意识不清、木僵和昏迷。婴儿有时仅表现为激惹、睡眠规律紊乱和喂养困难。

除上述症状和体征外，要注意下列体征：①肝臭，系由肺脏排出含有硫醇的挥发性气体。正常时，这种气体由肝脏清除而不经肺排出；②扑翼样震颤，是肝性脑病较典型的体征，小儿此种现象少见；③锥体束征，巴宾斯基征可阳性，四肢肌张力增强，踝阵挛阳性，膝反射可亢进。

根据病理组织学和病情发展，肝衰竭可以分为急性肝衰竭、亚急性肝衰竭、慢加急性肝衰竭和慢性肝衰竭。急性肝衰竭起病急，发病 2 周内出现以 Ⅱ 度以上肝性脑病为特征的肝衰竭综合征，又称暴发性肝衰竭，发病 2~4 周出现肝衰竭综合征为急性肝衰竭；亚急性肝衰竭发病 4~26 周内出现肝衰竭综合征；慢加急性肝衰竭是在慢性肝病基础上出现的急性肝功能失代偿；慢性肝衰竭是在肝硬化基础上，肝功能进行性减退导致的以腹腔积液或门静脉高压、凝血功能障碍和肝性脑病等为主要表现的慢性肝功能失代偿。亚急性肝衰竭和慢加急性肝衰竭可分为早期、中期和晚期。

肝性脑病的表现以代谢紊乱为基础，伴有复杂的神经、精神症状，其发生和发展常标志着肝衰竭，病死率很高。肝性脑病包括肝性昏迷先兆、肝性昏迷和慢性间隙性肝性脑病。各种原因的急、慢性肝病均可伴发肝性脑病。临床可分 4 期。

Ⅰ期（前驱期）：精神活动迟钝为主，轻度意识模糊，情绪变化，患者言语不清，睡眠规律紊乱，脑电图常无变化。成活率为 70%。

Ⅱ期（昏迷邻近期）：行为失常或嗜睡为主，上述症状加重，嗜睡，但对刺激有反应，脑电图有异常慢波（θ 波）。成活率为 60%。

Ⅲ期（昏睡期）：大部分时间入睡，可叫醒，言语更不清，意识模糊，对痛及光有反应，脑电图有明显异常的 θ 波和三相慢波。成活率为 40%。

Ⅳ期（半昏迷或昏迷期）：不能叫醒，对痛及光反应可有可无，脑电图示慢波、三相慢波，到濒死期为平坦脑电波。成活率仅为 20%。

20 世纪 90 年代初期，有学者提出适用于小儿的肝性脑病分级标准。

第 1 度：意识模糊，有情绪变化。

第 2 度：嗜睡，有不正常行为。

第 3 度：昏睡，但能叫醒，服从简单命令。

第 4 度：昏迷，对痛刺激有反应；深昏迷，对任何刺激均无反应。

对 AHF 不同的并发症要予以高度重视，及时处置。常见的并发症如下。

1. 脑水肿

脑水肿是 AHF 最主要的致死原因，发生率达 38%~50%，Ⅲ~Ⅳ期肝性脑病的 AHF 患者脑水肿发生率高达 50%~85%。重症肝炎时可能以细胞毒性脑水肿为主。此外，大量输入葡萄糖、低清蛋白血症等也是脑水肿的成因。颅内压超过 2.7 kPa（20 mmHg）常伴有脑水肿。提示颅内压增高的临床征兆有：①收缩期高血压（阵发性或持续性）；②心动过缓；③肌张力增高、角弓反张、去大脑样姿势；④瞳孔异常（对光反射迟钝或消失）；⑤脑干型呼吸、呼吸暂停。

2. 酸碱失衡

过度呼吸或缺钾、抽吸胃液等可产生呼吸性和代谢性碱中毒，促进氨游离，加重肝性脑病。组织坏死、缺氧及肺部感染、肺水肿等可导致代谢性或呼吸性酸中毒。

3. 代谢异常

①低血糖：由于胰岛素在肝中灭活障碍及 ALF 患者葡萄糖自身稳定性严重损害，常有

低血糖；②低钾血症：因大量输注葡萄糖、利尿作用、进食减少或腹泻等原因引致；③低钠血症：多为稀释性低钠，持续性低钠是细胞濒死的表现，预后凶险；④低镁血症：与摄入不足、吸收不良、低蛋白血症及使用利尿剂有关。

4. 感染

AHF 患儿由于机体防御机制损害、各种侵袭性监护插管、大量使用肾上腺皮质激素和抗生素等，容易并发感染，常见为原发性腹膜炎、胆道、呼吸道和泌尿系统感染，革兰阳性菌以金黄色葡萄球菌多见，革兰阴性菌以大肠埃希菌为主。约 1/3 AHF 成人患者并发真菌感染，主要为白色念珠菌。

5. 循环系统疾病

可发生窦性心动过速，心率减慢发生较晚，少数可心跳突然停止。可并发心肌炎或心包炎。晚期低血压可由感染性休克或血容量降低等所致。

6. 其他

有肝肾综合征、胰腺炎及骨髓抑制等。

六、辅助检查

1. 血清胆红素和转氨酶测定

血清胆红素显著升高，可达 171 μmol/L 以上。血清转氨酶早期升高，严重者呈胆红素与转氨酶分离现象。

2. 血氨测定

部分患者血氨增高。

3. AST/ALT 比值

对判断病情及预后有一定意义，比值大于 1 者病情凶险，提示肝细胞破坏严重，预后较差。

4. 凝血因子时间和肝促凝血活酶试验

AHF 时，凝血因子时间延长。肝促凝血活酶原试验能精确反映凝血因子 Ⅱ、Ⅶ、Ⅹ 的变化，有学者认为 HPT 为肝特异性凝血试验，较 PT 敏感。HPT 与 ALT 一起能较好地反映肝细胞损伤的严重程度，利于病情及预后判断。

5. 血浆氨基酸测定

血氨基酸总量明显增加，支链氨基酸与芳香氨基酸的比值下降。

6. 脑电图检查

早期 α 波减少或消失；轻度昏迷时出现 4~7 次/秒的 θ 波；深昏迷时则有 δ 波。可有典型的三相波出现。

7. 其他

可有低血糖、低钾血症、低钠血症、代谢性酸中毒等。

七、治疗

治疗目的是保持内环境的稳定，维持心、脑、肺、肾等重要脏器功能，争取足够时间为肝功能恢复创造条件或获得肝移植机会。

（一）一般处理

休息，避免外界刺激，积极寻找可能的病因。停用具有肝损作用的药物。若确诊为病毒性重症肝炎，应对患儿实施严格的消毒隔离措施。宜给予高糖、低脂肪、限制或无蛋白饮食，每天热量保持在 167.36 ~ 251.04 kJ（40 ~ 60 cal/kg），液体量为 60 ~ 80 mL/kg，注意维生素 C、维生素 K 及各种电解质（尤其是钾盐）的补充，防止电解质紊乱。纠正低蛋白血症。加用保肝药物。

针对病因治疗或特异性治疗：①对 HBV-DNA 阳性的肝衰竭患者，在知情同意的基础上可尽早酌情使用核苷类似物如拉米夫定，但应注意后续治疗中病毒变异和停药后病情加重的可能；②对乙酰氨基酚中毒所致者，给予 N-乙酰半胱氨酸（NAC）治疗，最好在肝衰竭出现前即用口服活性炭加 NAC 静脉滴注。

对 AHF 患儿应密切观察精神状态、血压和尿量，需监测中心静脉压、动脉插管连续监测血压和采集血标本、置导尿管和鼻胃管。在专门的诊疗中心应施行连续颅内压监测。常规给予 H$_2$ 受体拮抗剂预防应激性溃疡。当有呼吸衰竭征象时，应及时予以机械辅助通气。每天做尿、痰和血液的细菌培养，以早期发现感染。

注重动态评价肝脏的合成功能（前清蛋白、凝血因子、血糖、胆碱酯酶）、解毒/代谢功能（血氨、胆红素）、排泄功能（γ-GT、AKP、胆红素等）以及细胞修复（AST、ALT）功能，以判断肝功能损害状态。

（二）肝性脑病和脑水肿

期望颅内压维持在 2.7 kPa（20 mmHg）以下，而脑灌注压（平均动脉压 – 颅内压）在 8 kPa（60 mmHg）以上。可用 20% 甘露醇 0.5 ~ 1.0 g/kg 静脉快速输注，以降低颅内压，能使 AHF 总存活率有较大幅度提高。但对伴有肾衰竭的患儿要防范血浆渗透压过高和液体负荷过重。

经甘露醇治疗无效时，可给予硫喷妥钠 3 ~ 5 mg/kg 缓慢输注 15 min 以上，至颅高压症状缓解。硫喷妥钠可引起严重低血压，需严密监测，积极维持血液循环，一般仅限用于颅内高压对甘露醇无反应而脑血流良好的患儿。

N-乙酰半胱氨酸通过增加脑血流和提高组织氧消耗而减轻脑水肿并兼有自由基清除剂作用，但不常规使用。

抬高头部 20° ~ 30° 可提高脑灌注压，但以不超过 30° 为宜。

（三）感染

口服抗生素（如新霉素等）后，可使患者细菌感染发生率降低，但要警惕新霉素有可能加速肾衰竭的发展。早期应用广谱抗生素预防细菌感染并无实际效果，且加大多种耐药菌感染的机会。改善预后的关键是早期发现感染并予积极治疗。经肠道使用乳果糖、新霉素、庆大霉素、活菌制剂，可调节肠道菌群平衡，抑制肠道内毒素产生及细菌迁徙，减少内源性感染的发生和毒物吸收。

（四）凝血功能障碍

AHF 几乎都伴有凝血功能障碍，新鲜冷冻血浆仅用于出血、手术或侵入性检查的患儿，预防性使用并不能改善预后。血浆置换除能显著降低血中毒性物质浓度外，能使凝血因子含量明显上升。血小板计数低于 $50 \times 10^9/L$ 可考虑输注血小板。

（五）肾衰竭

肝肾综合征及肾功能不全，大剂量袢利尿剂冲击，可用呋塞米持续泵入；限制液体入量；肾灌注压不足者应用清蛋白扩容或按每小时 $2 \sim 4\ \mu g/kg$ 持续滴注多巴胺可增加肾血流量，逆转或减慢肾功能进一步恶化。若伴严重代谢性酸中毒、高钾血症、液体负荷过多及血肌酐超过 $400\ \mu mol/L$（$4.5\ mg/dL$）时，需行透析或持续性血液过滤疗法。

（六）人工肝支持系统

包括非生物型、生物型和组合型 3 种。非生物血液通过透析、灌流装置或经过血浆交换，其中的毒性物质包括中分子、小分子以及与蛋白质结合的毒物，分别被吸收与清除，清除毒性物质，延长肝脏生存时间，让残存肝细胞迅速再生。目前，人工肝支持系统与实际要求还有很大差距。国外多采用人工肝支持系统进行替代治疗，是肝移植手术的前期治疗措施之一。目前以血浆置换、血液灌流、连续血液净化为基础的支持系统和以蛋白吸附再循环为基础的 MARS 系统是主要的支持模式。血浆置换（PE）是采用血浆分离器将 ALF 患者的血浆分离出来，代之以新鲜冷冻血浆或人血清蛋白溶液，既可去除血液的中、小分子及与血浆蛋白结合的大分子毒性物质，又可补充多种生物活性物质，对对乙酰氨基酚中毒者疗效明显。血清胆红素水平降低可作为 PE 解毒功能的指标。凝血因子水平既是 AHF 预后的指标，也是决定是否停止 PE 治疗的指标。经 PE 治疗后凝血因子恢复正常，预后良好，反之则预后不佳，须考虑其他疗法。

（七）肝移植

原位肝移植（OLT）是目前治疗 AHF 最有效的方法，在儿科领域已有较多成功的报道。随着亲体活体肝移植技术的推广，肝源问题得到了良好的解决，使得儿童肝移植的排异反应减少，存活率明显提高。长期抗排异反应治疗和巨细胞病毒（CMV）、肝炎病毒感染是面临的主要问题。各型终末型肝衰竭（急性、慢性）均是肝移植的指征。OLT 的适应证为 PT > 100 s，或下列 5 项中具备任何 3 项者：①年龄 < 10 岁；②戊型肝炎、氟烷诱发肝炎或药物反应所致；③脑病开始前黄疸持续时间 > 7 d；④PT > 50 s；⑤血清胆红素 > 300 $\mu mol/L$。OLT 的绝对禁忌证包括难以控制的颅内高压、难治性低血压、脓毒血症和急性呼吸窘迫综合征。

（八）生物人工肝

非生物型人工肝支持系统如血液透析、活性炭和树脂血液灌注，临床虽已广泛应用，但效果有限。生物人工肝（BAL）是内有大量肝细胞的空心纤维生物反应器所组成，为成功过渡到 OLT 争取时间，临床应用前景良好。

（九）肝细胞移植和促生长因子

已有用冷藏的人肝细胞经门静脉注入治疗儿童 AHF 成功而无须做 OLT 的报道。为减少肝细胞坏死、促进肝细胞再生，可酌情使用促肝细胞生长素和前列腺素 E_1 脂质体等药物，但疗效尚需进一步确认。

（十）免疫调节治疗

非病毒感染性肝衰竭，如自身免疫性肝病及急性酒精中毒（严重酒精性肝炎）等可采用肾上腺皮质激素治疗。其他原因所致的肝衰竭早期，若病情发展迅速但无严重感染、出血等并发症者，也可酌情使用。为调节肝衰竭患者机体的免疫功能、减少感染等并发症，可酌情使用胸腺素 α_1 等免疫调节剂。

（十一）其他

胰高血糖素—胰岛素疗法对 AHF 有一定疗效，可防止肝细胞坏死、促进肝细胞再生、改善高血氨症及氨基酸代谢。剂量：胰岛素 4～10 U，胰高血糖素 0.4～1 mg，加入 10% 葡萄糖注射液 150～250 mL 中静脉滴注，每天 1 次，2 周为 1 疗程。促肝细胞生长素（HGF）能促进肝细胞再生，恢复肝细胞功能。剂量为每次 20～100 mg 加 10% 葡萄糖注射液 100～200 mL 内缓慢静脉滴注，每天 1 次，共 2 周。病情稳定后减半量，总疗程 1 个月。

肾上腺皮质激素无益于对 AHF 患者脑水肿的预防和治疗，对生存率也无改善。

八、预后

儿童 AHF 预后较成人相对为好，主要取决于病因及肝性脑病的分期。借助重症监护和救治技术，目前对乙酰氨基酚过量和甲型、乙型肝炎所致的 AHF 生存率已达 50%～60%，而戊型肝炎、急性起病的肝豆状核变性所致的 AHF、肝性脑病Ⅳ期及并发多脏器功能衰竭的 AHF 则预后很差。临床研究表明，不管肝性脑病的分期情况如何，如患儿肝性脑病开始前黄疸持续时间已 >7 d、PT >50 s、血清胆红素 >300 μmol/L（17.5 mg/dL），则预后不佳。近年来，OLT 的应用已使原来预后极差的患儿生存率大为改善。

（张　慧）

第九节　溶血尿毒症综合征

一、概述

溶血尿毒症综合征（HUS）是一种累及多系统、以 Grasser 三联症（即微血管病性溶血、急性肾衰竭和血小板减少）为主要特征的临床综合征，是小儿急性肾衰竭常见的病因之一。根据其发病有无前驱症状（腹泻），分为典型 HUS 和非典型 HUS。1/3 以上的 HUS 患儿可有神经系统受累的表现。由于 HUS 与血栓性血小板减少性紫癜（TTP）在病因、发病机制、病理改变和临床表现方面难以精确区分，目前越来越多的学者认为两者是同一疾病不同的临床表现，可统称为 HUS/TTP 或血栓性微血管病（TMA）。HUS 为病变以肾脏累及为主的肾限性 TMA，肾衰竭是其主要特征；TTP 则为系统性 TMA，表现以神经系统症状为主。随着诊疗技术的日趋完善，HUS/TTP 的预后已有所改观。

二、病因

HUS 的病因尚不明确，下列外源性或内源性因素可能与 HUS 的发病有关。

1. 感染

感染是诱发儿童 HUS 的首要因素，根据诱因可以分为志贺样毒素（SLT）相关 HUS 和非志贺样毒素相关 HUS。细菌（如大肠埃希菌、志贺痢疾杆菌、肺炎链球菌和沙门菌）感染及病毒（如柯萨奇病毒、埃可病毒、流感病毒、人类免疫缺陷病毒）感染均可诱发 HUS。

有资料表明，出血性大肠埃希菌（EHEC）O157：H7 是引起一些地区流行性感染性腹泻相关的 HUS 的主要病原体，O157：H7 主要存在于家畜肠道、未煮熟透的肉类和未经消毒的牛奶。儿童暴发流行的 EHEC O157：H7 感染中，可有高达 53% 的患者发生 HUS。

2. 药物

长春新碱、丝裂霉素、顺铂、氟尿嘧啶、柔红霉素、阿糖胞苷等抗肿瘤药物可引起化疗相关性 HUS，环孢霉素等免疫抑制剂也可诱发 HUS，偶见奎宁引起 HUS 的报道。

3. 器官移植

骨髓移植及肾移植后均可发生 HUS，发生率分别为 3.4% 和 6% ~9%。一旦发生骨髓移植后 HUS，预后凶险，可能与大剂量化疗、放疗、排异反应、感染等有关。

4. 免疫缺陷病

如先天性无丙种球蛋白血症和胸腺无淋巴细胞增生症。

5. 遗传及基因突变

HUS 可在同一家族的兄弟姐妹中相继发病。目前认为，其为常染色体隐性遗传，系血管性血友病因子（vWF）裂解蛋白酶重度缺乏，导致 vWF 多聚体增多，损伤内皮细胞。家族性 HUS 预后不良，病死率达 68%。近年来，也从一些 HUS 患者中发现有补体调节因子基因突变现象，如补体因子 H、补体因子 I 及补体膜辅助蛋白基因。

6. 其他

一些自身免疫相关性疾病如系统性红斑狼疮、类风湿性关节炎、抗磷脂抗体综合征、恶性肿瘤及妊娠，均可引起 HUS，成人多见。

三、发病机制

HUS 的发病机制尚不明确。不同致病因素引起 HUS 的发病机制不尽相同，但毛细血管内皮细胞损伤是其共同的致病途径。受损的内皮细胞启动凝血系统，致血小板在局部聚集、血栓形成和纤维蛋白沉积，使红细胞和血小板流经时遭受机械损伤而破坏，引起微血管性血栓、溶血性贫血和血小板减少；在肾脏，微血管性血栓致肾内循环障碍，进而发生急性肾衰竭。研究表明，HUS 发病机制涉及以下几个方面。

1. 内毒素及神经氨酸酶致内皮细胞受损

EHEC 在肠道内产生内毒素，主要有两种：一种是志贺样毒素，又称维罗毒素，可结合到内皮细胞表面的糖脂质受体上，经吞噬进入胞质后分解为 A 链和 B 链。A 链可裂解核糖体转运 RNA 的腺嘌呤，使蛋白合成障碍致细胞受损或死亡；SLT 尚有诱导肾细胞凋亡作用，细胞凋亡在 HUS 的发病过程中起一定作用，且凋亡细胞数与疾病严重度相关。另一种是细菌脂多糖（LPS），LPS 通过上调纤溶酶原激活抑制剂和下调血栓调节素表达而损伤内皮细胞，促进血栓形成。LPS 尚可促进白细胞和血小板黏附在内皮细胞上。

肺炎链球菌产生的神经氨酸酶可分解 N-乙酰神经氨酸，使被其掩盖的 T-F 抗原暴露于循环 IgM 抗体，IgM 抗体与血小板和内皮细胞上的 T-F 抗原结合，导致血小板凝聚和内皮细胞损伤。

2. 细胞因子作用

许多细胞因子参与 HUS 发病，肿瘤坏死因子、白细胞介素-6（IL-6）、IL-8、IL-1β 等释放增加。TNF 可诱导上皮细胞促凝血活性及 GB3 受体表达；IL-6 是疾病活动性的一个标志物，与疾病严重程度和预后有关；IL-8 是一种白细胞激活剂，白细胞激活后释放弹力蛋白酶，使其与内皮细胞黏附性增高，参与发病并加重病损。

3. 前列环素和血栓素 A_2 失衡

正常内皮细胞可合成前列环素（PGI_2），具扩张血管和抑制血小板聚集作用，与促进血小板凝聚的血栓素 A_2（TXA_2）保持动态平衡。HUS 患者 PGI_2 低下，可能与发病有关，推测患儿缺少某种刺激产生 PGI_2 的血浆因子或存在 PGI_2 合成酶抑制物，还有可能 HUS 患者对 PGI_2 降解加快有关。

4. 凝血与纤溶系统异常

促血小板凝聚物质如血小板激活因子（PAF）、体内存在 vWF CP 抗体使 vWF 多聚体异常增多；血小板释放产物如 β-血栓球蛋白（β-TG）等增加；内皮细胞释放组织因子，激活凝血系统，微血栓广泛形成；纤溶破坏，D-二聚体和纤溶酶原激活物抑制因子降低。

5. 其他

内皮素——氧化氮轴和免疫功能紊乱在 HUS 的发病中也可能起到一定作用。

四、病理

肾脏病理改变以血管内血小板聚集伴纤维素沉积、微血栓形成为特点，分 3 型。

（一）肾小球型

小儿多见，肾小球毛细血管内皮细胞肿胀、脱落，内皮细胞下间歇增宽，可见系膜细胞插入现象。肾小球毛细血管腔狭窄、有微血栓形成和节段性纤维素性坏死。可见新月体形成。

（二）血管型

以入球小动脉、小叶间动脉和弓状动脉分支为主，可见动脉内膜水肿、纤维素坏死、血管腔内血栓形成、血栓机化、血管内膜葱皮样增生。

（三）皮质坏死型

此型是较大的肾内动脉血栓形成和闭塞的后果。免疫荧光检查可见肾小球内纤维蛋白原沉积，有时见 IgM 及 C3 沉积在肾小球毛细血管壁。

五、临床表现

临床表现典型者常有前驱症状，以胃肠道表现为主，多有腹痛、腹泻和呕吐，可有发热、嗜睡、乏力、食欲缺乏等非特异性表现。腹痛严重者伴腹肌紧张，酷似急腹症；腹泻可为水样便，多见血便和黏液便。此期多持续数天，偶有达 2 个月者。

前驱期后经数天无症状期进入急性期，出现溶血性贫血、急性肾衰竭和血小板减少。患儿明显苍白，临床所见黄疸不显著或仅面部呈柠檬黄色。初期可屡有溶血危象发生，于数小时内血色素下降 30～50 g/L；急性肾功能减退临床表现轻重不一，轻者仅短暂尿量减少，肾功能轻度减退，但多数患儿呈少尿性急性肾衰竭，少尿可持续达 2 周以上，同时有氮质血症、代谢性酸中毒、高钾血症等其他急性肾衰竭的表现，并可由于贫血、高血容量和电解质紊乱等引发充血性心力衰竭；血小板减少致出血倾向，以消化道出血为主，可见皮肤瘀斑，偶见硬膜下出血或视网膜出血。

HUS 存在广泛的微血管血栓形成，可导致多系统损害，除胃肠道和肾脏外，尤以中枢神经系统受累多见，是最常见的死因。神经系统症状表现有易激惹、嗜睡、焦虑、紧张、幻觉、定向障碍、惊厥和昏迷，部分留有神经系统后遗症，如学习困难、行为异常，严重者可见智力低下或癫痫。心血管系统受损表现为高血压、心律失常和心功能不全；胰腺受损者可出现暂时性或永久性胰腺内分泌功能不全；可有短暂的肝损害，偶见胆汁郁积性黄疸；肺、肌肉、皮肤及视网膜损害少见。

临床上依病情轻重分为轻型和重型，重型标准包括：血红蛋白 < 60 g/L、BUN ≥ 17.9 mmol/L、有少尿或无尿和（或）严重并发症（如高血压脑病、肺水肿等）。

六、辅助检查

1. 血液检查

血常规示血红蛋白和血细胞比容下降，血小板计数下降，镜检可见异型红细胞及碎片，网织红细胞计数增高。生化检查示有代谢性酸中毒、高血钾、高血磷和低血钙、稀释性低血钠、氮质血症、胆红素及转氨酶增高、总蛋白和清蛋白降低，血乳酸脱氢酶增高。可见补体 C3 水平降低。累及胰腺者有高血糖。凝血因子检查结果与病程有关，早期可有凝血因子时间延长、纤维蛋白原降低、纤维蛋白降解产物增高及凝血因子 II、VIII、IX 及 X 减少，但数天后即恢复正常。注意随访心肌酶谱。

2. 尿检查

血尿、蛋白尿和血红蛋白尿，尿沉渣镜检有红细胞碎片、白细胞及管型。

3. 粪便检查

典型的腹泻后 HUS 有赖于粪便细菌培养和血清学分型。用免疫磁分离技术分离 EHEC O157：H7，较培养方便快速。

七、诊断

患儿有前驱胃肠症状史，临床见急性溶血性贫血、血小板减少和肾功能急性减退，表现为面色苍白、尿量减少，尿检红细胞、蛋白及管型，血常规呈贫血状，血小板下降，涂片见异型红细胞和碎片，血生化示急性肾衰竭改变，即可诊断本症。婴儿期应注意与中毒性、缺血性肾小管坏死区别，年长儿则应与结缔组织病所致肾脏病变鉴别。

八、治疗

对 HUS 的治疗强调加强支持、早期透析和积极对症处理的原则。

（一）支持疗法

及早加强营养支持，维持水和电解质平衡，控制高血压。

（二）透析疗法

早期透析可明显改善急性期症状，降低病死率。适应证为无尿 >12 h、氮质血症伴脑病或 BUN >53.55 mmol/L、血钾 >6 mmol/L 和（或）心力衰竭、顽固性高血压者。目前，在儿科较为广泛使用的是腹膜透析，也可采用血液透析。

（三）血浆置换疗法

传统采用血浆输入技术，近年来血浆置换技术被广泛采用。由于除了补充血浆成分，血浆置换可以清除血液中的有害毒素和炎症因子，已经证实，血浆置换比血浆输入效果显著。血浆补充或置换能补充刺激 PGI_2 生成的血浆因子，去除 PGI_2 合成的抑制物。当出现肾功能不全或者心力衰竭时，血浆置换更是第一选择，或合用血液透析技术。血浆处理应在征兆出现的 24 h 内，通常血浆交换量每次 40 mL/kg，每天或隔天置换 1 次，3～4 次后逐渐减少，增加血浆置换量能提高治疗效果；不耐受患儿，可以每天分 2 次进行置换，以减少输入的循环血浆，血浆的置换量第一天 30～40 mL/kg，此后 10～20 mL/kg，每天或隔天置换 1 次，3～4 次后逐渐减少，直至完全缓解。

（四）甲基泼尼松龙冲击治疗

能控制溶血的发展，促进肾损伤的恢复。

（五）其他疗法

抗生素、肝素及链激酶、抗血栓制剂（阿司匹林、双嘧达莫）、纤溶药物和维生素 E 等疗效不确切，一般不提倡。对疑有免疫因素参与发病机制者，可静脉输注丙种球蛋白。对有血小板聚集者，可用 PGI_2 静脉滴注，其机制可能为抑制肾小球内血栓形成，利于肾功能恢复。初始剂量为每分钟 2.5 ng/kg，1 周内逐渐加量，疗程 8～12 d；也可用前列腺素 E_1 每次 10 μg，每天 1～2 次，用 7～10 d。剂量大时可致低血压及心律改变。

关于急性期后治疗：急性期后指患儿溶血停止，以乳酸脱氢酶下降、血红蛋白和血小板开始回升为标志。此时，患儿仍有持续尿检异常、反复高血压和肾功能不全。此阶段需注重延缓肾损害进展，控制血压，改善预后。有学者建议参照中华医学会儿科学分会肾脏病学组制定的《小儿肾小球疾病的临床分类、诊断及治疗方案》中关于紫癜性肾炎和狼疮性肾炎的"临床分型"和"根据临床表现参照病理类型制定治疗方案"的内容进行用药，可明显改善预后。具体为：①急性期后临床表现为肾小球肾炎或蛋白尿、血尿者用雷公藤总苷治疗；②急性期后表现为肾病综合征者用泼尼松治疗；③有条件者行肾活检检查，根据病理改变调整治疗方案，如有新月体形成或局灶节段性肾小球硬化者加用甲基泼尼松龙和（或）环磷酰胺冲击治疗；④对治疗无反应、仍呈肾功能进行性减退者停用激素和免疫抑制剂，以对症和肾替代疗法为主。

有高血压者可长期用血管紧张素转换酶抑制剂（ACEI）控制。对急性期过后暂时无高血压者需进行长期随访，必要时行 24 h 血压监测或踏步车试验，以便早期发现和治疗高血压，延缓肾损害。

九、预后

由于对 HUS 认识的提高和透析技术的广泛应用，病死率已降至 10% 以下。年龄小、有胃肠道前驱症状者，病死率低，肾功能恢复好，终末肾发生率低；而年龄 >3 岁、无胃肠道前驱症状、无尿期 >3 d、有神经系统症状、家族性发病者预后差。远期预后与临床肾脏损害程度及肾脏组织学受损范围有关。约 15% 病例发展成慢性肾衰竭、持续高血压或神经系统后遗症。

（邓琳琳）

第十节　小儿癫痫

一、概述

癫痫为小儿最常见的神经系统疾病，全球约有 1 050 万活动性癫痫儿童及青少年，而在中国估计有超过 500 万的儿童及青少年患有癫痫。在过去 15 年间，随着临床与脑电图诊断、病因诊断水平的不断提高，特别是随着影像学技术的不断发展，小儿癫痫的诊断和治疗水平不断提高。

据估计世界范围内 15 岁以下儿童占全球癫痫人群的 25%，热性惊厥占所有儿科疾病的2%。每年新发癫痫病例 350 万，40% 为 15 岁以下，且 80% 在发展中国家。人口流行病学资料显示，发展中国家癫痫年发病率为（61～124）/10 万人，发达国家为（41～50）/10 万人，出生第一年发病率 150/10 万，至 9 岁以后发病率持续下降，直至 15 岁为止，累积有1.0%～1.7% 的儿童有过至少 1 次惊厥。0.8% 为反复惊厥发作。

在儿童，经历首次不明原因的全身性或部分性惊厥发作的患儿，经过 8 年的随访，其累积复发率为 42%，而其中 5 年后的复发率仅为 3%。多因素研究显示，复发的危险因素包括症状性原因、脑电图异常、清醒状态下发作、有热性惊厥史以及发作后瘫痪。抗癫痫治疗不能改变复发率，约 64% 有惊厥发作史的儿童在成人时可以自行缓解，在这些患者中，仅16% 的患儿仍在继续服药。若除外特殊的癫痫综合征和病因，约 75% 的患者在服用抗癫痫药物之后可以得到缓解，控制 3 年撤药后的复发率为 25%，且不同的癫痫综合征的复发率差异很大：颞部—中央区良性局灶性癫痫为 0，儿童失神 12%，症状性局灶性癫痫 29%，青少年肌阵挛则为 80%。

二、临床表现

1. 全身性癫痫

原发性全身性癫痫在小儿常见，常于婴儿期和青少年期起病，与遗传有关。神经影像检查正常，且不存在皮质形态学异常，由于不同原发性全身性发作之间相互重叠，所以各种表现都包含在内，且社会适应力正常，仅少数病例有行为或学习困难。

惊厥主要表现失神、肌阵挛、强直—阵挛，发作间期脑电图可出现两半球弥漫对称同步发放 3Hz/s 的棘慢波或多棘慢波。

儿童失神占儿童癫痫的 12%，起病多在 5～7 岁，与遗传有一定关系。发作频繁（每天可上百次），持续 10 s 左右，伴有两半球弥漫对称同步发放 3Hz/s 的棘慢波或多棘慢波。90% 的儿童失神常于进入成年之前消失，并不伴其他发作类型。如果失神持续存在，则会出现全身性强直—阵挛性发作，早发和晚发（4 岁或 9 岁）、首选药物耐药、光敏感癫痫提示预后不佳。青少年失神于 10～12 岁起病，部分与青少年肌阵挛重叠，在清醒状态下发作，睡眠剥夺常促发全身强直—阵挛性发作（80%），光敏感性发作（20%），长期预后不清楚。

肌阵挛站立不能性癫痫，是指一类原发性全身性癫痫伴有显著地肌阵挛发作，这些患儿在发作前为健康儿童。肌阵挛发作占儿童癫痫的 20%，多在 2～6 岁起病，肌阵挛发作和失张力跌倒发作每天发作数次，并常出现非惊厥性持续状态和全身强直—阵挛发作。起初发作间期脑电图可正常，之后出现异常。预后不定。即使是前期发作严重的病例，几个月或几年后也可缓解，且不影响认知能力。但有 30% 的儿童会发展成为癫痫性脑病，而留有长久的认知功能损害且发作不能控制。

一小部分肌阵挛站立不能癫痫有 SCNLA 和 GABRG2 基因的突变，父母有热性惊厥附加症，有全身性发作。但肌阵挛站立不能癫痫遗传性很复杂，没有临床对照性研究。

2. 部分性癫痫

原发性部分性癫痫为儿童期最常见的癫痫综合征，病程与年龄密切相关，并且家庭中其他成员也可发病，抗癫痫药物治疗效果好但不清楚是否能改变疾病预后。卡马西平和丙戊酸为首选。

中央区—颞中部棘波的良性儿童癫痫占儿童癫痫的 8%～23%，多在 3～13 岁起病，预后很好，青少年时期缓解。典型发作为睡眠中一侧面部收缩、口齿不清、流涎伴呼噜音，可不伴有意识丧失，有时累及同侧肢体抽搐，可并发继发性全身性发作，发作间期脑电图示典型的双相中央区—颞叶棘波，睡眠中可为双侧，发作频率不定，一些患儿常可以避免药物治疗。有时脑电图不典型，常与伴发失张力发作或其他并发情况同时发生，如由卡马西平治疗脑电图加重等。儿童良性枕叶癫痫发作为原发性部分性癫痫，起病年龄在 6～17 岁，伴有视觉症状，发作后常有头痛，发作间期脑电图表现单侧或双侧枕叶棘慢波发放，闭眼时易诱发，这种发作类表现不到 1%，这一类型在儿童更多表现在 2～8 岁起病，很少与睡眠相关，眼强直伴头向一侧歪斜，呕吐以及半侧阵挛抽搐，须与急性症状性癫痫、急腹症以及枕叶癫痫相鉴别，大多数患儿不需特殊治疗。

症状性部分性癫痫约占儿童癫痫的 40%，根据惊厥症状来确定起源部位，有时与多个脑叶有关，惊厥可有单一症状或多种症状表现，发作表现可与发作起源和泛化后波及的部位相关，初期的发作往往来自癫痫起源病灶，意识改变是判断复杂部分性发作的要素，在简单部分性发作中无意识障碍，亦可为惊厥进一步泛化而无明确定位。发作后嗜睡为儿童癫痫发作后的常见表现，有利于鉴别诊断，头皮脑电图有时会误诊，当神经影像检查正常时，明确癫痫起源十分困难，除非有一系列特征性发作症状出现。

中颞叶癫痫最容易明确，大多数有症状的患儿有海马硬化，并在 MRI 上有表现，40%的患儿幼时有长程热性惊厥史。典型表现多为 5～10 岁起病或更早，有腹部上涌的感觉，伴有恐惧、口部自动症（咀嚼、吞咽、咂唇等），并有意识障碍如凝视、发作后混沌。当累及主大脑半球时，还可表现失语。在婴幼儿，动作减少可能是最突出的症状，可没有明显的自动症（运动减少性惊厥）。发作间期脑电图表现可以正常或单侧或双侧颞叶异常，药物耐受常见，前颞叶切除术或其他选择性切除术，在 80% 的患儿中治疗有很好的疗效。额叶癫痫在儿童中相对常见，惊厥持续时间短（数秒至数分钟），并与睡眠有关，同一患者发作形式单一，表现为从梦中惊醒，继而睁眼，受惊吓样表情常为发作起始表现，不同程度的意识模糊但很快恢复。主观症状很难确定，在躯体不对称强直之后随即出现运动发作或运动亢进性自动症，许多患儿表现近端肢体的一系列动作（运动过度性惊厥）。癫痫样夜间胡言乱语可在睡眠醒来后持续 2～3 min，并可伴有尖叫或逃逸的动作。在清醒状态下，额叶癫痫发作可引起患儿剧烈的跌倒发作，发作间期及发作期脑电图常可正常，或表现为单侧或局限性异常。

在儿童，枕叶癫痫起源难以诊断，因惊厥泛化而掩盖了起始症状，发作初起的幻视

（有色团状物、闪光）与周围视野缺损（偏盲）为典型发作，眼球向一侧侧向运动时有发生，围生期缺氧缺血损伤和皮质发育畸形是常见病因，其他病因包括斯德奇—韦伯综合征、腹部疾病、拉福拉病以及线粒体病等。发作间期脑电图在闭眼时容易诱发。

3. 癫痫性脑病

癫痫性脑病是指由于惊厥或（和）癫痫样发作导致的大脑功能的进行性减退。出生后至 3 岁的所有癫痫中癫痫性脑病约占 40%。癫痫性脑病的诊断有利于癫痫综合征的分类和诊断，一些癫痫综合征如婴儿痉挛、严重肌阵挛癫痫、睡眠持续棘慢波发放癫痫、伦诺克斯—加斯托综合征等，无论病因如何或脑电图异常严重程度如何，常表现为癫痫性脑病；而一些癫痫综合征则预后良好，如良性运动性癫痫，病情也可能发生进展，当出现睡眠严重的棘慢波发放时，则会出现如学习和语言功能障碍。同样，局灶性持续性棘慢波发放与相应部位大脑皮质功能障碍有关。肌阵挛—站立不能型癫痫很难预测其是发展为癫痫性脑病，还是很快缓解不伴有任何认知问题，不管其一开始时的临床和脑电图表现如何。目前还不清楚是哪些因素（包括临床和脑电图）与这类病例病情预后有关。最后，儿童癫痫性脑病的一些特定情况，具有高致痫性癫痫活动扩散至远端皮质，导致这些区域的大脑皮质功能受损。

虽然对癫痫性脑病在早期即给予积极的治疗，大多数病例仍需要长期治疗，也主要根据经验选择药物，手术治疗只对选择的适合病例有效。仅仅对一些癫痫综合征在早期药物治疗有效时可以判断其长期预后。对大多数病例来说，潜在病因比单纯确定认知功能要重要得多。

（1）婴儿痉挛（West 综合征）：典型的婴儿痉挛通常在婴儿期起病，常对传统抗癫痫药物耐药，并伴有发育迟滞或进行性减退，脑电图表现为高峰失律。在 West 综合征中，这些表现集于一身，而婴儿痉挛则不一定有典型脑电图表现或发育迟滞。在美国，累积发病率活产儿为 0.29‰，10 岁时年龄特异性患病率为 0.20‰。癫痫痉挛发作在较大年龄儿童中少见，婴儿痉挛表现为频繁而短暂（0.5～2 s）的丛集性发作，以颈部屈曲或伸展伴上肢外展或内收，每天重复发作数次或成串发作，数次发作后伴疲倦、嗜睡。不对称性发作往往提示一侧大脑病损，单侧病损有时也可表现对称性发作。可伴有其他发作类型，70% 的患儿在发作前即有发育迟滞，环境适应能力下降，缺乏视觉跟踪，其病时常能观察到孤独性退缩表现。

严重脑病变的患儿脑电图中常缺乏典型的高峰失律表现，如结节性硬化、无脑回畸形。临床常误诊为肠痉挛、惊恐、拥抱反射或耸肩等，痉挛发作的延续时间差别很大，取决于治疗效果和缓解趋势以及演变为其他发作类型等因素，自发性缓解罕见，约 50% 患儿在 3 岁之前发作停止，90% 的患儿 5 岁之前发作停止。

原发性或隐源性痉挛可出现在看似正常的婴儿，症状性痉挛见于发育迟滞或有脑部病变的婴儿，特别是缺氧缺血脑病和大脑发育畸形。家族聚集性发作罕见。预后更多取决于病因而非治疗。预后不良因素包括症状性、起病早（出生 3 个月内）、已有其他惊厥发作、脑电图为非对称性表现和治疗后复发。预示预后良好的因素包括隐源性、头颅 MRI 正常、典型高峰失律、药物治疗很快控制、起病后无明显发育减退。约 80% 的患儿留有认知或行为障碍，而在隐源性婴儿痉挛病例中仅有 1/3。约 50% 伴有其他的发作类型。文献报道死亡率在 5%～31%，累积死亡率或长期随访的患者死亡率更高。

婴儿痉挛需与一些早期发作预后不佳的少见疾病如早期婴儿癫痫性脑病、早期肌阵挛性脑病相鉴别。

（2）伦诺克斯—加斯托综合征：临床主要表现为强直发作、失张力发作、不典型失神发作，脑电图显示广泛棘波和慢波发放。约占所有儿童癫痫的2.9%，发病高峰年龄在3～5岁，认知能力和精神障碍常见，30%的病例起病前发育正常，多由神经移行性疾病和缺氧性脑损伤引起。约40%的患儿之前有婴儿痉挛发作，睡眠中强直性发作常见，清醒时可因强直发作和失张力发作而跌倒，不典型失神可呈非惊厥持续状态，认知能力进行性减退。约80%的患儿发作持续终身，为症状性，起病越早，预后越差。长期随访研究报道死亡率在17%以上。

（3）德拉韦综合征：又称婴儿严重肌阵挛癫痫，约占儿童癫痫的1%，起病表现为发热情况下出现重复和长程单侧或全身性阵挛发作，生长发育可以正常，之后出现无热发作，并可表现为不典型失神、肌阵挛发作或部分性发作。约25%的病例为光敏感性癫痫或自我诱发。认知能力进行性减退在起病后的第2～3年出现，最终停滞。大多数患儿没有语言功能，并有注意力缺陷和多动。神经影像学可以正常，EEG开始可以正常，之后表现全面或多灶性异常，死亡率在16%左右，猝死和意外为主要死因。惊厥可持续至成人，60%的患儿有SCN1A基因突变。

（4）获得性癫痫性失语（兰道—克勒夫纳综合征）：为少见但严重的致残性疾病，常隐匿起病或突然起病，丧失语言理解能力（听觉性认识不能），随后出现进行性或波动性语言表达能力，起病年龄在3～7岁，60%的患儿以部分性发作作为首发症状，但有25%没有惊厥发作，在儿童期常被忽视，EEG主要表现在双侧或一侧颞顶部异常，EEG异常放电干扰正常听觉诱发电位，提示癫痫导致听觉功能障碍，关于失语的预后尚不确定，5岁之前起病、听觉区EEG持续异常则提示预后不良。患儿语言功能可恢复或遗留永久的轻到重度缺陷。尽管有少量病损报道，但确切病因尚不清楚。

（5）慢波睡眠持续性棘慢波癫痫综合征（CSWS）：对于慢波睡眠持续性棘慢波癫痫综合征，EEG表现为睡眠相关的持续痫样放电，可持续数月至数年，认知能力进行性减退，可见于原先正常的患儿或生长发育迟滞的患儿，大脑病损，特别是多小脑回畸形和脑穿通畸形可见于30%～50%的病例。起病隐匿，3～5岁始出现惊厥，表现夜间局限性发作，类似于运动性发作，数月后，持续性棘慢波发放伴有不典型失神或失张力失神。智能水平显著下降，伴有注意力缺陷和多动，有时可伴有语言障碍和孤独症表现。长期随访癫痫发作可以改善，但大多数患儿认知功能持续异常。长程的慢波睡眠持续棘慢波发放为预后不良的主要因素，良性不典型部分性癫痫综合征与该综合征表现相似。

4. 光敏感性癫痫

光敏感性癫痫是由环境光刺激促发的惊厥，发病年龄高峰为11岁，光敏感性仅仅指利用光刺激诱发脑电图异常，在4%的健康儿童或青少年也可发生，光诱导性失神发作、肌阵挛发作，以及全身强直—阵挛性发作，可见于原发性全身性癫痫和德拉韦综合征，在打游戏机或看电视时（特别是50 Hz屏幕时）发生单次或重复发作，可以没有既往发作病史。发作可呈全身强直—阵挛性发作或长时间的视觉症状和呕吐，有时可有自我感应，表现在光源前凝视或眨眼，或在对比度大的图像前出现发作，可以是失神发作或肌阵挛发作。

对视觉刺激过于敏感，是与视皮质不能通过正常的皮质放大控制来对高亮度或对比度大的信号传入进行处理所致的。对发作不频繁的患儿只需给予预防即可，在观看 50 Hz 屏幕电视时，可通过调亮周围环境光线，并距离 2.5 m 观看以降低其刺激，100 Hz 屏幕电视较少促发。视频游戏应避免，若需治疗，可选用丙戊酸，偏光眼镜或屏幕滤光器对严重发作的患儿有帮助。

5. 热性惊厥

热性惊厥是指在急性发热情况下出现的惊厥，在 3 个月至 5 岁的发病率为 2% ~ 4%，遗传方式涉及常染色体显性遗传和多基因遗传。大多数热性惊厥患儿伴有急性呼吸道感染。另外，在注射白喉—百日咳—破伤风三联疫苗后 24 h 以及接种麻疹、腮腺炎、风疹后 8 ~ 14 d，也可出现惊厥。

当热性惊厥为单次全身性发作、惊厥持续时间 <15 min 时，称为单纯性热性惊厥，若惊厥为部分性发作、反复发作、惊厥持续 15 min 以上，则称为复杂性热性惊厥，常伴有神经系统异常，今后发生癫痫的危险性大，对脑膜刺激征阳性或 18 个月以下的婴幼儿应行腰椎穿刺检查，对发作后长时间无反应或有局限异常表现的患儿应做神经影像学检查，绝大多数热性惊厥发作时间短暂，对于发作持续时间较长的患儿，应给予地西泮（安定）肛栓止痉，热性惊厥复发率为 30% ~40%，预防性治疗仅限于长程发作的病例，新发病例首先采用地西泮肛栓，继而给予丙戊酸或苯巴比妥。不提倡发热期的预防用药。3% ~6% 的热性惊厥会发展为癫痫，主要为原发性全身性癫痫。

6. 进行性肌阵挛性癫痫

进行性肌阵挛性癫痫是一组癫痫综合征，包括拉夫拉病、翁—伦病、肌阵挛癫痫伴破碎红纤维综合征、蜡样脂褐质沉积症及唾液酸沉积症。临床表现为多灶或全身性肌阵挛、全身强直—阵挛发作或阵挛—强直—阵挛发作，光敏感性、认知功能减退以及小脑或锥体外系体征。不同综合征的确定依据起病年龄、进展快慢而定，多数可发现基因异常。

7. 癫痫持续状态

癫痫持续状态为儿科急症，是指惊厥反复发作持续 30 min 以上，发作间期中枢神经系统基本功能不能恢复。70% 的患儿以癫痫持续状态为首发，超过 27% 的患儿有 1 次以上发作。根据发作有无运动表现将癫痫持续状态进行分类（表 9-7），以利患病率和治疗选择的判断。惊厥性癫痫持续状态主要表现全身性或部分性惊厥状态，即使仅有局限性的抽搐或眼球的痉挛也较部分性发作严重。病因决定癫痫持续状态的预后，不同年龄病因有所不同，热性惊厥状态（20% ~30% 的病例）常发生于婴儿和低龄儿童，无惊厥史或中枢神经系统感染。原发性癫痫持续状态（16% ~40% 的病例）发生在无任何病损的原发性癫痫患儿。症状性癫痫持续状态（14% ~23% 的病例）常发生在儿童，伴有皮质发育不良或癫痫性脑病。急性症状性惊厥性癫痫持续状态（23% ~50% 的病例）常伴发有急性中枢神经系统病变，占了 1 岁以下癫痫持续状态的 75% 和 3 岁以上的 28%。急性症状性癫痫持续状态死亡率可高达 20%，在发展中国家，婴儿中枢神经系统感染引发的癫痫持续状态常被忽视，其次为外伤、缺氧缺血脑损害、代谢性疾病、电解质紊乱等。突然撤药也常诱发癫痫持续状态。同样，药物选择不当或异常反应也可导致癫痫持续状态。部分性癫痫持续状态以部分性运动发作，发作不易控制，常因脑部病变引发，如皮质发育不良。拉斯马森综合征是一种慢性大脑半球炎症，表现为进行性癫痫部分发作持续状态和半侧偏瘫伴张力障碍和认知功能减退，一侧大脑出现萎缩。

表 9-7　癫痫持续状态分类

惊厥性癫痫持续状态	非惊厥性癫痫持续状态
全身性	失神发作
强直	典型失神
强直—阵挛	不典型失神
阵挛	部分性发作状态
肌阵挛	伴发感觉症状
部分性	伴发精神症状
部分性发作	复杂部分性发作持续状态
部分性发作继发全身性发作	慢波睡眠持续棘慢波癫痫
部分性发作持续状态	

代谢或中毒导致的惊厥性癫痫持续状态与神经系统损伤有关，特别是在海马 CA1 区和 CA3 区、杏仁核、小脑皮质、丘脑和大脑新皮质。

若癫痫持续状态不能通过临床病史明确原因，或表现为局限性体征，则应做头颅 CT 检查。发热病例应考虑中枢神经系统感染，应做腰椎穿刺检查。对婴儿期原发性的耐药的癫痫持续状态应常规使用 100 mg 吡哆醇。单侧大脑畸形所致的癫痫持续状态应予以手术治疗。

全身性非惊厥性癫痫持续状态主要表现为完全的意识丧失或反应下降、流涎以及不能维持步态平衡（不典型失神状态），多见于癫痫性脑病，被认为是昏迷的原因之一，约占昏迷患者的 8%，临床无惊厥发作，在儿童，特别是发育障碍的患儿，常不被认识，EEG 往往显现为持续的、弥漫性的棘慢波发放。部分性非惊厥性癫痫持续状态不常见，可以表现为意识改变伴精神症状，有时很难与全身性非惊厥性癫痫持续状态相鉴别。EEG 对诊断至关重要，在快乐木偶综合征和环状 20 号染色体综合征中，可以表现为特殊的非惊厥性癫痫持续状态。非惊厥性癫痫持续状态虽然不常危及生命，但仍需在脑电图监护下给予迅速有效的治疗，并除外有可能危及生命的病因。

总的死亡率在 6%，而惊厥性癫痫持续状态为 16%，急性症状性癫痫持续状态以及持续状态并发进行性癫痫脑病为死亡的主要原因。在急性症状性癫痫持续状态后癫痫继续发作的危险性为 41%，特别是在以癫痫持续状态为首发症状或症状性的患儿，应给予维持治疗。

三、辅助检查

1. 常规检查

（1）脑电图检查：脑电图可能提示发作性异常，脑电图有发作性的棘波或尖波、棘慢波或尖慢复合波、高幅波等，但应注意在 5%~8% 的健康儿童中可以出现发作间期脑电图异常。睡眠脑电图可以将常规脑电图 60% 的阳性率提高至 90%。间歇性光刺激和过度换气试验在儿童脑电图检查中是必要的，视频脑电图配合实时肌电图、心电图和眼动电流图，对于鉴别各类临床复杂情况具有重要价值。长程动态脑电图对捕捉惊厥发作以及量化发作具有重要意义。当临床有明确发作史时，正常发作间期脑电图并不能排除癫痫诊断，因头皮电极仅能反映近头皮的浅表皮质的电活动，而不能描述颞中叶或深部皮质的电活动。

（2）影像学检查：CT 扫描可显示小的钙化、骨质和结构，急诊 CT 指征包括惊厥持续状态、了解头颅外伤等，虽然小儿单纯性热性惊厥和典型的原发性癫痫不需要 MRI 检查，但非原发性部分性癫痫是做 MRI 检查的指征。惊厥症状学和脑电图检查可指导影像学检查。

皮质发育异常是引起儿童症状性癫痫最常见的原因，在出生后 6 个月内，需要做 T_2 加权像来明确有无皮质发育异常，而 T_1 加权像主要对发现大脑成熟度更有帮助，如了解髓鞘形成的情况。高 T_1 加权像强化反差显像以及水抑制反转显像，可在随访和判断预后方面有帮助。选择 1.5 mm 3D 序列显像对海马结构和皮质发育区域有帮助。

功能性神经影像主要针对癫痫需手术的患儿，并以尽量减少创伤性检查为目的，特别是颅内脑电图检查和异戊巴比妥钠试验，氢磁共振质子波谱能显示异常 N-乙酰天冬氨酸和肌酐比值或两者的值，可发现神经元功能不良和神经胶质增生。功能 MRI 可用于显示皮质功能区，并研究与癫痫起源病灶的关系，这一技术因需要良好的技术和配合，只能用于 7 岁以上的患儿。

2. 其他检查

正电子体层扫描（PET），通过 2-脱氧-2（^{18}F）荧光-D-葡萄糖测定大脑葡萄糖和氧代谢。局灶性低能量可能与癫痫起源病灶一致，这在磁共振中不能看到，利用 PET 追踪氟奋乃静，后者能与 GABA-A 亚单位受体结合，从而更为敏感且清晰地显示癫痫起源灶。

单光子发射计算体层扫描（SPECT），利用 ^{99m}Tc 测定局部脑血流，癫痫起源病灶在发作期显示血流增加而在非发作间期显示血流减低。

四、诊断

1. 癫痫的诊断步骤

第一步是判断临床发作是否为癫痫发作。许多非癫痫性的发作在临床上需与癫痫发作相鉴别（表9-8）。

表9-8 儿童常见的非癫痫性发作

躯体性癫痫	心理性癫痫
晕厥/猝倒	心理障碍
脑血管病（TIA，偏头痛）	情感性擦腿，屏气发作
阵发性内分泌障碍	发作性习惯性抽动，
睡眠障碍（夜惊，梦魇，梦游，遗尿，睡病）	发怒，惊恐
呼吸暂停	癔症性发作
多发性抽动	头痛，腹痛，过度换气
胃食管反流	精神病性发作
	非癫痫性强直发作

第二步是在诊断为癫痫发作的基础上根据临床发作和脑电图表现，对癫痫发作类型进行分类。在进行脑电图和影像学检查后，有 2/3 病例可在早期进行分类，其余 1/3 在起病 2 年内可以进行分类。

第三步是根据患儿的临床发作、脑电图特征、神经影像学、年龄、预后等因素，对癫痫的病因进行分析，并对癫痫综合征、癫痫相关疾病以及癫痫性脑病等进行诊断。

第四步是对患儿的全身发育和相关脏器功能以及心理、生长发育等进行检查和整体评估。国际抗癫痫联盟将诊断划为 5 个部分或 5 个诊断轴：描述发作期症状（轴1），描述癫痫发作的类型（轴2），癫痫综合征（轴3），与癫痫或癫痫综合征相关的常见疾病（轴4），WHO 国际功能、残障与健康分类标准对损伤状况进行评估（轴5）。

2. 病因诊断

引起癫痫的病因很多，临床分为原发性、继发性和隐源性癫痫。

（1）原发性（特发性）癫痫：致病原因尚未发现或仅与遗传相关。

（2）继发性（症状性）癫痫：为具有特殊病因的癫痫，其癫痫发作为器质性脑损伤的症状之一。

局部和脑部疾病包括：①先天性异常，如结节性硬化、脑三叉神经血管瘤病、神经纤维瘤病、脑发育缺陷（脑积水、脑膨出、小头畸形、巨脑畸形、脑穿通畸形）等，多在婴儿和儿童期起病；②外伤，产伤、新生儿颅内出血及任何年龄的颅脑外伤；③炎症，包括各种原因的宫内感染，颅内细菌、病毒、真菌、寄生虫感染；④妊娠期疾病，母亲妊娠期用药、中毒、放射损害等；⑤颅内原发性或继发性肿瘤；⑥脑血管病，脑动脉瘤、脑动静脉畸形、脑动脉炎、脑梗死、脑出血等；⑦变性性疾病、胆红素脑病、各种原因引起的脑萎缩。

全身或系统性疾病包括：①脑代谢障碍，低血糖、低血钙、苯丙酮尿症、甲状旁腺功能减退、半乳糖血症、脂质代谢病等，严重水电解质紊乱、尿毒症、肝性脑病、维生素缺乏和依赖；②各种全身感染所致的中毒性脑病、脑水肿、颅内压增高等；③中毒，金属中毒、药物中毒、食物中毒、一氧化碳中毒等。

（3）隐源性癫痫：怀疑有病因，但通过现有的检测未能明确的。

五、鉴别诊断

1. 屏气发作

婴幼儿较多见，多发生在 6～18 个月，有自限性，4～5 岁自行缓解。发作必须有诱因，如发怒、哭闹、疼痛刺激、跌倒。本病有青紫型和苍白型两种发作形式。屏气发作时与强直—阵挛发作相似，有的甚至可出现角弓反张、尿失禁，发作后一切正常，发作时脑电图也正常。

2. 晕厥

多发生在持久站立、排尿或咳嗽时，发作有短暂意识丧失及上肢短促阵挛，须与失神发作鉴别。晕厥发作前有自主神经系统功能不稳定的症状如出虚汗、苍白、头昏和黑矇，脑电图正常。血管抑制性晕厥多发生在持久站立后，平卧后恢复。由平卧体位迅速转成直立体位可有一过性低血压变化而晕厥。

3. 睡眠障碍

夜惊多发生在 3～5 岁的儿童入睡后不久，眼球运动处于快动相时，外界的弱刺激可引起强反应、惊醒、突然坐起，呈恐怖相，次日不能回忆，有自限性，进入学龄期而自行缓解。

4. 习惯性阴部摩擦

小儿在无意中下肢交叉摩擦外生殖器引起快感，日后形成习惯，主动频繁摩擦，可出现两颊潮红，两眼凝视，额部微微出汗。多发生在单独玩耍时。女孩较男孩多见。脑电图正常，须与颞叶癫痫的早期相鉴别。

5. 低血糖发作

多发生于早晨空腹，面色苍白、多汗、恶心、饥饿感，严重者可抽搐。婴幼儿低血糖发作很少有典型表现，但肌张力低。口服糖水并平卧后恢复。空腹血糖低，脑电图正常。

6. 癔症性抽搐

发作与精神因素刺激有关，晕厥时慢慢倒下不受伤，四肢抽动杂乱无规律，虽然呼之不应但意识清楚，给予恶劣气味、针刺后可大声喊叫，无神经系统阳性体征，脑电图正常。

六、治疗

癫痫治疗的目的是控制或减少发作，消除病因，减少脑损伤，维持正常的神经精神功能。

（一）一般治疗

尽量保证癫痫患儿的正常的日常生活，饮食与正常儿童相同，保证充足睡眠，允许入学并参加各种正常活动，对有智力低下或行为障碍的患儿应进行特殊安排和教育。对发作未完全控制的患儿，应限制爬高、骑车、游泳等，避免各种诱发因素，如饮食过量、睡眠不足、过度兴奋或劳累、情绪波动等。对婴幼儿癫痫患儿，一般可按时进行预防接种，但对发作频繁未能很好控制的，则需在医生指导下进行。

（二）药物治疗

对大多数抗癫痫药物来说，其临床作用谱已基本明确，但机制尚不完全清楚，中枢神经系统兴奋性神经传导递质为谷氨酸，通过3种受体发挥作用：N-甲基-天门冬氨酸、红藻氨酸盐/α-氨基羟甲基噁唑丙酸 AMPA、促代谢型受体。主要的抑制性神经递质是 γ-氨基丁酸（GABA），通过两种受体起作用：激活 GABA-A 受体可激活氯离子通道，产生膜电位超极化和快速抑制反应，GABA-A 受体对苯二氮䓬类和苯巴比妥敏感，可调节离子通道开放的频率和时间。GABA-B 受体兴奋则激活促代谢受体使钾离子通透性增加，从而减慢传导。动物实验证实，抗癫痫药物 GABA 能强化作用以及谷氨酸能的致痫作用，使得 GABA 能药物不断发展，但癫痫起源神经网络的神经解剖组织学还不清楚，这也许能解释为什么同一种药物对不同癫痫类型起相反作用。

应根据不同综合征选择抗癫痫药物。了解抗癫痫药物的主要的作用机制和作用谱，对癫痫综合征进行正确的诊断，才能正确指导选择药物。药物的疗效和安全性的研究提供了不同的证据，然而由临床试验获得的结果难以解读，不同的癫痫综合征以及不同病因交织在一起，临床试验的设计很难做到，在对两种或多种药物的比较中发现药物作用差别不大，不能排除所有药物均无效的可能性，以及发作自行缓解或不断改善等结局。抗癫痫药物在儿童中的安全性缺乏足够的研究，常在成人药物应用明确之后，因此在儿童中的应用常滞后。对于分类不清的患儿，广谱而又价格低的药物如丙戊酸、卡马西平推荐作为首选。新的抗癫痫药物需要进一步研究其安全性、药动学和药物监测等，并与传统药物相比较。

当开始单药治疗后出现药物耐药时，可更换另一种药物单药治疗或添加另一种抗癫痫药物，由单药治疗相互转换的过程中需要一定的药物调整期。

决定开始治疗需因人而异，许多患儿单次不明原因的惊厥、热性惊厥、良性部分性发作或青春期孤立发作等，并不增加之后发生惊厥的危险性，因此不必治疗。患儿伴有明显的发育障碍，而癫痫发作轻微，对整个病程无明显影响，而药物治疗增加了不良反应，因此不必抗癫痫治疗。惊厥性癫痫持续状态或症状性癫痫有发育畸形时，很容易再发，需积极治疗。

由于严重癫痫发作导致的死亡应该重视，特别是在神经系统受损时。在惊厥持续状态初期，可以静脉应用劳拉西泮，因为其作用时间长、安全且心肺抑制危险性小，很多常规提出即使是癫痫持续状态发作得以控制，也需要后续给予抗癫痫药物治疗，如静脉应用磷苯妥英，1.5 mg 的磷苯妥英相当于 1 mg 的苯妥英，如果惊厥持续 30~50 min，则应在 ICU 监护下给予全身麻醉。并进行 EEG 监护。咪达唑仑在治疗顽固性癫痫持续状态方面有优势。

临床出现细小发作或临床上发作造成认知能力下降时，应积极治疗。药物敏感的癫痫发作和耐药的复杂癫痫的治疗目的可能完全不同。对于药物敏感性癫痫来说，以达到惊厥控制并且无明显不良反应、单药治疗、所花费用最低为目标，药物选择差别不大。而对于耐药的复杂癫痫来说，其主要治疗目的并非惊厥完全控制，否则将会出现多药联合治疗并大大增加不良反应，这种不良反应和对患儿造成的不良影响则远远大于惊厥本身。多药联合治疗也可能加剧惊厥发作的可能性。减少惊厥发作仅作为疗效的结果之一，更重要的是生活质量的改善，因此要平衡好药物不良反应与惊厥发作程度与频率之间的关系。

临床治疗随访主要观察药物镇静等不良反应，血药浓度监测并不作为常规随访监测内容，但有学者指出一些特定药物或特定情况下应进行血药浓度监测，特别是对于了解苯妥英钠（非线性代谢）、卡马西平（治疗指数窄），血药浓度监测同样可以评估并发症、临床怀疑药物中毒和药物之间相互作用。在儿童，若单药治疗临床无惊厥发作情况下，即使血药浓度水平在有效治疗范围以下，也不必调整药物剂量。相反，对难治病例，药物剂量有时可以调整到耐受范围以上，而不必考虑血药浓度。有时血药浓度对某些药物没有临床价值，并很难说明问题，特别是在药物相互作用、不同蛋白结合率、药物本身对代谢的诱导作用等。

通常，发生在儿童中的认知损害，可能与抗癫痫药物有关，大量与剂量相关的认知方面的影响，均来自自身对照研究，儿童中很少进行对照研究，在对苯巴比妥治疗的儿童研究发现，认知影响大多表现在智商降低以及 P300 波潜伏期增加，电生理研究提示认知信息处理的速度减慢，但这些作用在停药后可以恢复，学习能力改善，提示治疗期用药并不影响后期的智能认知水平。

卡马西平不影响智商，但对儿童的记忆有轻微影响。苯妥英钠可轻度影响智商，但对学习的影响尚不清楚。丙戊酸对记忆的影响较苯妥英和卡马西平轻微，但还需深入研究。在儿童，尚无很好的针对新型抗癫痫药物对神经心理方面影响的研究。在一项对照研究中，丙戊酸可以改善脾气暴躁和情绪不稳。拉莫三嗪、加巴喷丁、左依拉西坦有促使攻击行为发生的危险性，特别是对于有认知障碍的患儿，但还需要做有效的前瞻性对照研究。

对临床症状缓解的病例进行撤药，其最佳时机很难确立，随机对照临床试验的结果表明，治疗持续至惊厥控制需要 2 年以上，而对于特殊的癫痫综合征，因其缓解率低，部分性发作的患儿脑电图异常或减量后脑电图又出现异常，将增加复发的危险性。目前，尚无足够的证据来确定全身性发作患儿的撤药时机。对于容易发生撤药癫痫复发的药物，如苯二氮䓬类、苯巴比妥，减量过程需要 3 个月以上。

（三）酮源饮食治疗

在两项有关酮源饮食治疗儿童癫痫的开放性前瞻性研究表明，酮源饮食对于难治性癫痫有效，但尚无对照研究的资料。没有对特殊癫痫综合征治疗有效的证据，需要对其疗效和安全性进行进一步评价。酮源饮食治疗的机制尚不清楚，富含脂肪、长期维持酮症、维持高的酮体水平与惊厥的控制有关。由于饮食严格限制，患者会出现腹泻、维生素缺乏、肾结石等不良反应，严重者可引起致死性心肌病。

（四）手术治疗

一些耐药的难治性癫痫应用手术治疗可能有效，手术治疗包括切除性手术和迷走神经刺激术。目前主张早期手术评估和干预。切除手术旨在切除癫痫起源病灶，而姑息性或功能性手术则主要是预防或局限惊厥活动的扩散而非控制发作。

手术治疗必须确定药物治疗无效，而且是在合理选择和应用的基础上，根据每个患儿的临床资料，惊厥相关的病变必须进行完整的评估，一旦明确，即应尽快进行术前评估。

1. 切除性手术

手术切除的范围和程度应根据癫痫起源病灶来确定，包括癫痫发作期病灶（如神经电生理获得的惊厥起始皮质），但这不一定与癫痫起源病灶相符。切除致癫痫源性病灶，可以控制大部分患儿的惊厥；描记并切除整个致癫痫区，或至少切除发作期起源灶，会提高病灶切除的疗效，当 MRI 检查显示正常时，只有在欲切除区域以外无独立的致癫痫区，或不导致其他神经系统损害时方能进行手术。通过临床表现、视频脑电图监测、神经心理评估、高分辨率 MRI 可以对癫痫起源进行定位。在选择病例中，MRI 光谱、EEG 实时功能磁共振显像、发作期和发作间期 SPECT 检查、PET 检查，可为手术方案制订提供有利依据。发作间期脑电图描记在定位有疑问或决定切除范围时有帮助。植入深部电极或硬膜下网格电极可以在术前进行癫痫起源和扩散的评估。

儿童癫痫手术效果取决于合适病例的选择和疗效的评判指标和方法。许多癫痫中心仅仅采用简单的惊厥改善评分。而儿童手术疗效的判断应包括运动发育状况、认知能力、行为等方面，以及术后需要用药的情况。虽然近期有关于大脑半球切除术后认知水平和行为能力的研究报道，但没有疗效方面的统一标准和最佳指标。在小儿，颞叶切除后惊厥控制无发作占78%，而颞叶外或多病灶切除的术后惊厥控制率仅 54%，儿童肿瘤切除后癫痫无发作率在82%，皮质发育异常的术后无发作率在 52%，对于术前资料有限、无明确病灶的儿童，手术预后不佳，对继发性获得性病灶，半侧大脑半球切除术后惊厥控制可达 82%，而进展性疾病仅 50% 惊厥能得以控制，发育畸形仅为 31%。有报道，手术可部分改善认知和行为能力。对一些术前已有偏瘫和视觉障碍的患儿，虽然绝大多数患儿最终无法改善，甚至加剧，但一些患儿中偏瘫症状仍能得到不同程度的改善。

2. 姑息性手术

胼胝体切除术为大脑中线切断，主要为了抑制由于大脑半球间的惊厥传播导致的双侧大脑半球同步电发放，为了避免断开综合征，经常只切断胼胝体的前 2/3，只有在前部胼胝体切除无效时才考虑完全切除术。术后可发生部分性发作，但跌倒发作可以减少。

多处软脑膜下横切术已成功应用于位于大脑皮质重要区域的局灶惊厥，特别是当癫痫电活动扩散导致邻近或远端皮质区功能障碍时，例如，若癫痫活动扩散至水平纤维，正常皮质功能通过垂直神经元柱起作用，则经多处软脑膜下横切术后，使水平纤维切断，从而保证垂直柱结构的完整性。

迷走神经刺激术用于联合治疗药物难治性癫痫，刺激电极放置于皮下，并置于左侧迷走神经，对于儿童来说，严重癫痫且没有手术指征的患儿可以应用，但对癫痫综合征的疗效较好，不良反应包括声嘶、咳嗽和疼痛，一般可以忍受。

（五）心理治疗

癫痫除了注意患者的体格健康，更应注意其心理健康，包括精神活动和情绪反应，对患儿采取不歧视、不溺爱，不应让其产生自卑心理，并做好长期治疗的准备。同时对治疗过程中出现的心理问题应予以高度关注，及时诊治。

七、预后

癫痫儿童的预后主要分为 4 类。

1. 良性癫痫

如良性运动性癫痫（占 20%～30%），这类患儿在几年后常可自行缓解，甚至不需要药物治疗。

2. 药物敏感性癫痫

绝大多数儿童为失神癫痫（占 30%），这类患儿药物控制容易，几年后可自行缓解。

3. 药物依赖性癫痫

如青少年肌阵挛以及许多症状性部分性癫痫（占 20%），这类患儿药物治疗可以达到发作控制，但撤药后易复发，需要终身治疗。

4. 药物耐药性癫痫

为难治性癫痫，预后不佳（占 13%～17%），药物耐药可通过对选择合理的首选药物耐药而早期预测。

虽然良性癫痫和绝大多数药物敏感性癫痫在起病早期即可确定，但对于许多部分性症状性癫痫或怀疑为症状性癫痫，以及一些原发性全身性癫痫的患儿而言，药物敏感或耐药的确立常是回顾性的。药物应用初期 3 个月，发作达到 75%～100% 控制，可以作为提示预后良好的预测指标。另外，原发性或隐源性癫痫的缓解率约是症状性癫痫的 3 倍。

（邓琳琳）

第十一节　化脓性脑膜炎

一、概述

化脓性脑膜炎简称化脑，是由各种化脓性细菌引起的以脑膜炎症为主的中枢神经系统感染性疾病。以头痛、发热、喷射性呕吐、惊厥、脑膜刺激征阳性等为临床特点。任何年龄均可患病，但绝大多数化脑发生在 5 岁以下儿童。

脑膜炎双球菌所致的化脑又称为流行性脑脊髓膜炎（简称流脑），具有流行性，属传染病范围，其他化脑最常见的致病菌有 B 型流感嗜血杆菌、肺炎链球菌。新生儿化脑致病菌常为大肠杆菌。本节讨论除脑膜炎双球菌脑膜炎以外的化脑。

二、临床表现

1. 症状

对新生儿及 3 个月以内的婴儿，询问有无发热或体温波动、拒乳、吐奶、少动、嗜睡、凝视、尖叫及抽搐，有无呼吸暂停、心率慢、发绀。对 3 个月至 2 岁的婴儿，询问有无前驱的呼吸道、消化道感染症状，有无发热、呕吐、烦躁、易激惹、抽搐、嗜睡或昏迷。对 2 岁以上小儿，询问有无发热、头痛、呕吐、抽搐、肌肉关节痛、倦怠、无力、嗜睡或昏迷等。

2. 全身情况及生命体征

注意反应情况、体温、意识状态的变化。如有心率减慢、血压升高、瞳孔不等大、对光反射迟钝或消失、呼吸深浅不一或不规则，进而呼吸衰竭，提示有脑疝发生。

3. 神经系统检查

检查各种深浅反射、肌张力。前囟饱满、隆起，提示颅内压增高明显。此外，可有颈抵抗，布鲁津斯基征、克尼格征阳性，中枢性脑神经麻痹及肢体瘫痪。

三、辅助检查

1. 常规检查

（1）血常规：显示白细胞和中性粒细胞明显增多。

（2）脑脊液常规：可见白细胞明显增多，可达 $1.0 \times 10^9/L$，以中性粒细胞为主。脑脊液蛋白增高，可超过 $1.0 \ g/L$，糖含量降低。脑脊液涂片或培养可找到细菌。脑脊液免疫学检查有细菌抗原，分子生物学检查发现细菌核酸。

2. 其他检查

（1）血培养：化脓性脑膜炎时不一定获得阳性结果，但仍是明确病原菌的重要方法。新生儿化脓性脑膜炎的血培养阳性率较高。

（2）皮肤瘀斑涂片：查找病原菌。

（3）脑脊液特殊检查：免疫学检查有细菌抗原，分子生物学检查发现细菌核酸。

（4）对有异常定位体征、治疗中持续发热、头围增大、颅内压显著增高而疑有并发症者，可进行颅脑 CT 检查。

四、诊断

（1）婴儿有凝视、尖叫、前囟饱满、颅缝增宽、抽搐。幼儿有发热、头痛、呕吐，可有惊厥、昏迷，可出现脑疝体征。体检有颈抵抗，布鲁津斯基征和克尼格征阳性。

（2）部分患儿可有第Ⅱ、第Ⅲ、第Ⅵ、第Ⅶ、第Ⅷ对脑神经受累表现或肢体瘫痪。如有颅内脓肿、硬膜下积液、脑积水、静脉窦栓塞等并发症，可有视神经盘水肿。

（3）血常规检查白细胞和中性粒细胞明显增多。严重者有时可不增多。

（4）脑脊液中白细胞明显增多，常 $>500 \times 10^6/L$，中性粒细胞占优势，潘氏试验阳性，蛋白质含量明显增高，葡萄糖减少。

（5）脑脊液涂片或培养找到细菌，免疫学检查有细菌抗原，分子生物学检查发现细菌核酸。

（6）排除结核性脑膜炎、病毒性脑膜炎、真菌性脑膜炎等。

具有上述（1）、（4）、（6）项，伴或不伴（2）、（3）项，可临床诊断为化脓性脑膜炎，如同时具有（5）项则可做病原学确诊。

五、鉴别诊断

1. 病毒性脑膜炎

感染中毒症状不及化脑重，C 反应蛋白不高，脑脊液细胞学检查细胞数 $<200 \times 10^6/L$，

以淋巴细胞和单核细胞为主,蛋白正常,糖正常或接近正常。病毒分离,血清病毒抗原、抗体动态检测有助于诊断。

2. 结核性脑膜炎

多缓慢起病,病史中有结核感染和接触史。脑脊液外观呈磨玻璃状,细胞数增多,但多不超过 $500×10^6$/L,糖含量明显减少,蛋白质含量明显增高。脑脊液细胞学检查仅在早期渗出期可有中性粒细胞占优势,其他均以淋巴细胞和单核细胞为主。脑脊液薄膜抗酸染色、培养找到结核杆菌均有助于诊断。PCR 检查脑脊液结核杆菌 DNA 可阳性。

3. 脑膜炎双球菌脑膜炎

具有流行趋势,见于冬、春季。起病急骤,进展快,早期皮肤可有出血点或瘀斑,重症可有暴发型脑膜炎球菌败血症表现。咽拭子、血液、皮肤瘀点涂片找到脑膜炎双球菌可确诊。

4. 良性复发性无菌性脑膜炎

病程迁延,可反复多次发生脑脊液类似化脑改变,但无细菌学、血清学方面的感染证据。有的病例脑脊液内可见莫拉雷(Mollaret)细胞,为一种大单核细胞。抗生素治疗效果不佳,激素治疗有效。

5. 隐球菌脑膜炎

多缓慢起病,反复剧烈头痛,不同程度的发热,呕吐,常可间歇性自然缓解。家中常饲养鸽子。脑脊液改变与结核性脑膜炎相似,脑脊液涂片墨汁染色可见隐球菌孢子,真菌培养阳性。

六、治疗

(一) 一般治疗

卧床休息,加强营养。病初数天应严密观察各项生命体征、意识、瞳孔和血电解质浓度,维持水、电解质平衡。

(二) 药物治疗

1. 抗生素治疗

(1) 用药原则:①尽早采用抗生素静脉注射治疗;②选用可穿透血脑屏障、脑脊液浓度高的抗生素;③脑脊液细菌培养阳性时,根据药敏试验选用抗生素;④剂量、疗程应足够。

(2) 病原菌不明时的初始治疗:①青霉素+氯霉素疗法,青霉素每天 40 万~80 万 U/kg,分 4 次静脉快速滴入,氯霉素每天 50~100 mg/kg,每天 1 次;疗程为 2~3 周,应用氯霉素应注意不良反应,如灰婴综合征和骨髓抑制;②头孢曲松,每天 100 mg/kg,分 2 次静脉滴注,12 h 1 次,疗程为 2~3 周,原则是全疗程抗生素剂量不减;③其他抗生素有头孢呋辛或头孢噻肟,剂量每天 200 mg/kg,分 2~3 次静脉滴注,疗程同上。

(3) 病原菌明确后的治疗:参照细菌药物敏感试验结果选用抗生素。

2. 糖皮质激素治疗

抗生素开始治疗的同时应用地塞米松,每天 0.4~0.6 mg/kg,分 3~4 次静脉推注,可在抗生素应用前 15~30 min 或同时给予。疗程 3~5 d。

（三）降低颅内压治疗

早期应用脱水剂，20% 甘露醇首剂可 0.5 ~ 1.0 g/kg，以后每次 0.25 ~ 0.5 g/kg 为佳，可根据颅内压增高程度增加注射次数。但不增加每次的剂量，以免造成脑膜粘连、脑积水等并发症。疗程 5 ~ 7 d。

（四）对症治疗

对症治疗包括处理高热、惊厥、休克等。脑性低钠血症者限制液体入量，适当补充钠盐。

（五）并发症治疗

1. 硬膜下积液

积液不多、无颅内压增高的病例不需要穿刺。有颅内压增高症状时，应穿刺放液，每侧每次不超过 30 mL。穿刺放液后可注射庆大霉素（每次 1 000 ~ 3 000 U），防止感染。每天或隔天 1 次。1 周后再酌情延长穿刺间隔。个别患儿虽经反复穿刺放液，积液量仍不减少且有颅高压症状存在时，可考虑外科手术摘除囊膜。

2. 脑室管膜炎

疑有脑室管膜炎，特别影像学上有脑室扩大的病例，应及早进行脑室穿刺，控制性引流并每天注入抗生素。

3. 脑性低钠血症

限制液体入量，适当补充钠盐。

七、预后

化脑患儿如能早期诊断和正规治疗，大多能治愈；如未能早期诊断和正规治疗，预后较差，可产生并发症及后遗症。

八、预防

加强体格锻炼，提高机体抵抗力，流感嗜血杆菌脑膜炎患儿痊愈出院前应服用利福平 4 d，每天 20 mg/kg。凡家中有 4 岁以下小儿接触者，则全家成员均应同时服用；脑膜炎双球菌脑膜炎患儿的全部接触者均应使用利福平（每天 20 mg/kg）或磺胺类药物 2 d。目前，国内已有脑膜炎双球菌荚膜多糖疫苗，可在流行地区接种。

（罗　庆）

参考文献

[1] 孙记航，贾永军，郭辰．儿科 CT 诊断[M]．北京：科学出版社，2020.

[2] 毛萌，江帆．儿童保健学[M]．4 版．北京：人民卫生出版社，2020.

[3] 赵晓东．儿童免疫学[M]．2 版．北京：人民卫生出版社，2022.

[4] 蔡威，张潍平，魏光辉．小儿外科学[M]．6 版．北京：人民卫生出版社，2020.

[5] 石统昆，王凤华．儿童多动症的识别与干预治疗[M]．北京：化学工业出版社，2020.

[6] 罗小平．身材矮小症儿童诊疗规范[M]．北京：人民卫生出版社，2019.

[7] 江载芳．实用小儿呼吸病学[M]．2 版．北京：人民卫生出版社，2020.

[8] 武庆斌，郑跃杰，黄永坤．儿童肠道菌群——基础与临床[M]．2 版．北京：科学出版社，2019.

[9] 刘春峰，魏克伦．儿科急危重症[M]．北京：科学出版社，2019.

[10] 钱若兵，傅先明．癫痫防治与管理[M]．合肥：安徽科学技术出版社，2018.

[11] 黄国英，王天有．儿科学[M]．2 版．北京：人民卫生出版社，2022.

[12] 廖伟，孙新．实用临床儿科学[M]．郑州：郑州大学出版社，2021.

[13] 封志纯，毛健．实用早产儿学[M]．北京：人民卫生出版社，2022.

[14] 王天有，申昆玲，沈颖．诸福棠实用儿科学[M]．9 版．北京：人民卫生出版社，2022.

[15] 唐晓艳．协和听课笔记：儿科学[M]．北京：中国协和医科大学出版社，2020.

[16] 袁越．实用小儿心电图学[M]．北京：人民卫生出版社，2018.

[17] 薛辛东，赵晓．儿科学[M]．4 版．北京：人民卫生出版社，2019.

[18] 赵祥文，肖政辉．儿科急诊医学[M]．5 版．北京：人民卫生出版社，2022.

[19] 包新华，姜玉武，张月华．儿童神经病学[M]．3 版．北京：人民卫生出版社，2021.

[20] 鲍一笑．小儿呼吸系统疾病学[M]．2 版．北京：人民卫生出版社，2019.